Stephan Dettmers
Soziale Teilhabe bei Menschen nach einem
Schlaganfall

Stephan Dettmers

Soziale Teilhabe bei Menschen nach einem Schlaganfall

Eine explorative qualitative Analyse
sozialer Netzwerke

Budrich UniPress Ltd.
Opladen • Berlin • Toronto 2014

Bibliografische Information der Deutschen Nationalbibliothek
Die Deutsche Nationalbibliothek verzeichnet diese Publikation in der Deutschen
Nationalbibliografie; detaillierte bibliografische Daten sind im Internet über
http://dnb.d-nb.de abrufbar.

Gedruckt auf säurefreiem und alterungsbeständigem Papier.

ISBN   **978-3-86388-064-4 (Paperback)**
eISBN   978-3-86388-226-6 (eBook)

Lektorat und Satz: Ulrike Weingärtner, Gründau
Umschlaggestaltung: Bettina Lehfeldt, Kleinmachnow – http://www.lehfeldtgraphic.de
Druck: paper&tinta, Warschau
Printed in Europe

Vorwort

Die Praxistätigkeit als Sozialarbeiter in unterschiedlichsten klinischen Arbeitsfeldern mit einer Fokussierung auf die Überleitung von erkrankten Menschen in die folgenden Behandlungs- und Versorgungsstrukturen führten bei mir zu der Frage nach der weiteren Lebensperspektive von erkrankten Menschen und ihren Angehörigen. Daraus entstand die Idee für diese im Buch dargestellte Dissertation. Die Erfahrungen mit Schlaganfallpatientinnen und -patienten sowie ihren Angehörigen nötigen mir großen Respekt und Sympathie ab für die Kreativität, die Ausdauer und den Mut, sich den schwierigen Anpassungsprozessen nach einem Schlaganfall zu stellen. Den Interviewpartnerinnen und -partnern gilt insofern mein besonderer und herzlicher Dank für die Möglichkeit des offenen Dialogs.

Frau Prof. Dr. Monika Jungbauer-Gans danke ich besonders für die motivierende, wertschätzende und aufmerksame Betreuung. Prof. Dr. Karsten Witt gilt mein Dank für die fachlichen Diskurse in der Zusammenarbeit zwischen Medizin und Sozialer Arbeit. Sinnvoll und bereichernd war auch eine gemeinsame Peergroup für Doktoranden an der CAU Kiel.

Insbesondere für den fachlichen Austausch, kleine und große Motivationshilfen sowie kritische Rückmeldungen danke ich herzlich meinen Familienmitgliedern und gleichzeitigen Kolleginnen Ruth Böhm, Katrin Brandenburger sowie meiner Tochter Ann-Britt für ihre Akzeptanz einiger zeitlicher Einschränkungen. Ellie Marten für ihr geduldiges Korrekturlesen und dem Team von Budrich für die freundliche und professionelle Begleitung bei der Erstellung dieses Buches.

Inhalt

Abbildungsverzeichnis

Tabellenverzeichnis

Abkürzungsverzeichnis

BAR	Bundesarbeitsgemeinschaft für Rehabilitation
BGB	Bürgerliches Gesetzbuch
BMAS	Bundesministerium für Arbeit und Soziales
BMBF	Bundesministerium für Bildung und Forschung
BMJ	Bundesministerium für Justiz
BMG	Bundesministerium für Gesundheit
CM	Case Management
DRG	Diagnostic Related Group
FamFG	Gesetz über das Verfahren in Familiensachen und in den Angelegenheiten der freiwilligen Gerichtsbarkeit
GKV	Gesetzliche Krankenversicherung
ICF	International Classification of Functioning, Disability and Health
IV	Integrierte Versorgung
MDK	Medizinischer Dienst der Krankenversicherung
PZI	Problemzentriertes Interview
SGB	Sozialgesetzbuch
SGB IX	Sozialgesetzbuch IX: Rehabilitation und Teilhabe behinderter Menschen
SGB V	Sozialgesetzbuch V: Gesetzliche Krankenversicherung
SGB VI	Sozialgesetzbuch VI: Gesetzliche Rentenversicherung
SGB XI	Sozialgesetzbuch XI: Soziale Pflegeversicherung
SGB XII	Sozialgesetzbuch XII: Grundsicherung und Sozialhilfe
WHO	World Health Organisation (Weltgesundheitsorganisation)

Abstract

Die soziale Teilhabe von Menschen nach einem erlittenen Schlaganfall und ihren familiären Unterstützungspersonen findet wissenschaftlich in Relation zur biomedizinischen Forschung wenig Beachtung. Daraus folgt die Konsequenz, dass soziale Veränderungsprozesse innerhalb von betroffenen Familien noch nicht ausreichend bekannt sind, um daraus Impulse für die Verbesserung der Behandlungsstrukturen abzuleiten.

Im Rahmen eines bio-psycho-sozialen Krankheitsmodells wurden Aspekte der subjektiv erlebten sozialen Teilhabe in Verbindung zu den jeweiligen sozialen Netzwerken untersucht und mit den gegenwärtigen Strukturen des Gesundheitssystems verglichen. Um Zugang zu den subjektiven Bedeutungsmustern sozialer Teilhabe zu erhalten, wurden in dieser Studie durch problemzentrierte Interviews erhobene Aussagen von 14 Schlaganfallbetroffenen und 15 Angehörigen (insbesondere Ehepartnerinnen und -partner) analysiert. Daneben finden sich qualitative Netzwerkanalysen, die partizipativ mit den befragten Personen entstanden sind. Diese Ergebnisse wurden triangulativ mit der Internationalen Klassifikation der Funktionsfähigkeit, Behinderung und Gesundheit (ICF) sowie der bestehenden Versorgungsstruktur in der Bundesrepublik Deutschland verknüpft. Die Ergebnisse zeigen die Vielschichtigkeit sozialer Teilhabe in der konkreten Lebenswelt erkrankter Personen und ihrer Angehörigen. Die angegebenen Einschränkungen in der sozialen Teilhabe lassen sich größtenteils mit dem ICF Core Set für Schlaganfall koppeln, allerdings sind damit nur eingeschränkt Aussagen über die subjektive Bewertung der sozialen Folgen zu treffen. Die sozialen Teilhabemöglichkeiten für Schlaganfallbetroffene und Lebenspartnerinnen bzw. -partner reduzieren sich durch die Einschränkungen in den Bereichen Mobilität und Sprache sowie durch veränderte soziale Netzwerke. Das Exklusionsrisiko im Hinblick auf das Sozialversicherungssystem ist hingegen als gering einzuordnen. Somit sollten psychosoziale Interventionen im Gesundheitswesen neben der sozialen und wirtschaftlichen Sicherung von Schlaganfallbetroffenen und ihrer Familien auch die Förderung von sozialen Unterstützungsressourcen berücksichtigen. Ziel ist eine bessere lebensweltorientierte Integration zur Ermöglichung sozialer Teilhabe.

Schlüsselbegriffe: Soziale Teilhabe – Partizipation – Soziale Unterstützung – Krankenhaus – Schlaganfall – Soziale Arbeit – Inklusion – Integration – Angehörige – Qualitative empirische Sozialforschung – Internationale Klassifikation der Funktionsfähigkeit, Behinderung und Gesundheit (ICF)

1   Einleitung

Das Leben nach einem Schlaganfall ist für viele Menschen mit Veränderungen ihres gesundheitlichen Wohlbefindens verbunden, einschließlich ihrer körperlichen und psychischen Konstitution und sozialen Netzwerke. Der Schlaganfall ist eine epidemiologisch bedeutsame Erkrankung mit erheblichen Folgen für die Betroffenen, die Angehörigen, aber auch für das Gesundheitswesen. Der medizinische Fortschritt in der neurologischen Behandlung führt einerseits zu immer besseren Überlebenschancen für die Betroffenen, andererseits ist dies häufig mit der Konsequenz einer erworbenen Behinderung verbunden. Insofern wird deutlich, dass die Ansprüche an die Versorgungsqualität nach der akuten und rehabilitativen Behandlung gestiegen sind und dass die entstehenden komplexen Folgeprobleme nur zum Teil medizinisch zu behandeln sind.

Akute und chronische Erkrankungen werden in der Forschung überwiegend aus patientenbezogenen medizinisch-biologischen und psychologischen Perspektiven beurteilt. Soziologische Studien befassen sich häufig mit der Fragestellung sozialer Ungleichheit und daraus entstehender gesundheitlicher Ungleichheit (vgl. Trabert und Waller 2013, 60). Die damit verbundenen sozialen Veränderungsprozesse innerhalb von betroffenen Familien und sozialen Nahräumen sind bisher deutlich weniger wissenschaftlich untersucht, mit der Konsequenz, dass die Behandlungsstrukturen wenig Raum und Zeit für die Berücksichtigung der sozialen Unterstützungs- und Belastungsparameter von Schlaganfallbetroffenen und ihren Angehörigen zulassen. Eine wissenschaftliche Beschäftigung mit der Thematik des *Social Support* (vgl. Pauls 2011, 316; Milne 1999, 58) gewinnt gerade bei chronischen Krankheiten an Bedeutung, da die mehrdimensionale Betrachtung des Krankheitsverlaufes und die subjektive Bedeutung für die Betroffenen und unterstützenden Angehörigen (*Caregiver*) in der Gesamtbehandlung bedeutungsvoll sind. Die sektorale akute, rehabilitative und pflegerische Versorgung mit jeweils eigenen Finanzierungsmodellen, zeitlichen und örtlichen Behandlungsgrenzen und sozialrechtlich kodifizierten Anspruchsvoraussetzungen führt zu einer verkürzten Sicht auf die jeweiligen Behandlungsphasen. In der Regel liegen die Langzeitfolgen und damit verbundenen sozialen Veränderungen nicht in der Aufmerksamkeit der beteiligten Professionen.

Kaum bekannt sind subjektive Sichtweisen von Schlaganfallbetroffenen und ihren Angehörigen zu möglichen sozialen Teilhabeveränderungen und Netzwerkmodifikationen innerhalb und außerhalb ihrer Familien. Nach eigener praktischer Beratungserfahrung mit Schlaganfallbetroffenen und nach Sichtung einschlägiger Literatur entwickelte sich die Fragestellung, wie die erkrankten Personen und ihre Lebenspartnerinnen bzw. -partner die jeweiligen sozialen Netzwerksituationen interpretieren und inwieweit sich Übereinstimmungen in den subjektiven Anpassungen zur Ermittlung geeigneter Unterstützungsformen finden lassen. Ziel war es auch, Erkenntnisse über weitere Unterstützungsressourcen innerhalb von betroffenen Familien zu erhalten, um dies später in klinische Beratungssituationen frühzeitiger zu implementieren und eine häusliche Versorgung von erkrankten Personen prospektiv schon in der Akutphase zu optimieren. Somit soll die subjektive Bewertung ihrer eigenen sozialen Teilhabe von Schlaganfallbetroffenen und ihren Angehörigen im Rahmen dieser Studie ermittelt werden.

Erforderlich ist es daher, einen Überblick über die gegenwärtige Situation von Menschen nach einem Schlaganfall im Gesundheitswesen zu schaffen. In *Kapitel 2* findet eine Auseinandersetzung mit dem Krankheitsbild Schlaganfall, seiner epidemiologischen Bedeutung und diagnostischen und therapeutischen Interventionsmöglichkeiten statt. Die Versorgungstruktur einschließlich sozialrechtlicher Ansprüche und beteiligter Institutionen und Organisationen wird in *Kapitel 3* beleuchtet. Um sich dem Begriff der sozialen Teilhabe zu nähern, folgt in *Kapitel 4* die Beschäftigung mit relevanten soziologischen und sozialarbeitswissenschaftlichen Theorien sowie der Internationalen Klassifikation der Funktionsfähigkeit, Behinderung und Gesundheit (ICF) der World Heath Organization (WHO). Der internationale Forschungsstand zum Thema soziale Teilhabe nach einem Schlaganfall wird in *Kapitel 5* vorgestellt. Daraus resultiert dann der gewählte empirische Forschungszugang zur Exploration der subjektiven Einschätzungen von Schlaganfallbetroffenen und ihren nächsten Angehörigen mit der argumentativen Einführung forschungstheoretischer und -methodischer Zugänge in *Kapitel 6*. Der Darstellung der gewonnenen kategorialen Ergebnisse im *7. Kapitel* folgt im *Kapitel 8* die Diskussion der Erkenntnisse, um schließlich in *Kapitel 9* mögliche Implikationen für die Beratung von Schlaganfallbetroffenen und ihren Angehörigen abzuleiten.

2   Schlaganfall

Der Schlaganfall wird in diesem Kapitel als häufige neurologische Erkrankung mit unterschiedlichen Symptomen vorgestellt. Da sich erhebliche gesundheitliche und soziale Konsequenzen nach einem Schlaganfall finden, sind multiprofessionelle Behandlungen auf Spezialstationen, den Stroke Units[1], gegenwärtig die am besten mögliche Behandlungsoption. Die medizinischen Aspekte eines Schlaganfalls sind bezüglich der weiteren sozialen Teilhabe von Bedeutung, da aufgrund der Hirnschädigung dazu unmittelbar notwendige Fertigkeiten wie Mobilität, Kognition und Sprache beeinträchtigt sein können (vgl. Bauer, Fischer, Seiler und Fries 2007, 34ff.). Deuschl beschreibt die hohe gesellschaftliche Dimension des Schlaganfalls und wirbt für mehr Aufmerksamkeit in der politischen Diskussion.

Generell ist es unser Ziel, dass neurologische Krankheiten politisch mehr Gehör bekommen. Wir wollen dazu beizutragen, dass die wichtigen gesundheitspolitischen Fragen, zu denen das Thema Schlaganfall gehört, auf die politische Agenda kommen, und wir die Fragen der Politiker mit wissenschaftlichen Methoden beantworten können (Deuschl 2007, 2482).

2.1   Definition Schlaganfall

Im letzten Gesundheitsbericht des Bundes (RKI 2006, 27) ist der Schlaganfall als „plötzliche auftretende Durchblutungsstörung des Gehirns" mit der Folge von „schlagartigen Lähmungen" und Einschränkungen in Sprache, Sinnverarbeitung und „Bewusstsein" definiert. Schlaganfälle gehören zu den zerebrovaskulären Erkrankungen und zeigen zumeist irreversible Gewebeschädigungen (Quester 2008, 276).

Der Schlaganfall ist ein klinisch definiertes Syndrom, das durch ein plötzlich einsetzendes, fokal-neurologisches Defizit mutmaßlich vaskulärer Ursache gekennzeichnet ist. Synonym werden die Begriffe Hirninsult oder Stroke verwendet (Ringelstein und Nabavi 2007, 20).

Ursächlich wird zwischen Hirninfarkten bzw. ischämischen Schlaganfällen und Hirnblutungen unterschieden. Es zeigen sich Differenzierungen in leichte

---

1   In Kooperation mit der Deutsche Schlaganfall-Gesellschaft entwickelte die Stiftung Deutsche Schlaganfallhilfe ein „2-Stufen-Modell", indem überregionale und regionale Stroke Units definiert sind (HEUSCHMANN ET AL. 2010, 336; RINGELSTEIN und BUSSE 2010, 837). Zertifizierungskriterien geben vor, welche Ausstattungsmerkmale und Expertisen vorhanden sein müssen, um sich als Stroke Unit ausweisen zu können.

(minor) und schwere (major) Infarkte (ebd.; Berlit 2006, 941). Hirninfarkte sind die häufigsten Ursachen, Ringelstein und Nabavi gehen von bis zur 80% aus (2007, 269). Der plötzliche Verschluss eines hirnversorgenden arteriellen Gefäßes durch einen Thrombus[2] bzw. als Folge einer Embolie führt zur mangelnden Versorgung von betroffenen Geweberegionen und damit auch der ansässigen Nervenzellen (Klötzsch und Popescu 2006, 950; Quester 2008, 276). Es wird allgemein von dauerhaften Schäden bei einer Minderdurchblutung von < 20% des gewöhnlichen Niveaus ausgegangen (vgl. Nabavi und Ringelstein 2007, 15; Ringelstein und Nabavi 2004,1; Quester 2008, 276). Mittlerweile wird noch differenzierter in „kardiogene Embolien" sowie arterielle „Makroangiophathien und Mikroangiopathien" unterschieden (Ringelstein und Nabavi 2004, 4). Die zweite Ursache bei der Entwicklung von Schlaganfällen durch Hirnblutungen bzw. hämorrhagische Insulte ist mit 15–20% zu beziffern (Ringelstein und Nabavi 2007, 270). Die Perforation eines zuführenden Hirngefäßes führt dann zur Einblutung in das umliegende Gewebe und bildet ein „zerebrales Hämatom" bzw. einen Bluterguss, der dann das umgebende Nervengewebe unter Druck setzt (ebd.). Bedingt durch eine fehlende räumliche Entlastung kommt es dann zu erheblichem Druckanstieg im Gehirn, der häufig einen neurochirurgischen Eingriff erforderlich macht. (vgl. Nabavi und Ringelstein 2007, 15; Quester 2008, 277; Ringelstein und Nabavi 2004, 4–5; Ringelstein und Nabavi 2007, 271).

2.2   Epidemiologie

Eine wichtige Quelle epidemiologischer Daten ist das Erlanger Schlaganfallregister, auf das sich auch die Gesundheitsberichterstattung des Bundes stützt (Heuschmann 2010, 334). Der Schlaganfall gilt als einer der häufigsten Erkrankungen im höheren Lebensalter (Jungbauer, von Cramon und Wilz 2002, 1110; Wagner 2006, 35; Fens, Vluggen, van Haastregt, Verbunt, Beusmans und van Heugden 2013, 321; Frommelt 2010, 635; Ertelt 2008, 1–4). Der Schlaganfall zählt weltweit zu den zwei häufigsten Todesursachen nach der koronaren Herzkrankheit (Busch, Schienkiewitz, Nowossadeck und Gößwald 2013, 656). Die Lebenszeitprävalenz in der Altergruppe 40 bis 79 Jahren beträgt in Deutschland insgesamt 2,9%, wobei Männer mit 3,3% im Vergleich zu Frauen mit 2,5% häufiger betroffen sind (Busch et al. 2013, 657). Der soziale Status ist als „sozialer Gradient" insofern bedeutungsvoll, da die Lebenszeitprävalenz bei einem niedrigen Sozialstatus im Vergleich zu einem hohen Sozialstatus um bis zu 4% abweicht (ebd.).

---

2 Als Thrombus wird der durch Ablagerungen in den Gefäßen entstandene Blutspfropfen bezeichnet, eine Embolie ist ein Gefäßverschluss aufgrund eines Blutgerinnsels.

Die Inzidenzrate liegt bei 180 (Neu-)Erkrankungen pro 100.000 Einwohner in der Bundesrepublik Deutschland, bei Frauen ist sie größer aufgrund der höheren Lebenserwartung. Bezogen auf das Geschlecht verteilt sich die Erkrankungsrate bei Männern mit 200 Fällen im Vergleich zu Frauen mit 170 Fällen (RKI 2006, 27; Ringelstein und Nabavi 2007, 51; Heuschmann et al. 2010, 334; Töns 2009, 11). Töns (2009, 10) kommt in ihrer Hochrechnung auf ca. 153.000 Neuerkrankungen, allerdings ohne Berücksichtigung von Rezidiven.

Tabelle 1: Inzidenz anhand des Erlanger Schlaganfallregisters

	Männer	Frauen	Gesamt
erstmalige Schlaganfälle	88 087	108 339	196 426
wiederholte Schlaganfälle	29 597	36 402	65 999
Gesamt	117 684	144 741	262 425

Ausgehend von der dt. Gesamtbevölkerung 2008 (Heuschmann 2010, 334).

Mit zunehmendem Alter steigt das Risiko einer zerebrovaskulären Erkrankung, wobei jenseits des 60. Lebensjahres 85% der Erkrankungen manifestiert sind. Durch die steigende Lebenserwartung ist ein Anstieg der Inzidenz zu erwarten (RKI 2006, 27).

Die Letalitätsrate[3] liegt bei ca. 19,4% innerhalb der ersten 28 Tage, 28,5% nach drei Monaten und 37,3% nach zwölf Monaten. Somit verstirbt fast jeder dritte Patient innerhalb eines Jahres an den Folgen eines Schlaganfalls (RKI 2006, 27). Der Schlagfall ist die dritthäufigste Todesursache in Deutschland (Heuschmann et al. 2010, 333; Jungbauer, Cramon und Wilz 2003, 1110).

Körperliche Funktionsstörungen sind häufig Folge. Daraus resultieren neben einem Bedarf nach medizinischer Rehabilitation auch ein Unterstützungsbedarf nach pflegerischer Versorgung. Über 60% der Schlaganfallpatientinnen und -patienten sind perspektivisch auf weitere Unterstützung angewiesen (IZPH 2005, 1).

---

3 Anzahl der Todesfälle.

Abbildung 1: Verteilung zerebrovaskulärer Erkrankungen
(eigene Darstellung, vgl. RKI 2006b, 8)

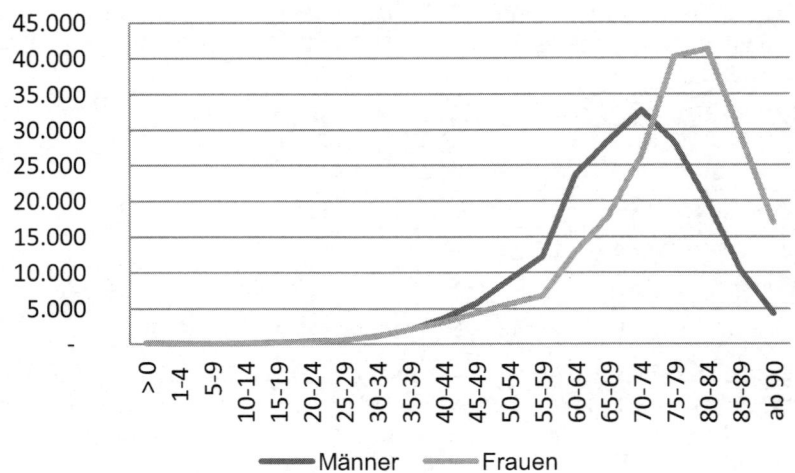

**Krankenhausdiagnosestatistik 2002
zerebrovaskulärer Erkrankungen**

2.3 Symptome

Je nach Ausmaß und betroffenem Hirnareal lassen sich die Symptome eines
Schlaganfalls unterscheiden, Nabavi und Ringelstein (2007, 165–166) zählen
zu den vier Hauptsymptomen:

1. Halbseitige Lähmungen der Muskelkraft einer Körperseite (motorische Hemiparese),
2. Halbseitige Gefühlslähmungen (sensible Hemiparese bzw. Hemihypästhe-
sie),
3. Sprach- und Sprechstörungen (Aphasie, Dysarthrie) und
4. Sehstörungen.

Zu den häufigen Symptomen zählt die Hemiparese, die eine komplette Körperseite betreffen kann oder auf einzelne Bereiche wie Arm- oder Gesichtsregion
beschränkt bleibt. Somit können neben globaler Bewegungseinschränkung bis
zu minimalen Ausfällen unterschiedliche Auswirkungen sichtbar werden. Auch
die Gefühlsstörungen könnten von völliger Taubheit bis zu Einschränkungen in
einzelnen Körperregionen reichen (Quester 2008, 277; Nabavi und Ringelstein
2007, 166). Bei einer Sprach- oder Sprechstörung sind neben dem Sprechen
auch die Fähigkeiten des Verstehens, Schreibens und Lesens eingeschränkt.

Diese Aphasien sind Folge der Schädigungen der zentralen Sprachverarbeitung. Die Einschränkungen bilden sich bei ca. 30% der Schlaganfallpatientinnen und -patienten in den ersten vier Wochen nach dem Akutereignis spontan zurück (Huber, Poeck und Weniger 2006, 100). Die psycholinguale Diagnostik der Aphasie erfolgt im Akutbereich durch Mediziner und Logopäden und erfasst die sprachlichen „Leistungsmängel als auch die erhaltenen sprachlichen Funktionen" (Huber et al. 2006, 100). Sprache ist ein zentrales Kommunikationsmittel, um soziale Teilhabe in sozialen Gemeinschaften zu ermöglichen (Lamprecht 2007, 90). Es gibt verschiedene aphasische Syndrome.

Die sogenannte Globale Aphasie ist eine der schwersten Behinderungen, die ein Schlaganfallpatient überhaupt erleiden kann. Sie bedeutet eine extrem starke Beeinträchtigung der Lebensqualität, Hilflosigkeit mit Abhängigkeit von anderen und psychosoziale Isolation (Ringelstein und Nabavi 2007, 256).

Tabelle 2: Leitsymptome Aphasie (vgl. Ringelstein und Nabavi 2007, 257; Huber et al. 2006, 100; Lamprecht 2007, 89)

Aphasie-Typ	Sprachproduktion	Sprachverständnis	Grammatik
Broca Aphasie	stark reduziert	wenig beeinträchtigt	Telegrammstil
Wernicke Aphasie	gut bis überschießend	stark gestört	deutlich gestört
Amnestische Aphasie	flüssig, Wortfindungsstörungen	nicht gestört	nicht gestört
Globale Aphasie	stark reduziert bis erloschen	stark gestört	stark gestört

Neben den sprachlichen Störungen gibt es noch die Dysarthrie, die die Störungen bei Artikulation, Sprechatmung und Phonation beschreibt (Huber 2006, 174). Sehstörungen können bedingt sein durch „Durchblutungsstörungen im zentralen Sehzentrum, im Hirnstamm oder am Auge selbst" (Ringelstein und Nabavi 2007, 273). Bei einer Hemianopsie ist der Blutfluss auf einer Seite des Sehzentrums im „Hinterhautslappen" gestört (ebd.). Die Hemianopsie tritt an der gegenüberliegenden Seite auf und kann Teile oder auch die ganze Gesichtshälfte betreffen (vgl. Pfefferkorn und Yaldizli 2004, 44; Bauer et al. 2007, 31). Daneben zeigen sich noch weitere mögliche neuropsychologische kognitive und affektive Störungen, die zu Defiziten im „Problemlösungsverhalten, in der Aufmerksamkeit" oder im „abstrakten Denken" führen können (Ringelstein und Nabavi 2007, 255, vgl. Bauer et al. 2007, 30ff.; Hartje und Poeck 2006, 203ff.). Weitere neuropsychologische Störungen sind unter anderem „Aphasie, Apraxie, Neclect und visuo-konstruktive Störungen" und affektive Störungen wie Affektverflachung, Depression, Verletzung gesellschaftlicher Verhaltensregeln, Distanzlosigkeit und Antriebsstörungen" (Ringelstein und Nabavi 2007, 255). Eine Dysphagie bzw. Schluckstörung mit dem Risiko einer Aspirationspneumonie entwickelt sich bei etwa 50% der Patientinnen und Patienten nach dem ersten Schlaganfall (Ringelstein und Nabavi 2007, 193).

2.4   Risikofaktoren

Mit dem Blick auf mögliche Risiken und damit verbundenen Wahrscheinlich-keiten des Auftretens eines Schlaganfalles erscheint die Verwendung des Ri-sikofaktorenmodells auch hinsichtlich abzuleitender Präventionsmaßnahmen sinnvoll (Klemperer 2011, 103). Mögliche Risikofaktoren sind demnach höhe-res Alter, männliches Geschlecht und familiäre Disposition. Aber auch arteriel-le Hypertonie, Diabetes mellitus, Hormonersatztherapien, Herzerkrankungen und Gerinnungsstörungen sind körperbezogene Faktoren (Salomon und Roth-gang 2010, 3). Als verhaltensbezogene Faktoren sind übermäßiger Alkohol-konsum, Rauchen, Ernährungsgewohnheiten (einschließlich Adipositas) und Bewegungsmangel zu benennen. Daneben korrelieren der sozioökonomische Status und soziale Determinanten wie soziale Ungleichheit mit den genannten Risikofaktoren (Ringelstein und Nabavi 2007: 20ff., Salomon und Rothgang 2010, 3; Klemperer 2011, 107; Lampert und Mielck 2008, 11).

2.5   Diagnostik und Therapie

Bei Verdacht auf einen akuten Schlaganfall ist eine schnelle medizinische Di-agnostik zur Einleitung geeigneter Therapien sehr wichtig (Pfefferkorn und Yaldizli 2004, 42).

Die Diagnostik nach einem akuten Schlaganfall ist von erheblicher Bedeutung. Im All-gemeinen wird zwischen der Notfalldiagnostik unter der subakuten spezifischen Diag-nostik unterschieden. Die elektive Diagnostik nach akutem Schlaganfall hat zum Ziel, die Ätiologie des erlittenen Schlaganfalls zu erfassen, damit eine adäquate Sekundär-prophylaxe eingeleitet werden kann und ggf. behandlungspflichtige Grunderkrankun-gen erkannt und behandelt werden können (Schellinger, Forsting und Busse 2004, 23).

Die Symptome können Hinweise auf bestimmte Bereiche und Umfang des geschädigten Hirnareals geben und die Notfalldiagnostik sollte nach maximal einer Stunde beendet sein (vgl. Ringelstein und Nabavi 2007, 139). Bei der „elektiven", also geplanten subakuten Diagnostik gilt es, Risiko-faktoren und Ursache (Ätiologie) zu erkennen. Die bedeutsamsten Schritte sollten in einem Zeitfenster von zwei bis drei Tagen abgeschlossen sein (vgl. Ringelstein und Nabavi 2007, 139). Nach dem Befund mit Differenzierung in Gefäßverschluss und Blutung erfolgt die weitere medizinische Behandlung und bei einem Infarkt wird u.U. in Abhängigkeit der verstrichenen Zeit eine Lyse durchgeführt.

Das Ziel der Thrombolysetherapie beim Schlaganfall ist die Beseitigung eines Thrombus oder Embolus in einem hirnversorgenden Gefäß zur Restitution eines kritisch reduzierten Blutflusses (Schellinger und Hacke, 2004, S. 51).

Ringelstein und Nabavi (2007,183–190) zählen zur Basistherapie eine regelmäßige Kontrolle des Bewusstseins, der Sauerstoffversorgung, des Blutdrucks, der Herzfrequenz, des Blutzuckers, der Körpertemperatur, des Flüssigkeits- und Elektrolythaushalts und der Ernährungsmöglichkeiten. Eine Vielzahl der möglichen Einschränkungen benötigt spezielle zusätzliche Therapien durch Logopäden, Ergotherapeuten und Physiotherapeuten. Daneben ist eine qualitativ hochwertige Unterstützung bei den körperbezogenen Aktivitäten durch qualifizierte Pflege unabdingbar. Die Deutsche Gesellschaft für Neurologie veröffentlichte die letzte Leitlinie zu Diagnostik und Therapie im Jahre 2012. Darin finden sich folgende grundsätzlichen Behandlungsempfehlungen (DGN 2012, 1). Als medizinischer Notfall sollte der Schlaganfall auf Stroke Units behandelt werden. Bildgebende Verfahren wie die „kraniale Computertomografie", etc. sind unabdingbar neben der regelmäßigen Vitalzeichenkontrolle und weiteren invasiven Eingriffen sowie medikamentöser Therapie. Die medizinische Akutbehandlung setzt sich somit aus folgenden „Bestandteilen" zusammen (DGN 2012, 4):

1. allgemeine Behandlung bzw. Basistherapie,
2. spezifische Behandlung, z.B. rekanalisierende Therapie,
3. frühe Sekundärprophylaxe,
4. Erkennung, Vorbeugung und Behandlung von Komplikationen,
5. frühe rehabilitative Therapien.

2.6   Medizinische Rehabilitation

Der Begriff der Rehabilitation, insbesondere in seinen nicht-juristischen Bezügen, ist in starkem Maße kontextbezogen. Dies ist im Wesentlichen zurückzuführen auf die Beteiligung verschiedener Bezugsdisziplinen (vor allem Medizin, Pädagogik, Sozialarbeit), auf ein in sich differenziertes, gleichwohl sich überschneidendes Begriffs- und Aufgabenverständnis (medizinische, berufliche, soziale Rehabilitation (Luthe 2007, 457).

Frommelt (2010, 641) stellt zehn Grundregeln der Schlaganfallrehabilitation vor:

1. Früher Beginn und nicht Aufhören,
2. Die Intensität der Behandlung optimiert das Ergebnis,

3. „Ziele mit langfristiger und alltagsrelevanter Orientierung setzen",
4. Evidenzbasierung in der therapeutischen Arbeit,
5. Einbindung der Betroffenen in „die narrative Rehabilitation",
6. Multiprofessionelle Teamarbeit,
7. Einbindung der Angehörigen,
8. Schlaganfallrehabilitation als Prävention,
9. „Keine stationäre Rehabilitation ohne Nachsorge",
10. „Die positive Psychologie nutzen".

Die medizinische Rehabilitation nach Schlaganfall beginnt idealerweise bereits in der Akutklinik auf einer Stroke Unit. Aufgrund der reduzierten Verweildauern in Krankenhäusern wird es immer notwendiger, zielgerichtet, schnell und effizient den Nachsorgebereich für Schlaganfallbetroffene im rehabilitativen, sozialrechtlichen und psychosozialen Sinne zu organisieren, wobei immer die zuständigen Kostenträger und geeigneten Nachsorgeeinrichtungen bzw. -hilfen ermittelt werden müssen.

Die Beratung von Schlaganfallpatientinnen und -patienten hinsichtlich der Fragestellungen einer medizinischen Rehabilitation erfolgt neben der ärztlichen Profession durch Sozialdienste (siehe Kap. 3.1). Sie vermitteln dabei zwischen den beteiligten Personen und Institutionen (Hegeler 2008, 121).

Die Fachlichkeit ist vor allem auch deshalb notwendig, da es sich bei den von der Sozialberatung bearbeiteten Problemen um hochdifferenzierte soziale Interventionen, einschließlich der Bewältigung mit der Krankheit verbundenen psychosozialen Konfliktlagen, handelt (Trost und Marquart 2005, 25).

Es ist immer häufiger davon auszugehen, dass Schlaganfallbetroffene aufgrund eines erheblichen Versorgungsbedarfes oder unzureichender ambulanter Behandlungsstrukturen direkt in Rehabilitationseinrichtungen verlegt werden. Die rechtliche Grundlage für die soziale Beratung und Unterstützung des Krankenhauses beim „nahtlosen Übergang" in die weitere poststationäre Versorgung bildet §112 (2) Nr. 4 und 5 SGB V (Hegeler 2008 121). Für Ansen et al. (2004, 32) sind verlässliche Strukturen in Form von guten Kontakten zu den jeweiligen Rehabilitationseinrichtungen im Rahmen des Entlassungsmanagements unerlässlich. Dabei sind die Chancen eines Rehabilitationserfolges auch abhängig vom Zeitfenster der Weiterleitung, da die Ressourcen im Akutbereich nicht für zeitaufwendige Rehabilitationsleistungen ausreichen. Für die neurologische Rehabilitation hat sich insbesondere für den Schlaganfall ein Mehrphasenkonzept der Bundesarbeitsgemeinschaft für Rehabilitation (BAR) in der Praxis durchgesetzt (BAR 1999, 4–5; BAR 1998, 34).

Für diese Studie werden Schlaganfallpatientinnen und -patienten berücksichtigt, die nach BAR in die Phase B und C klassifiziert werden. Dabei handelt es sich um überwiegend unterstützungsabhängige Personen, die kooperativ mitarbeiten können. Richtungsweisend ist die Wiederherstellung der

Selbstständigkeit im Alltag. Im Barthel-Index[4] erreichen die Patientinnen und Patienten zwischen 35 und 70 Punkte. Aufgrund der instabilen Gesundheitssituation ist der Übergang in andere Phasen flexibel. Als ambulantes Angebot bietet die Phase E eine soziale und berufliche Wiedereingliederung. Während die berufliche Unterstützung nur zeitlich begrenzt angeboten wird, kann eine psychosoziale Begleitung lebenslang beansprucht werden (ebd.). Alle Rehabilitationsangebote zielen auf die Verbesserung der körperlichen Beeinträchtigungen, der Einschränkungen in Aktivitäten des täglichen Lebens und auf die Sicherstellung der Teilhabe am sozialen Leben.

Abbildung 2: Phasenmodell der neurologischen Rehabilitation
(BAR 1998, 34)

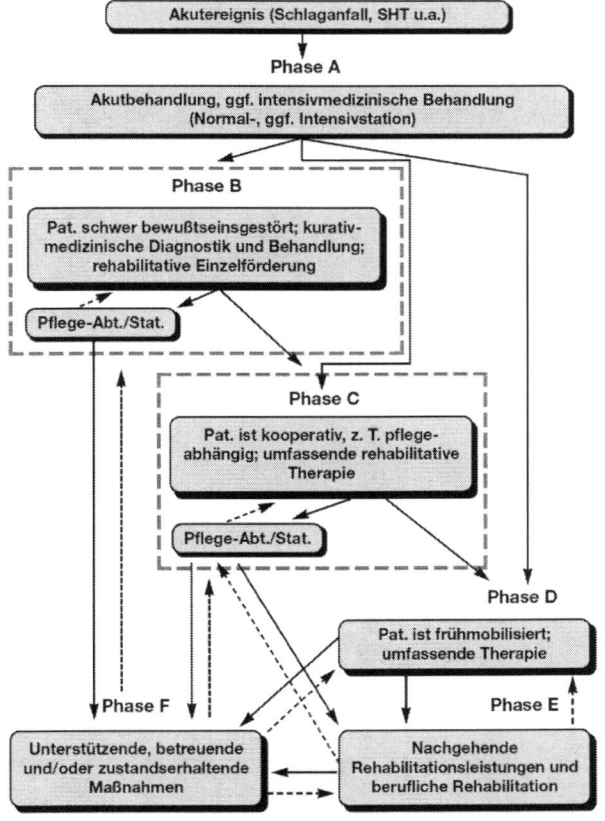

---

4 Der Barthel-Index ist ein Index zur Beschreibung der Pflegebedürftigkeit und umfasst die Einschätzung zu Aktivitäten des täglichen Lebens in den Bereichen Mobilität, Waschen und Anziehen, Ernährung, Ausscheidung. Erstmalig publiziert von: *Mahoney FI, Barthel DW (1965). Functional Evaluation. The Barthel Index. MD State Med J;14: 61–65.*

Mit den zuständigen Kostenträgern bestehen Versorgungsverträge im Sinne einer postprimären Rehabilitation (PPR) äquivalent zur Phase C im Sinne des §111 SGB V. Beim Schlaganfall beträgt die Behandlungsdauer i.d.R. drei bis acht Wochen, wobei meistens nach zwei Wochen überprüft wird, ob es zu funktionellen Verbesserungen gekommen ist. Ansonsten droht ein Abbruch der Rehabilitation (BAR 1999, 22). Die Zuordnung zu den Phasen geschieht mit Hilfe des Barthel-Index[5] im Akutbereich durch die Profession der Sozialen Arbeit im Austausch mit Pflegekräften und medizinischem Personal (BAR 1999, 8; Rollnik 2009, 91). Medizinische Rehabilitationen in der Phase D können auch ambulant erfolgen und über Heilmittelverordnung von niedergelassenen Fachärzten verordnet werden. §§39 (Krankenhausbehandlung) und 40 SGB V (Leistungen zur medizinischen Rehabilitation) bilden die gesetzlichen Grundlagen. In §40 (3) SGB V heißt es dazu:

Die Krankenkasse bestimmt nach den medizinischen Erfordernissen des Einzelfalls Art, Dauer, Umfang, Beginn und Durchführung der Leistungen [...] sowie die Rehabilitationseinrichtung nach pflichtgemäßem Ermessen (Storr 2011, Leitziffer 350).

Sozialhilfeberechtigte Personen oder nicht krankenversicherte Personen können nachrangige Leistungen nach §48 SGB XII erhalten. Für berufstätige Schlaganfallbetroffene ist zu prüfen, ob die Voraussetzungen für eine medizinische Rehabilitation nach §15 SGB VI der Rentenversicherung erfüllt sind (BMJ 2013, Trost und Marquart 2005,18).

2.7 Zusammenfassung Schlaganfall

Dieses Kapitel beschreibt den Schlaganfall als eine biomedizinisch definierte Erkrankung, die aufgrund ihrer direkten körperlichen und psychischen Komplikationen prioritär ärztlich behandelt werden muss. Aus *Symptomen* und *Risiko- und Stressfaktoren* zur Erklärung der Ätiologie lassen sich spätere therapeutische Maßnahmen ableiten. Um spätere soziale Folgen besser einzuordnen, sind Kenntnisse möglicher hirnorganischer Struktur- und Funktionseinschränkungen im holistischen Sinne eines bio-psycho-sozialen Gesundheits- und Krankheitsmodelles notwendig (Pauls 2011, 35). Dazu gehört es auch, die *epidemiologische Bedeutsamkeit* des Schlaganfalls in der Gesamtgesellschaft zu berücksichtigen und aktuelle *Diagnose- und Therapieverfahren* vorzustellen. Deutlich wird, dass in der akuten Behandlung aufgrund des Schweregrades der Erkrankung zeitnah entschieden werden muss, wie die weitere rehabilitative Versorgung von Schlaganfallpatientinnen und –patienten

---

5 Weiterführende Literatur: Der Frühreha-Barthel-Index (FRB), eine frührehabilitationsorientierte Erweiterung des Barthel Index, Die Rehabilitation, 1995, Heft 2, Thieme Verlag Stuttgart, New York.

aussieht. Die *interprofessionelle Zusammenarbeit* von Berufsangehörigen aus Medizin, Pflege, Physio- und Ergotherapie, Logopädie und Sozialer Arbeit ist dabei auf den *Stroke Units* Gütezeichen einer qualitativ hochwertigen Versorgung.

Die dann folgende *medizinisch-rehabilitative Weiterversorgung* anhand der ermittelten Einschränkungen in Bereichen der Selbstversorgung, Mobilität sowie sprachlicher und kognitiver Funktionen führt schließlich zur intensiven therapeutischen Unterstützung kurz nach dem akuten Schlaganfall. In dieser Zeit werden dann erste Weichen gestellt für die darauf folgende Versorgungsform hinsichtlich pflegerischer Weiterversorgung oder sozialer und beruflicher Rehabilitation. Für diese Studie sind die bisherigen Versorgungswege bis in die häusliche Versorgung interessant, da die gemachten Erfahrungen in den unterschiedlichen Sektoren des Gesundheitswesens auch von Interesse bei Bewertung der eigenen sozialen Teilhabe sind.

3 Versorgungsstruktur nach Schlaganfall

Zur besseren Interpretationsmöglichkeit der subjektorientierten Forschungsergebnisse erfolgt eine Übersicht über die gegenwärtige Versorgungsstruktur in Deutschland für Menschen nach einem erlittenen Schlaganfall. Betroffene und ihre Angehörigen sind neben den gesundheitlichen Einschränkungen auch mit komplexen Versorgungsaspekten im sozialen, sozialrechtlichen und psychosozialen Kontext konfrontiert. Damit können sich erhebliche Auswirkungen auf die Lebensbereiche Familie, Arbeit und Beruf, Wohnen, Freizeit und Finanzen entwickeln (vgl. Fries 2007, 1; Ansen 1998, 194). Die Infrastruktur zur Verwirklichung möglicher rechtlicher und informeller Ansprüche der Betroffenen ist hinsichtlich ihrer Teilhabemöglichkeiten zu berücksichtigen. Die Nachsorge von Schlaganfallpatientinnen und -patienten nach einem Aufenthalt im Krankenhaus wird im Zusammenhang mit der geplanten Entlassung eingeleitet. Das vom Bundesministerium für Bildung und Forschung (BMBF) geförderte Kompetenznetz Schlaganfall ermittelte 2006 erstmals Zahlen zu den direkten Behandlungskosten beim Schlaganfall und benannte durchschnittliche lebenslängliche Kosten von 43.000 Euro pro erkrankter Person (BMBF 2012, 3).

Die Gesamtkosten medizinischer Behandlung im ersten Jahr nach dem Schlaganfall beziffern Kolominsky-Rabas, Heuschmann, Marschall, Emmert, Baltzer, Neundörfer, Schöffski und Krobot (2006, 1179) auf 18.517 Euro, wobei 37% auf medizinische Rehabilitation entfällt. Nationale Schätzungen des Kompetenznetzwerkes Schlaganfall prognostizieren einen Anstieg von 1,5 Millionen neuen Fällen bei Männern (1,9 Millionen bei Frauen) bis zum Jahre 2025 mit Gesamtbehandlungskosten von über 100 Milliarden Euro (Kolominsky Rabas et al. 2006, 1182). Darin sind nicht die sozialen Unterstützungsleistungen von Angehörigen und Beratungsstellen sowie Einkommens- und Vermögensverluste der Betroffenen eingerechnet.

3.1 Entlassungsmanagement im Krankenhaus

Die medizinische Versorgung in Akutkrankenhäusern ist mittlerweile geprägt durch die Einführung der Diagnostic Related Groups (DRG) mit einer Stärkung der „medizinisch-betriebswirtschaftlichen Allianz" (Dettmers 2010, 277). Die prioritäre Orientierung an möglichst kurzen Verweildauern hat zur Folge, dass das Entlassungsmanagement in Akutkrankenhäusern zur Belegungssteuerung bedeutsamer geworden ist. Im Jahre 2012 waren Patientinnen und Patienten mit einer zerebrovaskulären Erkrankung durchschnittlich zwölf Tage in vollstationärer Akutbehandlung, zehn Jahre zuvor waren es noch durchschnittlich 14,7 Tage. In vollstationären Rehabilitationseinrichtungen mit mehr als 100 Betten betrug die durchschnittliche Verweildauer 32 Tage im Jahre 2011 (vgl.www.gbe-bund.de). Die ökonomisch bedeutsamen kürzeren Verweildauerkürzungen können allerdings zu der Problematik führen, dass soziale Einschränkungen von Schlaganfallbetroffenen nicht ausreichend in der Gesamtbehandlung berücksichtigt werden, da die therapeutische Perspektive sich nach den gegenwärtigen medizinisch indizierten Aspekten ausrichtet. Somit werden komplexere und langfristig ausgelegte multiprofessionelle Behandlungsstrategien durch die Grenzen der jeweiligen Versorgungssektoren behindert (vgl. Dettmers 2009, 278). Menschen nach einem Schlaganfall sind aufgrund der plötzlichen veränderten gesundheitlichen Situation unter Umständen gezwungen, Lebensweisen zu verändern. Insofern findet ein Übergang in eine neue Lebensphase statt, der konzeptionell als Transition verstanden werden kann. Wingenfeld (2005, 149) stellt drei „universale Merkmale" von Transitionen vor.

1. Auslöser ist ein „bestimmtes" signifikantes Ereignis mit der Konsequenz der Adaption der Betroffenen an die neue Situation. Der Schlaganfall mit den erworbenen Einschränkungen führt i.d.R. zu notwendigen „Bewältigungsanforderungen".
2. Die Zeitdimension ist definierbar, d.h. es gibt die Möglichkeit, „Anfangs- und Endpunkt" zu bestimmen. Das Eintreten des Schlaganfalls und der Abschluss therapeutischer Unterstützung sind hier denkbare Zeitpunkte.
3. Die veränderte Lebenssituation nach dem Ereignis betrifft auch das nähere soziale Netzwerk. Damit verbunden sind veränderte Identitäten, soziale Rollen und Aspekte des Verhaltens (ebd.).

Der Sachverständigenrat zur Begutachtung der Entwicklung im Gesundheitswesen nimmt Stellung zu Problematiken, die sich für erkrankte Personen im Gesundheitswesen ergeben können.

Aufgrund des für vulnerable Patienten typischen komplexen Versorgungsbedarfs kommt der Ausgestaltung der Entlassung vom akut-stationären Sektor in die ambulante Weiterversorgung (Entlassungsmanagement) eine besondere Rolle zu. Denn bei diesem Übergang passieren die Patienten nicht nur eine der brisantesten Schnittstellen im hiesigen Gesundheitswesen, sondern wechseln auch zwischen Versorgungsbereichen und -arten, deren strukturelle, institutionelle und personelle Bedingungen und Kooperationsformen sich stark unterscheiden. Der Übergang zwischen diesen Sektoren ist daher durch zahlreiche Risiken geprägt (SVR 2012, 137).

Eine Forderung des Sachverständigenrates besteht in der „Entwicklung einer nationalen Leitlinie zur Ausgestaltung des interdisziplinären Schnittstellenmanagements" (SVR 2012, 167). Als Grundlage könnte demnach der Nationale Expertenstandard Entlassungsmanagement[6] (DNQP) dienen. Somit wird die multiprofessionelle Zusammenarbeit bei der Planung der Nachsorge bei Schlaganfallpatientinnen und -patienten unverzichtbar. Allerdings steht hier die Optimierung der Schnittstellen zwischen ambulanter und stationärer Versorgung im Vordergrund und somit eine Fokussierung auf Übergänge, die die subjektiven Bedürfnisse und Bedarfe über die gesamte Krankheitsentwicklung und damit sektorenübergreifend kaum berücksichtigt. Der Übergang von der vollstationären Versorgung nach Akutbehandlung und Rehabilitation in die Häuslichkeit erfordert von Schlaganfallpatientinnen und -patienten aber auch ihren nächsten Angehörigen Anpassungsleistungen, die zumindest beratend-unterstützend von zuständigen Sozialdiensten begleitet werden können, die i.d.R. aus Berufsangehörigen Sozialer Arbeit und Pflege bestehen.

Mögliche Beratungsinhalte bei der Vorbereitung der poststationären Versorgung sind:

- Sozialrechtliche Leistungsansprüche (SGB I bis SGB XII),
- Zivilrechtliche Aspekte des Bürgerlichen Gesetzbuches wie z.B. Betreuungsrecht und Verweisung an Rechtsberatung,
- Rechtsverfahren und Weitervermittlung,
- Organisation wirtschaftlicher Hilfen,
- Zusammenarbeit auf personaler, organisatorischer und institutioneller Ebene. Dazu gehören die beteiligten Personen, Professionen, Leistungs- und Kostenträger,
- Unterstützung beim „Umgang mit situationsbedingten, persönlichen, familiären und sozialen Belastungen und Konflikten",
- Motivationsarbeit mit Betroffenen, damit Unterstützungsangebote angenommen werden können. Damit wird die „Behandlungsakzeptanz" gefördert,
- Informelle soziale Unterstützung,
- „Krisenintervention" in schwierigen Lebensphasen und bei Eigengefährdung,
- Palliativversorgung und Versorgungsansprüche für Angehörige (Dettmers 2009, 279).

Mit Ansen (2010, 88) lassen sich somit die Interventionen in drei Hauptkategorien unterteilen: soziale Sicherung, soziale Unterstützung und persönliche Förderung. Zur sozialen Sicherung gehören Fragestellungen der Einkommens,- Wohn- und Berufssituation.

Soziale Unterstützung umfasst die formellen und informellen Netzwerke von Schlaganfallbetroffenen und die persönliche Förderung beinhaltet die Vermittlung von „Kompetenzen" und Berücksichtigung der „Krankheitsbewältigung" in Form von Copingstrategien (ebd.). Da es kaum vergleichbare systematische Auswertungen von Leistungsdaten bei der Überleitung von

---

6 DNQP: Deutsches Netzwerk für Qualitätsentwicklung in der Pflege (2004): Expertenstandard Entlassungsmanagement in der Pflege. Entwicklung, Konsentierung, Implementierung, Osnabrück.

Schlaganfallpatientinnen und -patienten in die Nachsorgestrukturen gibt, werden für diese Studie selbst gewonnene Daten aus dem vierten Quartal 2011 (N:94) deskriptiv dargestellt. Sie entstammen der eigenen Beratungstätigkeit mit Schlaganfallbetroffenen in der Stroke Unit, Klinik für Neurologie im Universitätsklinikum Schleswig-Holstein und sind über die Fallgruppen Sozialer Arbeit[7] empirisch hergeleitet (vgl. Brühl 2003, 13). Demnach sind drei Dimensionen zur Bildung von empirischen Fallgruppen und zur Darstellung von Leistungen relevant: „sozialrechtlich kodifizierte Anspruchsgrundlagen" (100), „Komplexitäten" (181) und die Anzahl der „Gesamtkontakte" (192). Im Fokus steht aber nicht die empirische Überprüfung von Arbeitszeit und die Darstellung von Arbeitszeitvarianzen (Brühl 2004, 95), sondern eine deskriptive Beschreibung von sozialrechtlichen, nachsorgeorientierten und komplexitätsbezogenen Beratungsinhalten. Damit wird eine Möglichkeit geschaffen, die poststationäre Entwicklung von Schlaganfallbetroffenen mit der Überleitungssituation am Krankheitsbeginn abzugleichen. In Abbildung 3 sind die rechtlich kodifizierten Ansprüche für weiterführende Maßnahmen dargestellt. Erkennbar ist, dass es hauptsächlich um Leistungen nach SGB V in Kombination mit den allgemeinen Leistungsansprüchen nach SGB I geht.

Die geringe Überleitung nach rentenrechtlichen Voraussetzungen für medizinische Rehabilitationen lässt sich mit dem höheren Alter der Schlaganfallbetroffenen und den spezifischen Frührehabilitationsangeboten erklären. Zweiter größerer Block sind die Aspekte der pflegerischen Weiterversorgung nach SGB XI mit ergänzenden Leistungen hinsichtlich Grundsicherung oder Sozialhilfe nach SGB XII.

---

7 Beratungsinhalte lassen sich auch mit der Produkt- und Leistungsbeschreibung der klinischen Sozialarbeit der Deutschen Vereinigung für Soziale Arbeit im Gesundheitswesen darstellen (DVSG 2007).

Abbildung 3: Rechtliche Kodifizierungen (eigene Darstellung)

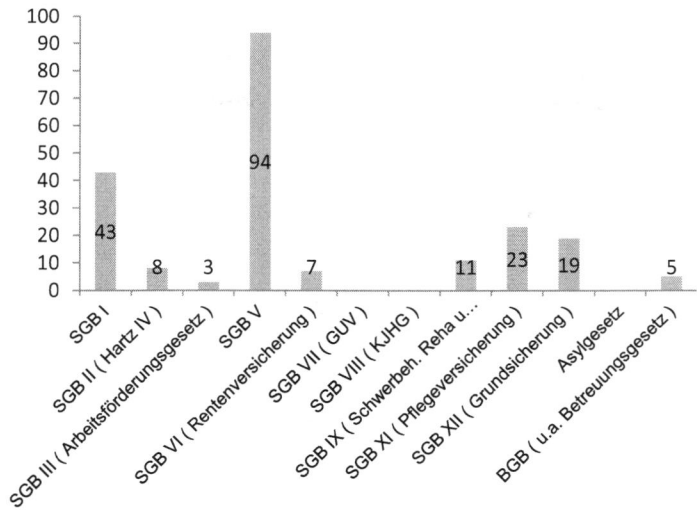

In der folgenden Abbildung wird der hohe Anteil von Patientinnen und Patienten deutlich, die in neurologische Frührehabilitationen Phase B und C wechseln. Bei etwas geringerer Symptomausbildung wird die Anschlussheilbehandlung relevant, die hier i.d.R. auch über die Krankenkassen finanziert wird. Bei multimorbiden älteren Schlaganfallbetroffenen kann bei Phase C und D auch eine geriatrische Rehabilitation relevant werden. Die häufig benannten psychosozialen Aspekte in der Beratung umfassen hier insbesondere auch die Situation von den Betroffenen und ihren Angehörigen in einer für sie schwierigen Ausnahmesituation. Die kinder- und jugendrelevanten Leistungen sind für eventuelle sehr seltene Schlaganfälle im Kindes- und Jugendalter berücksichtigt.

Abbildung 4: Organisation Rehabilitation (eigene Darstellung)

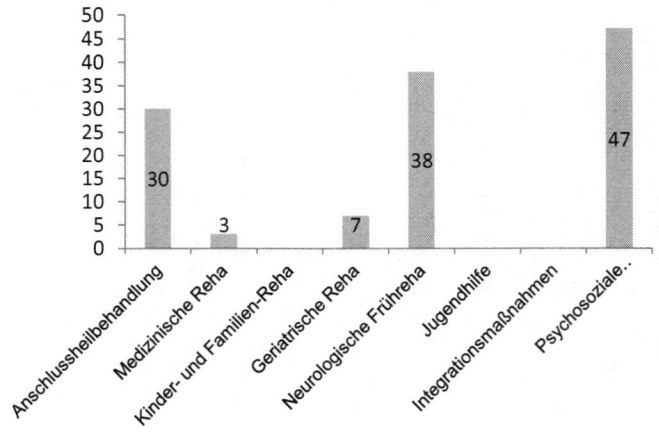

Abbildung 5: Organisation Pflegerische Versorgung (eigene Darstellung)

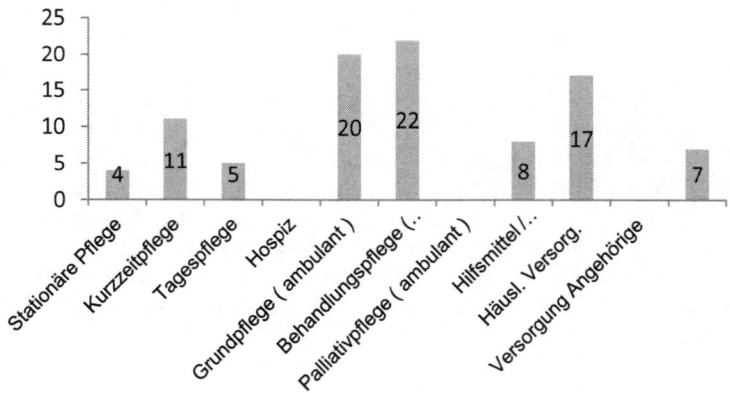

Die Überleitung in pflegerische Weiterversorgung ist in Abbildung 5 darge-stellt. Sie zeigt, dass die meisten Schlaganfallpatientinnen und -patienten in häuslicher Umgebung ambulant weiterversorgt werden. In vollstationäre Pfle-ge wechselten nur 15 Personen.

Neben den inhaltlichen Nachsorgeberatungen zeigen sich auch häufig Komplexitäten in der Beratungstätigkeit von Schlaganfallbetroffenen und ihren Angehörigen während der Akutbehandlung. Die organisatorischen und strukturellen Bedingungen können dabei ebenso die Komplexität erhöhen wie auch der diskursive Abgleich mit anderen Professionen, Betroffenen und An-gehörigen, wenn es um realisierbare Weiterversorgung geht. Hier weichen Er-wartungen und Wünsche von Beteiligten häufiger voneinander ab.

Abbildung 6: Fallkomplexitäten Akutbehandlung (eigene Darstellung)

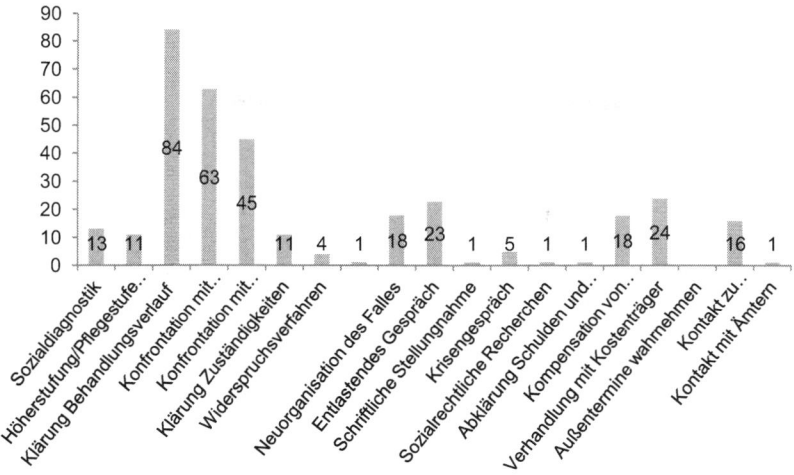

3.2 Leistungen zur pflegerischen Versorgung

3.2.1 Pflege und Autonomie

Die Abhängigkeit von anderen Menschen hinsichtlich praktischer Alltagsbewältigung und dem Verlust an Fähigkeit, die wesentlichen Aufgaben des Alltags selbstständig auszuführen, ist ein wesentliches Kriterium der Pflegebedürftigkeit. Selbständigkeit bedeutet somit, das eigene Leben autonom und mit minimaler Hilfe von außen führen zu können (Heiden 1996, 19). Schätzungsweise leben nach Heuschmann et al. (2010, 337) ca. 70% aller überlebenden Schlaganfallpatientinnen und -patienten weiter in der eigenen Häuslichkeit, von denen 25% durch Angehörige und ambulante Pflegedienste versorgt werden müssen. Ca. 64% der überlebenden Patientinnen und Patienten bleiben nach einem Jahr dauerhaft pflegebedürftig und nur ca. 15% wechseln in eine vollstationäre Pflegeeinrichtung. Gleichzeitig ist der Schlaganfall als häufigste Ursache für erworbene Behinderungen in Deutschland zu sehen (vgl. Heuschmann et al. 2010, 334; www.schlaganfall-hilfe.de/faqs). Insofern stellt der Schlaganfall auch gesundheitspolitisch und volkswirtschaftlich eine Herausforderung dar.

Schlaganfallbetroffene mit einer Pflegebedürftigkeit sind aufgrund möglicher motorischer und kommunikativer Einschränkungen auf Unterstützung bei der Organisation des Alltags angewiesen. Mit dem Fokus auf Alltagsbewältigung unterscheiden Heusinger und Klünder (2005, 17) zwischen der autonomen und praktischen Alltagsbewältigung und dem „selbstständig denkenden Festhalten an einer selbstbestimmten Lebensführung" trotz erheblicher körperlicher Einschränkungen. Die Autorinnen beschreiben die Gefahr für andere Personen, im Alltag von den praktischen Folgen der körperlichen Defizite auf „eine Unfähigkeit zu selbstbestimmten Entscheidungen" zu schließen. Verbunden ist damit die latente Gefährdung der „Selbstbestimmung" (ebd.).

Allerdings muss durch Weitergabe von Entscheidungen an Dritte nicht unbedingt die Autonomie gravierend eingeschränkt sein, die Betroffenen behalten den Anspruch auf Mitgestaltung und Steuerungsmöglichkeit über ihren Lebensalltag z.B. durch Delegation (Heusinger und Klünder 2005, 18). Bei Autonomieverlust drohen Einschränkungen eigener Macht und damit verbunden die Reduzierung der Durchsetzungsfähigkeit eigener Interessen. Trotzdem bestehen Grundrechte, auch wenn Schlaganfallbetroffene gesundheitlich stark eingeschränkt sein sollten. So benennt der Artikel 2 des Grundgesetzes zwei wesentliche Punkte.

(1) Jeder hat das Recht auf die freie Entfaltung seiner Persönlichkeit, soweit er nicht die Rechte anderer verletzt und nicht gegen die verfassungsmäßige Ordnung oder das Sittengesetz verstößt.

(2) Jeder hat das Recht auf Leben und körperliche Unversehrtheit. Die Freiheit der Person ist unverletzlich. In diese Rechte darf nur auf Grund eines Gesetzes eingegriffen werden (BMJ 2013).

3.2.2 Leistungen nach SGB V

In §27 SGB V sind die Bedingungen für Krankenbehandlung und damit verbundene Anspruchsvoraussetzung für häusliche Krankenpflege (§37 SGB V) und Haushaltshilfen (§38 SGB V) beschrieben. Häusliche Krankenpflege können Schlaganfallpatientinnen und /patienten dann erhalten, wenn die Behandlung im Krankenhaus „geboten, aber nicht ausführbar ist oder sie … [dadurch] vermieden oder verkürzt wird" bzw. wenn damit das Ziel einer „ärztlichen Behandlung" abgesichert wird. In §37 (3) SGB V wird vom Gesetzgeber allerdings auf den eingeschränkten Anspruch dieser Leistungen hingewiesen, wenn nämlich eine Person zusammen mit dem Betroffenen eine Haushaltsgemeinschaft bildet, wird nur bei Übersteigen des erforderlichen Pflegeumfangs Hilfe gewährt. Damit sind i.d.R. die Angehörigen von Schlaganfallbetroffenen gemeint, die mit diesen zusammen leben. Die Haushaltshilferegelungen nach §38 SGB V kommen in der Praxis kaum zum Tragen, da sie als Kann-Bestimmungen formuliert sind (BMJ 2013). Versicherte Personen haben gegenüber der Gesetzlichen Krankenversicherung Anspruch auf Hilfs- und Heilmittel nach §§32 bis 34 SGB V (BMJ 2013). Das gilt auch für die privaten Krankenversicherungen. Hier ist aber mit wesentlichen Einschränkungen zu rechnen, da die privaten Krankenkassen an sozialrechtliche Urteile bezüglich der Heil-

und Hilfsmittelversorgung durch die Gesetzlichen Krankenversicherungen (GKV), das SGB V oder den gesetzlich vorgeschriebenen Hilfsmittelkatalog nicht gebunden sind. Im Sozialgesetzbuch V werden die Begriffe nicht umfassend definiert „und von anderen Medizinprodukten bzw. gesundheitsbezogenen Dienstleistungen abgegrenzt" (SVR 2005, 261). Unter Heilmittel sind persönliche Leistungen wie Physiotherapie, Ergotherapie oder auch Logopädie zu verstehen, Hilfsmittel stellen eher technische Geräte zum Ausgleich von Einschränkungen (Gehhilfen, Rollstühle, etc.) dar.

Abbildung 7: Ausgabe Heilmittel 2006 bis 2011
(eigene Darstellung: vgl. GKV 2013)

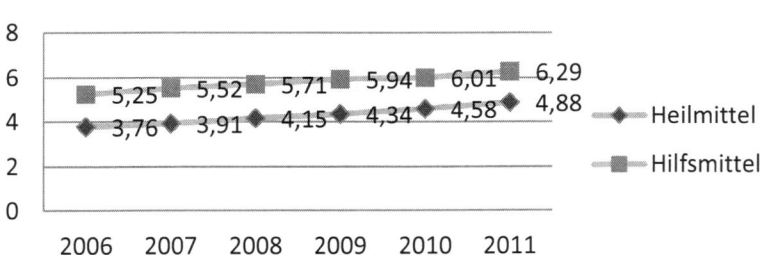

Die Ausgaben für Heil- und Hilfsmittel der gesetzlichen Krankenversicherung sind in den letzten Jahren, wie in Abbildung 7 deutlich wird, kontinuierlich angestiegen. Aufgrund der gesellschaftlichen „demographischen Veränderung" werden in dem Sachverständigengutachten der Expertenkommission der Bundesregierung diese Ausgaben weiter zunehmen, „um ihre Alltagskompetenz" auch bei eingeschränkter Gesundheit beizubehalten (SVR 2005, 261). In der Versorgung von Schlaganfallbetroffenen können folgende Hilfsmittel in Frage kommen (vgl. SVR 2005, 265–267):

• Adaptionshilfen für den Haushalt,
• Bandagen: Funktionssicherungs-, Stabilisierungsbandagen,
• Elektrostimulationsgeräte: Muskelstimulations-, Schmerztherapiegeräte,
• Hilfsmittel gegen Dekubitus: Liegehilfen, Luftkissen,
• Gehhilfen: Hand- und Gehstöcke, Unterarmgehstützen, fahrbare Gehhilfen,
• Krankenfahrzeuge: Schiebe-, Elektrorollstühle,
• Inkontinenzhilfen: Katheter, Netzhosen,
• Krankenpflegeartikel: Behindertengerechte Betten, Einmalhandschuhe,
• Lagerungshilfen: Lagerungsschalen für Extremitäten,
• Mobilitätshilfen: Lifter, Umsetz- und Hebehilfen,
• Stehhilfen: Stehständer zur Gelenkstabilisierung zur Durchführung von Steh- und Bewegungsübungen,

- Therapeutische Bewegungsgeräte: Gymnastikbälle, Kniebewegungsschienen, Arm- und Beinkombinationstrainer bei Lähmungen,
- Toilettenhilfen: Sitze, Stützgestelle,
- Pflegehilfsmittel zur Erleichterung der Pflege: Pflegebetten, spezielle Nachtschränke,
- Pflegehilfsmittel zur Körperpflege/Hygiene,
- Pflegehilfsmittel zur selbständigeren Lebensführung/Mobilität,
- Hausnotrufsysteme.

3.2.3   Leistungen nach SGB XI

Die Leistungen der Pflegeversicherung im SGB XI finden sich seit 1995 im deutschen Sozialversicherungsrecht. In diesem normativen Verfahren werden mehrere Pflegestufen unterschieden. Rechtsgrundlage bildet dafür §15 SGB XI (BMJ 2013). Bei einer Erkrankung wie Schlaganfall im höheren Lebensalter ist im Verlauf der Krankheitsgeschichte auch eine zunehmende gesundheitliche Beeinträchtigung und damit verbundener pflegerischer Bedarf zu erwarten. Zur Einschätzung der möglichen zeitlichen Ressourcen bei der pflegerischen Versorgung von Patientinnen und Patienten finden sich im § 15 SGB XI die Voraussetzungen für Leistungsansprüche (BMG 2012).

Pflegestufe I: Erhebliche Pflegebedürftigkeit

Erhebliche Pflegebedürftigkeit liegt vor, wenn mindestens einmal täglich ein Hilfebedarf bei mindestens zwei Verrichtungen aus einem oder mehreren Bereichen der Grundpflege (Körperpflege, Ernährung oder Mobilität) erforderlich ist. Zusätzlich muss mehrfach in der Woche Unterstützung bei der hauswirtschaftlichen Versorgung notwendig sein. Der wöchentliche Zeitaufwand muss im Tagesdurchschnitt mindestens 90 Minuten betragen, wobei auf die Grundpflege mehr als 45 Minuten entfallen müssen.

Pflegestufe II: Schwerpflegebedürftigkeit

Schwerpflegebedürftigkeit liegt dann vor, wenn mindestens dreimal täglich zu verschiedenen Tageszeiten bei der Grundpflege ein Hilfebedarf erforderlich ist. Zusätzlich muss mehrfach in der Woche Hilfe bei der hauswirtschaftlichen Versorgung benötigt werden. Der wöchentliche Zeitaufwand muss im Tagesdurchschnitt mindestens drei Stunden betragen, wobei auf die Grundpflege mindestens zwei Stunden entfallen.

Pflegestufe III: Schwerstpflegebedürftigkeit

Schwerstpflegebedürftigkeit liegt vor, wenn der Hilfebedarf bei der Grundpflege so weitreichend ist, dass dieser vierundzwanzig Stunden am Tag, also auch nachts anfällt. Zusätzlich muss die pflegebedürftige Person mehrfach in der Woche Hilfe bei der hauswirtschaftlichen Versorgung benötigen. Der wöchentliche Zeitaufwand liegt im Tagesdurchschnitt bei mindestens fünf Stunden, wobei auf die Grundpflege (Körperpflege, Ernährung oder Mobilität) mindestens vier Stunden entfallen müssen.

Im Fokus der Untersuchung stehen die Schlaganfallpatientinnen und -patienten, die in eigener Häuslichkeit leben und somit sind die Leistungsansprüche in Form von Pflegegeld und Pflegesachleistungen relevant, die in der Tabelle grau unterlegt sind. Die Weitergabe von Informationen und Angeboten in Pflegekursform nach §45 SGB XI ist eine Möglichkeit für Angehörige, um den Umgang mit dem Schlaganfallbetroffenen zu verbessern und sich dabei auch beraten zu lassen. Der Anteil in Höhe von ca. 77% von Frauen als aktiv pflegende Angehörige in der häuslichen Pflege ist auch im europäischen Vergleich als hoch zu betrachten (Eurofamcare 2005).

Tabelle 3: Überblick Leistungen der sozialen Pflegeversicherung SGB XI (eigene Darstellung)

Leistungen in €	Pflegestufe I	Pflegestufe II	Pflegestufe III
Pflegegeld monatlich	235,-	440,-	700,-
Pflegesachleistungen monatlich	450,-	1100,-	1550,-
Kombinationsleistung monatlich: anteilig	anteilig	anteilig	anteilig
Teilstationäre Tages- oder Nachtpflege monatlich (Tages- und Nachtpflege)	450,-	1100,-	1550,-
Stationäre Kurzzeitpflege (längstens 4 Wochen/Jahr)	1550,-	1550,-	1550,-
Vollstationäre Pflege monatlich	1023,-	1279,-	1550,-
Ersatzpflege, Verhinderungspflege durch Fachkräfte und nicht verwandte Laienhelfer	1550,-	1550,-	1550,-
Ersatzpflege durch verwandte Laienhelfer	235,-	440,-	700,-

Häusliche Versorgung steht für den Prozess der Auslagerung sozialer und gesundheitlicher Versorgungsleistungen aus dem stationären in den ambulanten Sektor und generell für die Akzentverschiebung in Richtung auf eine prioritär ambulante Versorgung (Schaeffer und Ewers 2004: 13). Die Verlagerung von Versorgungsdienstleistungen aus dem stationären Bereich beinhaltet, dass die fachlichen und infrastrukturellen Anforderungen an den ambulanten Pflegesektor gestiegen sind. Schaeffer und Ewers (2004, 16) kritisieren, dass es trotz der pflegerischen Quantität noch nicht gelungen ist, den ambulanten Pflegebereich einerseits ausreichend zu spezialisieren wie z. B. durch „Hospital-at-Home", „High-Tech-Come Care", „Family Health Nursing" oder zielgruppenspezifische Angebote für Schlaganfallbetroffene. Die für viele Angehörige auch aus finanziellen Gründen notwendige Entscheidung für Pflegegeld und nicht für Pflegesachleistungen ist mit den für Betroffene hohen zusätzlichen Krankheitskosten verbunden.

Andererseits muss es noch hinsichtlich der Koordination von Leistungen im ambulanten Bereich Verbesserungen geben. Die Prozesssteuerung und Fallverantwortung werden mit der Ambulantisierung aber eigentlich zu Kernaufgaben aller Gesundheits- und Sozialdisziplinen (Schaeffer und Ewers 2004, 16). Allerdings haben seit dem Jahre 2009 alle Personen, die Leistungen von der Pflegeversicherung erhalten oder die Leistungen beantragt und erkennbar einen Hilfe- und Beratungsbedarf haben, einen einklagbaren, individuellen Rechtsanspruch auf umfassende Beratung und Hilfestellung. Der Rechtsanspruch bezieht sich nur auf die unmittelbaren betroffen Versicherungsnehmer. Angehörige, Ehe- bzw. Lebenspartnerinnen und -partner sind nicht anspruchsberechtigt, können aber als Dritte berücksichtigt werden.

Die Pflegeberatung im Sinne des §7a SGB XI ist als individuelles trägerunabhängiges Fall- bzw. Case-Management angelegt, das über die allgemeinen Aufklärungs- und Beratungspflichten der Pflegekassen nach §7 SGB XI hinausgeht. Aufgabe der Pflegeberatung ist es insbesondere:

- [...] den Hilfebedarf unter Berücksichtigung der Feststellungen der Begutachtung durch den Medizinischen Dienst der Krankenversicherung systematisch zu erfassen und zu analysieren,
- einen individuellen Versorgungsplan mit den im Einzelfall erforderlichen Sozialleistungen und gesundheitsfördernden, präventiven, kurativen, rehabilitativen oder sonstigen medizinischen sowie pflegerischen und sozialen Hilfen zu erstellen,
- auf die für die Durchführung des Versorgungsplans erforderlichen Maßnahmen, einschließlich deren Genehmigung durch den jeweiligen Leistungsträger hinzuwirken,
- die Durchführung des Versorgungsplans zu überwachen und erforderlichenfalls einer veränderten Bedarfslage anzupassen sowie
- bei besonders komplexen Fallgestaltungen den Hilfeprozess auszuwerten und zu dokumentieren (BMJ 2013).

Pflegeberatung ist bei den Pflegekassen verankert. Pflegeberatung soll dem (voraussichtlichen) Leistungsbezieher Unterstützungen aus einer Hand gemäß den Prinzipien des Case Managements anbieten.

Tabelle 4: Vergleich Pflegeberatung und Pflegestützpunkt
(eigene Darstellung)

Pflegeberatung nach §7a SGB XI	Pflegestützpunkte nach §92c SGB XI
Prinzipien von Case Management	Prinzipien von Case Management
Zuständigkeit bei den Pflegekassen	Kooperationspartner: Pflege- und Krankenkassen, Kommunen, Leistungsanbieter, Freiwillige
Durchführung durch Sozialversicherungsangestellte Pflegefachkräfte Sozialarbeiterinnen, -arbeiter	Durchführung durch Sozialversicherungsangestellte Pflegefachkräfte Sozialarbeiterinnen, -arbeiter
Ziel: Kooperationen	Ziel: Integrierte Versorgung durch Koordination, Kooperation, Vernetzung

Aber auch die Einrichtung von Case Management bei ambulanten Leistungsträgern ist grundsätzlich denkbar und kann im Kontext ambulanter Pflege die Aufgabe erfüllen, mögliche Unterstützungsleistungen zu generieren, die den Verbleib in der Häuslichkeit für betroffene Patientinnen und Patienten ermöglicht. Die Sicherung ambulanter pflegerischer Versorgung entspricht dem Grundsatz ambulant vor stationär. Im § 3 SGB XI heißt es dazu:

Die Pflegeversicherung soll mit ihren Leistungen vorrangig die häusliche Pflege und die Pflegebereitschaft der Angehörigen und Nachbarn unterstützen, damit die Pflegebedürftigen möglichst lange in ihrer häuslichen Umgebung bleiben können. Leistungen der teilstationären Pflege und der Kurzzeitpflege gehen den Leistungen der vollstationären Pflege vor (BMJ 2013).

Mögliche Vernetzungsakteure sind im ambulanten Bereich:

- Schlaganfallbetroffene,
- Angehörige, auch bei der Fragestellung nach § 37 Abs. 3 SGB XI und § 45 SGB XI,
- Sozialämter bei Fragestellungen der Grundsicherung nach SGB XII,
- Kranken- und Pflegekassen bei Fragestellungen, Verordnungen und Antragstellung für Hilfsmittel,
- Krankenhäuser, wenn ambulante betreute Patientinnen und Patienten aufgenommen werden, hier Kontaktaufbau insbesondere zum dortigen Sozialdienst,
- Haus- und Fachärzte zur Erstellung für Heil- und Hilfsmittel-Verordnungen nach SGB V und SGB XI,
- ambulante Therapeuten wie Physio- oder Ergotherapie sowie Logopädie zur Koordination und Abstimmung der Leistungen,
- vollstationäre und teilstationäre Einrichtungen,
- reale und potentiale Unterstützungsleistungen aus der Familie,
- andere Leistungen wie z. B. Fahrdienste, Haushalthilfe, Mittagstisch, Wohnraumanpassung und -finanzierung, etc.
- relevante Freizeitangebote in der Region
- Einzelhandel,
- Sanitätshäuser,
- Apotheken.

3.3 Teilhabe behinderter Menschen nach SGB IX

Der Schlaganfall ist einer der häufigsten Gründe für eine erworbene Behinderung. Damit erhalten viele Schlaganfallbetroffene bestimmte Leistungsansprüche zur Teilhabe behinderter Menschen. Im §2 SGB IX wird Behinderung folgendermaßen definiert (BMJ 2013):

(1) Menschen sind behindert, wenn ihre körperliche Funktion, geistige Fähigkeit oder seelische Gesundheit mit hoher Wahrscheinlichkeit länger als sechs Monate von dem für das Lebensalter typischen Zustand abweichen und daher ihre Teilhabe am Leben in der Gesellschaft beeinträchtigt ist. Sie sind von Behinderung bedroht, wenn die Beeinträchtigung zu erwarten ist.

(2) Menschen sind im Sinne des Teils 2 schwerbehindert, wenn bei ihnen ein Grad der Behinderung von wenigstens 50 vorliegt und sie ihren Wohnsitz, ihren gewöhnlichen Aufenthalt oder ihre Beschäftigung auf einem Arbeitsplatz im Sinne des §73 rechtmäßig im Geltungsbereich dieses Gesetzbuches haben.

Die Grundlage für Selbstbestimmung und Teilhabe behinderter und von Behinderung bedrohter Menschen wird durch ein „soziales Sicherungssystem" in einem demokratischen Rechtstaat gebildet (BAR 2006, 5). Als Fundament für die soziale und berufliche Rehabilitation behinderter Schlaganfallpatientinnen und -patienten dient das o.g. neunte Sozialgesetzbuch (SGB IX). Durch diese paradigmatische Veränderung im Schwerbehindertenrecht kam es zur Absicht der Verbesserung der Partizipationsmöglichkeiten am „gesellschaftlichen Leben" und der Entfernung von Faktoren, die einer „Chancengleichheit entgegenstehen", während bis zur Einführung des SGB IX „die Fürsorge und Versorgung von behinderten Menschen" im Vordergrund stand (BAR 2006, 5–6).

Anstelle von Divergenz und Unübersichtlichkeit hat das SGB IX Bürgernähe und verbesserte Effizienz auf der Basis eines gemeinsamen Rechts und einer einheitlichen Praxis der Rehabilitation und der Behindertenpolitik geschaffen (ebd.).

Dieser politische Perspektivenwechsel mit behinderten Menschen ist mit der Einführung der Internationalen Klassifikation der Funktionsfähigkeit, Behinderung und Gesundheit (ICF) der Weltgesundheitsorganisation (WHO) verbunden. Folgende Rechtsnormen haben als „unmittelbar geltendes Recht" Einfluss auf andere Sozialgesetzbücher (BAR 2006, 6; BMJ 2013):

• Einheitliche Definition Behinderung (§2 SGB IX),
• Vorrang von Prävention (§3 SGB IX),
• Vorrang von Leistungen zur Teilhabe vor Rentenleistungen (§8 SGB IX),
• Koordinierung der Leistungen und Zusammenwirken der Leistungen (§§10, 11 SGB IX),
• Zusammenarbeit der Rehabilitationsträger insbesondere durch gemeinsame Empfehlungen (§§12, 13 SGB IX), §13 (2) Nr. 10 SGB IX regelt insbesondere die Zusammenarbeit der Rehabilitationsträgern mit „Sozialdiensten und vergleichbaren Stellen",
• Gemeinsame Grundsätze zur Qualitätssicherung (§20 SGB IX),
• Gemeinsame Servicestellen (§22 ff SGB IX),
• Förderung der Selbsthilfe (§29 SGB IX).

Um die Partizipationsziele erreichen zu können, stehen als Leistungsbestandteile „medizinische, psychologische und sozialpädagogische Hilfen" als Instrumente zur Verfügung (BAR 2006, 8; BAR 2012, 9). Somit haben Schlaganfallbetroffene mit einem Schwerbehindertenstatus Anspruch auf unterschiedliche Leistungen wie z.b. Unterstützung bei „Krankheits- und Behinderungsverarbeitung", Selbsthilfeoptimierung durch Transparenz der Unterstützung, Vermittlung an regionale Beratungsstellen, Unterstützung zur „seelischen Stabilisierung" und Verbesserung sozialer Kompetenzen, aber auch „Training lebenspraktischer Fähigkeiten" sowie Motivationsarbeit zur Nutzung von Leistungsinhalten der verschiedenen Sozialgesetzbücher (BAR 2006, 8, vgl. Klemperer 2011, 308). Aber auch Angehörige können informelle Beratungen erhalten. Die berufliche Rehabilitation[8] erfolgt bei milderen Verläufen zumeist im Anschluss an die medizinische Rehabilitation und steht in direkter Abhängigkeit von konjunkturellen „Gegebenheiten des Arbeitsmarktes" (Luthe 2007, 462). Damit ist die beruflich rehabilitative Eingliederung erschwert, wenn es arbeitsmarkt- und beschäftigungspolitisch schwierige Zeiten gibt. Insofern ist der Schlaganfall auch ein möglicher Risikofaktor zur Entstehung von Langzeitarbeitslosigkeit (ebd.).

3.4 Betreuungsrecht

3.4.1 Betreuungsrechtliche Aspekte

Mehrere Voraussetzungen zur gerichtlichen Bestellung eines gesetzlichen Betreuers für volljährige Schlaganfallbetroffene sind im Bürgerlichen Gesetzbuch (BGB) nach § 1896 beschrieben. Zuerst muss eine psychische Erkrankung oder eine körperliche, geistige oder seelische Behinderung vorliegen. Zweitens muss aufgrund der genannten Bedingungen eine mangelnde Fähigkeit zur Regelung der eigenen Angelegenheiten vorliegen und schließlich muss die Betreuerbestellung erforderlich sein, d.h. sie ist nur dann möglich, wenn es keine anderen Möglichkeiten der Besorgung der eigenen Angelegenheiten gibt. Auch darf nicht gegen den freien Willen der zu betreuenden Person eine bestimmte Betreuungsperson bestellt werden. (BMJ 2013; Brill 1998, 102). Zur Auswahl von Angehörigen als gesetzlich bestellte Betreuer nimmt § 1897 (5) BGB Stellung.

Schlägt der Volljährige niemanden vor, der zum Betreuer bestellt werden kann, so ist bei der Auswahl des Betreuers auf die verwandtschaftlichen und sonstigen persönlichen Bindungen des Volljährigen, insbesondere auf die Bin-

---

8   Nach dem Phasenmodell der BAR: Phase E.

dungen zu Eltern, zu Kindern, zum Ehegatten und zum Lebenspartner, sowie auf die Gefahr von Interessenkonflikten Rücksicht zu nehmen (BMJ 2013).

3.4.2 Rechtlicher Kontext für Angehörige

Die richterliche Bestellung einer fremden Person kann für die Angehörigen von Schlaganfallpatientinnen und -patienten zu einer subjektiv wahrgenommenen Beeinträchtigung ihrer Rechte führen. Ihnen steht kein Antragsrecht auf Bestellung eines Betreuers zu, allerdings können sie beim zuständigen Vormundschaftsgericht die Bestellung anregen. Im Betreuungsverfahren soll nach §279 FamFG den Angehörigen Möglichkeit zur Stellungnahme eingeräumt werden. Wenn die erkrankte Person eine verwandte Person vorschlägt, hat das zuständige Gericht nach §1897 (4) Satz 1 BGB diese Person zu bestellen, wenn es dadurch nicht dem Wohl des Betreuten zuwiderläuft. Wenn die betroffene Person keine Präferenz angibt, ist trotzdem laut §1897 (5) BGB bei der Betreuerauswahl auf Verwandtschaftsbezüge Rücksicht zu nehmen (BMJ 2013). Das Rechtsverhältnis zwischen Angehörigen und z.B. einer Berufsbetreuerin bzw. einem Berufsbetreuer ist zwar nicht direkt gegeben, allerdings können Angehörige auf Pflichtverletzungen beim Vormundschaftsgericht hinweisen. Tatsächlich werden hauptsächlich Angehörige zur gesetzlichen Betreuung bestellt. Abbildung 8 zeigt einen kontinuierlichen Anstieg von 218.254 Erstbestellungen von Betreuern im Jahre 2004 auf 233.332 im Jahr 2011 (BmJ 2012). Die damit verbundenen Betreuungskosten sind u.a. bei der Auswahl des gesetzlichen Betreuers ein Entscheidungsfaktor pro Betreuungsbestellung aus dem familiären Kreis. Für die Betreuung von Schlaganfallpatientinnen und -patienten sind daher auch ähnliche prozentuale Verteilungshäufigkeiten zu vermuten, d.h. rund 60–65% der gesetzlichen Betreuungspersonen sind Angehörige.

Abbildung 8: Verhältnis Betreuerbestellung und Angehörigenanteil in der Bundesrepublik Deutschland (vgl. BMJ 2012)

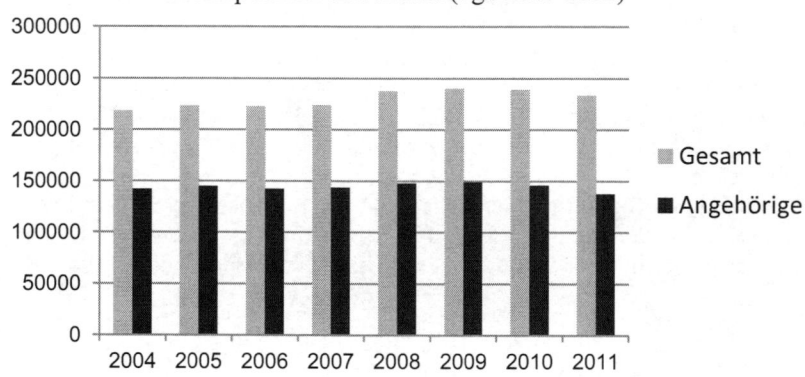

Eine gesetzliche Betreuung ist in der Regel nicht notwendig, wenn die Angelegenheiten durch eine bevollmächtigte Person oder andere Hilfeoptionen bestehen. Hierunter fällt z.b. eine Vorsorgevollmacht, die bei Vollbesitz der geistigen Kräfte erstellt wurde. Diese Vollmacht ist eine Willenserklärung, die einer anderen Person die rechtsgeschäftliche Vertretung erlaubt. Nach §1896 (2) BGB ist die Betreuerbestellung auch beim Vorhandensein der medizinischen Voraussetzungen (§1896 (1) BGB) entbehrlich, wenn die Angelegenheiten der erkrankten Person durch eine Vollmacht ebenso gut erledigt werden können (Trost und Marquart 2005, 23; BMJ 2013).

3.5 Selbsthilfe

Selbsthilfegruppen sind Zusammenschlüsse von aktiven Schlaganfallpatientinnen und -patienten, aber auch Angehörigen, die einige gemeinsame Merkmale zeigen (Trabert und Waller 2013,132; vgl. Klemperer 2011, 313):

- gemeinsame Probleme erzeugen ähnliche Betroffenheit,
- eigenständige Organisation und geringe Mitwirkung von Professionellen,
- Gewinnorientierung ist nicht vorhanden,gemeinsames Ziel ist Versorgungsoptimierung,
- gleichberechtigter Umgang in der Gruppe.

Damit erreicht kollektive Selbsthilfe einen Organisationsgrad, der teilweise in die Gründung von Vereinen mündet und sich darüber auch Betroffenenverbände konstituieren (vgl. Matzat 2010, 114). Seit einigen Jahren verzeichnen Trabert und Waller (2013,132) einen Anstieg an Selbsthilfeaktivitäten und führen zur Begründung an, dass es einen deutlichen Schwenk in der Prävalenz von akuten zu chronischen Erkrankungen gibt, das Gesundheitssystem aber fokussiert ist auf kurzfristige Behandlung und psychosoziale längerfristige Aspekte in der Gesamtbehandlung kaum eine Rolle spielen. Gleichzeitig erhöht sich die Möglichkeit für Menschen, sich umfassender über ihre eigene Erkrankung z.B. über das Internet zu informieren (SVR 2012, 109; Trabert und Waller 2013,133; Matzat 2010, 113). Ca. 75% aller Selbsthilfegruppen sind orientiert an gesundheitlichen Beeinträchtigungen (Matzat 2010, 113). Trotzdem vermissen Lippert-Grüner und Terhaag (2001, 50) ein „ausreichendes Netz an Selbsthilfeangeboten" für Schlaganfallbetroffene, obwohl langfristig ein erheblicher Unterstützungsbedarf besteht.

§29 SGB XI gibt Auskunft über die Förderung der Selbsthilfe in den strukturellen Gesundheitsversorgung:

Selbsthilfegruppen, -organisationen und -kontaktstellen, die sich die Prävention, Rehabilitation, Früherkennung, Behandlung und Bewältigung von Krankheiten und Behinderungen zum Ziel gesetzt haben, sollen nach einheitlichen Grundsätzen gefördert werden (BMJ 2013).

Im §140 SGB V bringt der Gesetzgeber eindeutig zum Ausdruck, dass die Interessen der Patientinnen und Patienten und der sie vertretenen Organisationen angemessen zu berücksichtigen sind. In §140f (3) SGB V wird dies konkretisiert, denn die „für die Wahrnehmung der Interessen maßgeblichen Organisationen" erhalten auf Landesebene ein Mitspracherecht. Die Patienteninteressen und die der selbsthilfeorientierten Organisationen sind bei Fragestellungen der Versorgung zu beteiligen, sie haben ein „Mitberatungsrecht" (BMJ 2013). Die gesundheitsbezogene Selbsthilfe von Schlaganfallpatientinnen und -patienten leistet einen wichtigen eigenständigen Beitrag zur Gesundheit der Bevölkerung in Deutschland. Vor allem Selbsthilfegruppen tragen zur gegenseitigen sozialen Unterstützung, zur Informationsaneignung sowie zu Einstellungsänderungen bei den Betroffenen und in deren sozialem Umfeld bei (vgl. Pauls 2011, 83; Milne 1999, 136). Selbsthilfegruppen können die primären Netzwerke der Betroffenen entlasten und unterstützen bei der gezielten Inanspruchnahme professioneller Dienste. Abgesehen von Beratungen sind Dienstleistungen und andere Hilfsangebote von Selbsthilfeorganisationen außer durch medizinsoziologische Studien (vgl. Trabert und Waller 2013,131) bislang noch wenig empirisch untersucht worden. Selbsthilfeaktivitäten werden zunehmend durch das Sozialversicherungssystem gefördert und in das Versorgungssystem integriert. Die Kooperation zwischen Selbsthilfe und professionellem System ist jedoch von einem Ungleichgewicht zwischen Laien und Experten geprägt. Die Forschungslandschaft in diesem Bereich ist stark fragmentiert und die quantitativen Abschätzungen der Beteiligung an Selbsthilfegruppen liegen zum Teil weit auseinander. Die Zahlen schwanken zwischen 1% und 4% der erwachsenen Bevölkerung insgesamt und 6–9% der jeweils von bestimmten Krankheiten betroffenen Menschen (ebd.). Die Gründe für die Nichtinanspruchnahme von SHG sind ungeklärt und hier kann nur spekuliert werden. Eine Hypothese zur Erklärung, warum sich nur ein relativ kleiner Teil der betroffenen Bevölkerung an SHG beteiligt, lautet, dass dazu ein Rest an Eigenkompetenz bei den Betroffenen vorhanden sein muss und sie über diese ehrenamtliche Mitarbeit Gefahr laufen, sich emotional und kräftemäßig zu überfordern (vgl. Matzat 2010, 121). Das Konstrukt „Eigenkompetenz" (Borgetto 2002, 384) konnte jedoch bisher empirisch nicht zufriedenstellend erfasst werden. Im Zusammenhang mit der niedrigen Beteiligung wird auch immer wieder darauf verwiesen, dass ausreichende sprachliche und selbstreflexive Kompetenzen nicht in allen sozialen Schichten in gleichem Maße vorhanden sind und die Möglichkeiten zur Teilnahme daher nur auf bestimmte Bevölkerungskreise begrenzt seien. Die Bemühungen um mehr Aufklärung der Bevölkerung über SHG basieren hingegen auf der Annahme, die Betroffenen seien nicht ausreichend über SHG informiert (vgl. Borgetto 2002, 384). Die Instrumentalisierung von Selbsthilfegruppen durch Wirtschaftsunternehmen und -organisationen zur eigenen positiven Außendarstellung ist für Matzat (2010, 12) eine weitere „Nebenwirkung" bei direkter finanzieller Förderung von Selbsthilfeaktivitäten.

3.6   Institutionen und Organisationen

Durch die zunehmenden Möglichkeiten, Informationen über das Internet und andere neue Medien zu beziehen, haben Schlaganfallbetroffene und ihre Angehörigen einen verbesserten Zugang zu Verbänden und Vereinen, die Grundlagen und Versorgungsinformationen auf ihren Homepages präsentieren. Die wesentlichen Organisationen und Institutionen werden im Folgenden vorgestellt.

Die *Deutsche Gesellschaft für Neurologie e.V.* (DGN) stellt in ihrer Satzung den Zweck ihrer Existenz vor. Dazu gehört neben der „Förderung der neurologischen Krankenversorgung in Deutschland" und „der Wissenschaft und Forschung in der Neurologie" auch das Anbieten von neurologischen Fort- und Weiterbildungsmaßnahmen sowie Öffentlichkeitsarbeit über neurologische Leistungen und die Durchführung von Fachveranstaltungen (www. dgn.org).

Ziele der *Deutschen Gesellschaft für NeuroIntensiv- und Notfallmedizin (DGNI)* bestehen u.a. in der Förderung von „Wissensaustausch der Neurointensiv- und Notfallmedizin", aber auch der Entwicklung von standardisierten Behandlungsverfahren in der Intensiv- und Notfallversorgung (www.dgini. de). Das *Kompetenznetz Schlaganfall* wurde vom Bundesministerium für Bildung und Forschung von 1999 bis 2008 finanziell gefördert und es will „die Grundlagen- und klinische Forschung in verschiedenen Bereichen der Schlaganfallforschung stärker miteinander verzahnen." Damit sollen angewandte Forschungsergebnisse zu Verbesserungen in der Prävention, Diagnose, Therapie und Rehabilitation führen.

Defizite in der Patientenversorgung werden systematisch analysiert und behoben. Vorrangiges Ziel des Forschungsverbundes ist es, das Schlaganfallmanagement zu verbessern und neue medizinische Lösungen schneller in die klinische Praxis umzusetzen (www.kompetenz-schlaganfall.de).

Der Zweck der *Deutschen Schlaganfall Gesellschaft* (DSG) ist es, die schlaganfallbezogene medizinische Forschung, „klinische Versorgung" sowie Fortbildung und Weiterbildung für ärztliches Personal zu optimieren (www.dsg. de). Die vier genannten, auch politisch einflussreichen größeren Fachgesellschaften fokussieren die medizinische Versorgung und fördern insbesondere auch die biomedizinischen Forschungsbemühungen.

Die privatrechtliche *Stiftung Deutsche Schlaganfall-Hilfe* hat zum Ziel, das öffentliche Gesundheitswesen, Forschungsprojekte und edukative präventive Maßnahmen zum Thema Schlaganfall und Gefäßerkrankungen zu fördern. Die „ganzheitliche Versorgung" von Betroffenen ist der Stiftung laut ihrer Satzung ein besonderes Anliegen. Die Stiftung beteiligt sich an Finanzierung von u.a. regionalen Stroke Units, Fortbildung von Ärztinnen, Ärzten und medizinischem Personal, Versorgungsforschung, Gründung von Selbsthilfegruppen, Seminarangebote für Betroffene und Angehörige (www.schlaganfall-hilfe.de).

Neben den fachorientierten Gesellschaften und professionsgebundenen Fachverbänden aus den Bereichen Physiotherapie, Ergotherapie, Logopädie und Soziale Arbeit gibt es noch bundesweit agierende Betroffenenverbände wie den *Bundesverband für die Rehabilitation der Aphasiker e.V.*, den Bundesverband Selbsthilfe Schwerbehinderter e.V. oder die Nationale Kontakt- und Informationsstelle zur Anregung und Unterstützung von Selbsthilfegruppen (NAKOS), in der mögliche Selbsthilfeaktivitäten gebündelt und gefördert werden.

3.7 Zusammenfassung Versorgungsstruktur

Die weitere poststationäre Versorgung beginnt bereits während der Akutbehandlung und die Behandlungsdauer ist beeinflusst durch die ökonomischen Rahmenbedingungen. Insofern ist die weitere Planung verbunden mit einem *Entlassungsmanagement* in den Kliniken, um möglichst die nachfolgende medizinische Rehabilitation oder auch pflegerische Weiterversorgung zu gewährleisten. Dabei zeigt sich, dass Schlaganfallbetroffene überwiegend nach der akuten und rehabilitativen Behandlungsphase in die *häusliche Versorgung* wechseln. Dort stehen Ihnen Leistungen über Heil- und Hilfsmittel sowie medizinische Behandlung nach Kranken-, Pflege- und Rentenversicherungsrecht sowie Schwerbehindertenrecht in den einschlägigen *Sozialgesetzbüchern (SGB)* zu. Mögliche Einschränkungen in der Entscheidungsfähigkeit bei Dingen des alltäglichen Lebens in Kombination mit Schlaganfallfolgen kann für Betroffene zum Erhalt einer gesetzlichen Betreuung nach dem Bürgerlichen Gesetzbuch (*BGB*) führen. Die rechtliche Teilhabedefinition nach SGB IX ist eng verbunden mit der Konzeption der *ICF* und beschreibt *medizinische, psychologische und sozialpädagogische Hilfen*. Daneben gibt es auch Unterstützungsangebote für Angehörige von Menschen mit erlittenem Schlaganfall. Deutlich wird, dass insbesondere *Frauen* häusliche und pflegerische Unterstützung leisten. Neben den sozialversichersicherungsrechtlichen Ansprüchen gibt es im Gesundheitswesen *Selbsthilfestrukturen* über Selbsthilfegruppen und verbände, die von Schlaganfallbetroffenen, aber auch Angehörigen organisiert werden und gesundheitspolitische Bedeutung haben. Einfluss darauf haben ebenfalls diverse fachbezogene *Organisationen* und *Institutionen*, die als Informationsquellen für beteiligte Personen dienen. Die

Berücksichtigung der Versorgungsstruktur ist unabdingbar zur Beurteilung der individuellen Versorgungssituation der befragten Schlaganfallbetroffenen und ihrer Angehörigen im Abgleich zu ihren subjektiven Versorgungsbedürfnissen.

4 Theoretischer Rahmen

4.1 Soziales Netzwerk

4.1.1 Einführung

Da in dieser Studie die Fragestellung sozialer Teilhabe für Menschen mit erlittenem Schlaganfall und ihren nächsten Angehörigen im Vordergrund steht, ist die Berücksichtigung der Einbindung der Betroffenen in ihre soziale Umgebung besonders relevant. Zum besseren Verständnis der jeweiligen Partizipation ist eine Netzwerkorientierung notwendig, um die dynamischen Prozesse im sozialen Nahfeld erklären zu können (Hollstein 2010, 463). Eine grundsätzliche Annahme in dieser Studie ist, dass soziale Netzwerke durch das „Wechselverhältnis zwischen Akteuren und Strukturen" geprägt sind (Jungbauer-Gans 2002, 47). Die Folgen des Schlaganfalls bleiben somit auch nicht ohne Einfluss auf beteiligte Familien und Freundschaften. Soziale Netzwerke werden durch Personen oder Gruppen gebildet, deren Attribute, Interaktionen und Beziehungen die Eigenschaften dieser Netzwerke definieren (vgl. Dettmers 2009, 233ff.).

A social network consists of a finite set or sets of actors and the relation or relations defined on them (Wasserman und Faust 1994, S. 20).

In der Sozialen Arbeit ist die Berücksichtigung sozialer Bezüge und Interaktionsstrukturen von Patientinnen und Patienten obligat (Dorfman 1996, 29) und die Integration von „Konzepten des sozialen Netzwerkes und der Sozialen Unterstützung" in die Sozialarbeitswissenschaft ist für Frietsch und Löcherbach (1995, 40) somit essentiell. Die Besonderheit und Einzigartigkeit in der Berücksichtigung und Darstellung von sozialen Netzwerken liegt in den zahlreichen Differenzierungsmöglichkeiten. Das macht die Netzwerkforschung gerade auch in den Sozialwissenschaften attraktiv und führt zu einem steigenden Interesse an der Weiterentwicklung von Netzwerktheorien (vgl. Stegbauer 2010a, 13). Jungbauer-Gans (2002, 46) beschreibt einen besonderen Aspekt der Netzwerktheorie: die „Überbrückung der Lücke zwischen Mikro- und Makroebene", d.h. das handlungsorientierte Wechselspiel zwischen einzelner Person und ihrer Umwelt.

Die historische Betrachtung der sozialen Netzwerkforschung reicht zurück bis *Georg Simmel*, der das Verhältnis von Individuen und Gruppen schon Anfang des 20. Jahrhunderts untersuchte. Diese Forschungsrichtung fand kurz darauf Einzug in der Ethnologie (Schnegg 2010, 23; Jansen 2006, 37). Der eigentliche Begriff *soziales Netzwerk* ist u.a. im Jahre 1954 durch den britischen Sozialanthropologen *John A. Barnes* geformt worden, der die Knotenpunkte vergleichbar einem Fischernetz mit den Personen und die verbindenden Netzstrukturen äquivalent zu den Interaktionen beschrieb (vgl. Jansen 2006, 43; Galuske 2007, 279; Keul 1993, 45; Laireiter 1993, 16). Allerdings skizziert Laireiter (ebd.) die Schwierigkeit einer klaren Zuordnung des Begriffes und führt an, dass er häufig „als Metapher zur Akzentuierung" von bestimmten Forschungsperspektiven „oder zur Betonung des Beziehungsaspektes" hinsichtlich bestimmter Forschungsbereiche gewählt wurde.

Diese „Bedeutungsinflation" ähnlich dem des Stressbegriffes führt ihn dann zur Forderung einer präzisen Definition von sozialen Netzwerken.

- Bedeutungsebene: inwieweit gibt es in der Fachwelt definitorische Übereinstimmungen, z.B. „Systeme interpersonaler Beziehungen"?
- Referenzebene: ist das „Referenzobjekt" ein Individuum oder handelt es sich um eine „soziale Gruppe"?
- Ebene von Art und Umfang: wie entwickeln sich Netzwerke und wie gestaltet sich die „Konstituierung"?
- Psychologische Ebene: welche „Parameter" sind bei der Beschreibung von Netzwerken zu berücksichtigen (Laireiter 1993, 17)?

Keul (1993, 46) beschäftigt sich mit der Vielgestaltigkeit des Begriffes und benennt den Einzug dieser „Metapher" in unterschiedlichen Disziplinen und Professionen „wie Pädagogik, Organisationspsychologie, Umweltpsychologie [...] oder Sozialarbeit". Netzwerkorientierungen finden sich seit den 1950er Jahren aber auch in Bereichen außerhalb der Sozialwissenschaften. Ingenieursberufe, Wirtschaftswissenschaftlerinnen und -wissenschaftler, Informatikerinnen und Informatiker sowie auch Ökologinnen und Ökologen verwenden ebenfalls den Begriff des Netzwerkes, wenn auch mit unterschiedlicher Bedeutungsgebung (ebd.). Insbesondere hat aber *Jakob Moreno* mit der Entwicklung der Soziometrie erheblichen Einfluss auf die Verbreitung der forschungsorientierten sozialen Netzwerkanalyse Mitte des 20. Jahrhunderts genommen (Schnegg 2010, 24; Jansen 2006, 39).

Der Einzug in die Gesundheitswissenschaften führte aufgrund der Verbindung individueller sozialer Faktoren mit „physischen oder psychischen Wohlbefinden" bzw. Krankheits- oder Gesundheitsverhalten zusätzlich zu einem deutlichen Anstieg von netzwerkanalytischen Publikationen (Haß 2002, 16). Allerdings zeigte sich auch vermehrt das Problem, dass der Begriff des Netzwerkes über einen längeren Zeitraum unreflektiert mit dem Begriff der Sozialen Unterstützung (siehe Kapitel 4.2.1) vermengt wurde. Daraus resultierend erhielt der Netzwerkbegriff eine „ungerechtfertigt positive Konnotierung", die mögliche Belastungen und nachteilige Effekte für die einzelne Person nur unzureichend berücksichtigt (ebd.).

Das soziale Netzwerk ist vor allem ein Konstrukt, das familiäre, freundschaftliche und alltägliche Kontakte und Beziehungen beinhaltet (Pauls 2011, 80). Dabei ist das Erkennen von Beziehungsmustern und -strukturen analytisch von großer Bedeutung. Für Haß sind „soziale Kategorien" wie Gruppen, Cliquen, Haushalt, Schichtzugehörigkeit aus der Perspektive des Netzwerkes weniger gewichtig als der konkrete „Beziehungsraum" (2002, 16). Unterschiedliche Figurationen von Netzwerken beinhalten für Straus differente Ausgestaltungen von Lebenswelten und „Teilnetzwerken" (2002, 6). Damit ist es zum Verständnis von Netzwerken unerlässlich, die Netzwerkstrukturen zu ermitteln, die Beziehungsqualitäten zwischen den agierenden Personen zu analysieren sowie subjektive Motivationen und Wünsche zu kennen.

Bei zu oberflächlicher Betrachtung besteht die Gefahr der Degradierung sozialer Interaktionen und Netzwerkkonstellationen zu „bloßen topographischen Beschreibungen". Aber auch der umgekehrte Fall ist fatal, d.h. eine „Lebensweltanalyse" ohne Berücksichtigung der strukturgebenden sozialen Netzwerke ist Ausdruck einer fehlenden Relation (Straus 2002, 6–7). Für die Soziale Arbeit ist dieser komplexe Ansatz einer Netzwerkorientierung mit einem Fokus auf das Verhältnis von der Person-in-ihrer-Welt traditionell Teil ihres professionellen Selbstverständnisses (vgl. Salomon 1926, 260).

Den Erfolg der Netzwerkforschung im sozialwissenschaftlichen Forschungsbereich führt Haß auf die „Unzufriedenheit" vieler Wissenschaftler „mit individualistischen Ansätzen" als auch auf die empfundene Enge durch Kategorienbildung im „Apparat des Strukturfunktionalismus"[9] zurück (2002, 18; vgl. Hollstein 2010, 91). Raab erinnert an die Kritik an einer sozialwissenschaftlichen Forschung, die sich ausschließlich mit Attributen von Individuen und Gruppen beschäftigte und die „relationale Perspektive" und somit die Qualität von Beziehungen zwischen unterschiedlichen Akteuren vernachlässigte (2010, 29). Im deutschsprachigen Raum verbindet Ziegler (2010, 39) die Expansion der Netzwerkforschung seit den 1970er Jahren mit einem Sonderförderprogramm der Deutschen Forschungsgemeinschaft (DFG) und danach hat sich die Netzwerkanalyse nachhaltig interdisziplinär etabliert (47). Vorteil der Netzwerkforschung ist die Offenheit für unterschiedliche empirische Zugänge und Diller begründet diese Attraktivität durch enorme „Flexibilität, Modernität und Innovationskraft" (2002, 48). Somit sind netzwerkanalytische Verfahren mittlerweile in „fast allen humanwissenschaftlichen Disziplinen" zu finden. Dieser spezifische Orientierungsrahmen führt zum besseren Verständnis gesellschaftlicher Veränderungen auch auf Mikro-, Mesoebene und Makroebene (Schnegg 2010, 27; Straus 2002, 5). So wird es möglich, die Folgen gesellschaftlichen Wandels in konkreten Lebenswelten zu rekonstruieren. Eine professionelle „psychosoziale Praxis" zum Analysieren und Bearbeiten patientinnen- und patientenbezogener Alltagsprobleme beinhaltet die Berücksichtigung einer „netzwerkfocussierte[n] Perspektive" (Straus 2002, 5). Hierbei wird eine Orientierung auf den patientinnen- und patientenbezogenen Sozialraum relevant und unter einer „gemeindepsychologischen Perspektive" stellt Straus mehrere Aspekte für eine umfassende „Sozialraumperspektive"

9　Der Strukturfunktionalismus als soziologische Konstruktion mit Blick auf existenzerhaltene soziale Systeme. Schwerpunkt liegt auf strukturellen Bedingungen des Erhalts sozialer Systeme (vgl. STEGBAUER 2010, 294; MÜNCH 2004, 25ff.).

vor. Die partizipative Beteiligung von Betroffenen und Netzwerkressourcen bei der sozialtherapeutischen Nutzbarmachung steht im Mittelpunkt.

4.1.2 Typologien

Zur Typisierung von sozialen Netzwerken lässt sich zunächst die Einteilung in totale und partiale Netzwerke vornehmen (Rajabi 2010, 10; Quednau 1999, 32).

Tabelle 5: Typologien sozialer Netzwerke (vgl. Haß 2002, 24)

Netzwerktyp	Untersuchungseinheit
Totales Gesamtnetzwerk	alle Beziehungen/ Interaktionen in einer sozialen Einheit
Partielles Gesamtnetzwerk	Beziehungen/Interaktionen eines bestimmten Typs in einer sozialen Einheit (z.B. Kleingruppen)
Egozentriertes Netzwerk*	Beziehungen/Interaktionen einer fokalen Person zu seinen Netzwerkmitgliedern (Dyaden) und deren Beziehungen untereinander (Netzstruktur)
Strukturnetzwerk	Organisationen und Institutionen

*In dieser Studie ist die betroffene Person mit Schlaganfall als fokale Person zu verstehen.

Alle direkten und indirekten Interaktionen ohne Einschränkungen durch Kriterien sind Kennzeichen totaler Netzwerke. Auch wenn auf den ersten Blick Ähnlichkeiten mit gruppenorientierten Soziogrammen bestehen, lassen sich doch deutliche Unterschiede feststellen. Gruppen sind spezifische Netzwerke und die Interaktionspartner kennen sich untereinander, somit finden sich dort gemeinsame „Normen, Ziele und Wir-Gefühl[e]" (Priller 1999, 69). Das totale Netzwerk beinhaltet hingegen nicht unbedingt gemeinsame Normierungen und Ziele. Die hohe Komplexität totaler Netzwerke mit den umfangreichen Strukturmerkmalen führt hier zur Problematik, handhabbare Analyseansätze zu entwickeln. Der Fokus bei partialen Netzwerken liegt hingegen „auf bestimmte[n] Formen von Beziehungen" (ebd.).

4.1.3 Egozentrierte Netzwerke

Aus Gründen eingeschränkter personeller, zeitlicher und finanzieller Ressourcen werden in der Forschung häufig begrenzte Netzwerkformen untersucht, so wie es in dieser Studie um egozentrierte Netzwerke von Schlaganfallpatientinnen und -patienten und deren Angehörige geht. Der Schwerpunkt liegt bei der Offenlegung von Konzeptionalisierungen der konkreten Netzwerke einzelner Personen[10] (vgl. Wolf 2010, 471; Laireiter 1993, 17ff.; Quednau 1999, 32; Jansen 2006, 65/79). Die fokale Person im Zentrum der Betrachtung wird in der Netzwerkforschung als Ego bezeichnet, die weiteren Netzwerkakteure als Alteri (vgl. Stegbauer 2010a, 10; Jungbauer-Gans 2002, 105; Jansen 2006, 80; Marsden 2009, 9; Wolf 2010, 471, Petermann 2005, 182).

Die Differenzierung in „primäre" bzw. „mikrosoziale Netzwerke", „sekundäre oder makrosoziale Netzwerke" und „tertiäre oder mesosoziale Netzwerke" wird auch in der Sozialen Arbeit vorgenommen (vgl. Galuske 2007, 280; Häußling 2010, 73–74). Neben der Beschreibung von Familienstrukturen und Freundschaften bietet die Makroperspektive einen Blick auf institutionelle „Flankierungen"[11] Das mesosoziale Netzwerk orientiert sich an dem Grenzbereich zwischen privatem und öffentlichem Leben. Als Beispiel kann man Selbsthilfegruppen benennen.

4.1.3.1 Dimensionen

Zur systematischen Erfassung relevanter Informationen beschreibt Priller (1999, 70–71) folgende Dimensionen. Die „Zwischenstationen" bis zu einem anderen Akteur werden mit dem Begriff der *Erreichbarkeit* benannt. Das Zeitfenster für aktivierte Beziehungen wird mit *Haltbarkeit* gleichgesetzt, wobei allerdings auch nicht-aktive „latente" Beziehungsgeflechte jederzeit aktiviert werden können. Weiter sind die quantitativen *Häufigkeiten* von Kontakten im Netzwerk dimensional darstellbar sowie die *Reichweite* als Indikator für die Tragfähigkeit sozialer egozentrierter Netzwerke. Der *Inhalt* der Beziehungen kann sehr unterschiedliche Ausprägungen entwickeln, die Qualität ist dabei von Interesse. Schließlich beschreibt *Zugänglichkeit* die Offenheit anderer Personen im Netzwerk zur Kommunikation. Die Kontaktbereitschaft einzelner Personen hat hier eine hohe Relevanz. Morphologisch bieten sich noch andere Merkmale zur Beschreibung und Analyse sozialer Netzwerke an. Neben der Suche nach Clustern von Untereinheiten totaler Netzwerke sind weitere folgende Analysemöglichkeiten gebräuchlich (vgl. Jungbauer-Gans 2002, 59).

Die Messung der *Dichte* des Netzwerkes zur Ermittlung struktureller Merkmale (vgl. Straus 2010, 534; Wolf 2010, 477; Laireiter 1993, 20; Quednau 1999, 34) erfolgt, um die „Verbundenheit" des egozentrierten Netzwerkes und damit die Anzahl der Personen, die miteinander in Verbindung stehen, zu ermitteln (Wolf 2010, 475). Das Dichtemaß eines Netzwerkes wird relevant bei

---

10 Bei der egozentierten Netzwerkanalyse steht ein Individuum (ego) zentral innerhalb eines „Geflechtes direkter und indirekter sozialer Beziehungen" und gibt Auskunft über die beteiligten Personen. Die kleinste sinnvoll zu untersuchende Untersuchungseinheit beträgt 3 Personen. Ca. 80% aller empirischen Forschungsarbeiten befassen sich mit egozentrierten Netzwerken (vgl. Hass 2002, 23–24; Wolf 2010, 474; Häussling 2010, 75, Jansen 2006, 105ff.).

11 Z.B. Bildungsbereich, „Arbeitsplatz", Freizeit, etc. (vgl. Galuske 2007, 280).

der funktionalen Beurteilung mit der Zahl der Personenpaare, die im Kontakt stehen. Die Formel lautet: Dichte[12] = n / { [N (N – 1)] / 2 }.
Damit ist aber noch keine Aussage über die erlebte Qualität für Netzwerkakteure möglich (vgl. Rajabi 2010, 11). Als „einfaches Maß" ist die Dichte eines Netzwerkes somit nur schwer zu interpretieren, denn sie ist auch von Beziehungsart und Netzwerkgröße abhängig.

Angenommen, in zwei unterschiedlich großen Netzwerken haben die Akteure die gleiche Anzahl von Beziehungen, dann wird im größeren Netzwerk die Dichte notwendig kleiner ausfallen als im kleineren, obwohl der Unterschied allein auf das Konto der Netzwerkgröße geht (Schnegg und Lang 2002, 36).

Größe und *Umfang* können quantitativen Aufschluss über die Anzahl der Netzwerkakteure geben. Die *Homogenität* kann durch vorhandene Faktoren bzw. Variablen dargestellt werden. So können Geschlecht, Alter, soziale Schicht, etc. Auswirkungen auf die Gestaltung der Netzwerkbeziehungen haben (Minnemann 1994, 27; Stegbauer 2010b, 109). Als Kennzeichen des gegenseitigen Austauschs ist *Reziprozität* (siehe 4.1.3.2) in der Netzwerkanalyse ein wichtiger Aspekt. Dieses „Prinzip der Gegenseitigkeit" versteht Stegbauer als Grundstock zum Aufbau von Beziehungen generell (2010c, 113). In der Konzeption des Sozialen Netzwerks ist der Austausch von Leistungen, Gütern und Informationen implementiert.
Multiplexität beinhaltet verschiedene Funktions- und Rollenübernahmen einzelner Netzwerkakteure. „Multiplexität bezeichnet Beziehungen zwischen zwei Individuen, die mehrere soziale Inhalte miteinander teilen" (Avenarius 2010, 102). *Intensität* charakterisiert das Ausmaß der wechselseitig ausgetauschten Leistungen und damit der Verbundenheit bzw. Vertrautheit sozialer Beziehungen (Avenarius 2010, 102; Laireiter 1993, 32; Quednau 1999, 35; Pauls 2011, 80).

4.1.3.2 Beziehungsformen

Im Verlaufe des eigenen Lebens verändern sich häufig die Kontaktpersonen mit verbundener Interaktionshäufigkeit. Es entstehen biografisch bedingte Übergänge[13] aufgrund der Alterungsprozesse, dazu gehören z.B. Eintritt in die Schulzeit, beruflicher Einstieg, Familiengründung, Berentung, etc. Jede Phase beinhaltet neue Kontakte und Verbindungen, die unterschiedliche Intensität

---

12 n = die Zahl der sich bekannten und interagierenden Personen in Paarkonstellation im Netz. Jede Paarung wird einmalig erfasst. N = die Gesamtzahl der Personen im System (ohne Ankerperson). Das Ergebnis beschreibt das „Verhältnis der möglichen zu den realisierten Kontaktpaaren". Kleinster Wert ist 0,00; d.h. das Netzwerk besteht ausschließlich aus Individuen ohne gegenseitigen Kontakt und geht bis 1,00 mit einer kompletten Vernetzung (Pantuček 2009, 188ff.).

13 Lebensbiografische Transitionen beschreiben die Wechsel und Übergänge zwischen unterschiedlichen Lebenslaufphasen (vgl. Wingenfeld 2005, 99ff.)

entwickeln. Schnurr und Theisen (2009, 105) lokalisieren soziale Beziehungen in Form von Freundschafts- und Familienbeziehungen, aber auch z. B. zu Nachbarn, Arbeitskollegen oder Mitschülern. 1981 wurden „vier Beziehungsformen" hinsichtlich ihrer sozialintegrativen Ausmaße durch Badura (29ff.) unterschieden:

- Die „Confidantbeziehung" hat ein hohes Maß an Vertrauen und „Offenheit im Gespräch". Der *Confidant*[14] ist bei Problemlagen auch tatsächlich verfügbar (vgl. Keul 1993, 48). Es handelt sich dann häufig um Personen im familiären Umfeld.
- Die zweite Form ist gekennzeichnet durch „enge Beziehung[en]". Hier finden sich häufige Kontakte und auch stabiler und positiver Austausch[15]. Diese Form ist ebenfalls häufig in Familien oder Freundschaften zu lokalisieren.
- Drittens sind „oberflächliche Bekanntschaften" in Netzwerken vorhanden, die durch kaum verpflichtende reziproke Unterstützung und geringe emotionale Verbundenheit gekennzeichnet sind. Diese finden sich z.B. im Erwerbsleben und Freizeitkontext (vgl. Quednau 1999, 36).
- Das Fehlen „informelle[r] Beziehungen". Ressourcen für Unterstützung sind wenig vorhanden. Das Risiko für eine dauerhafte Isolierung ist gegeben.
- Hierbei fallen mögliche „Unterstützungsressourcen" weg und somit ist auch Isolationsgefahr gegeben.

Jansen (2006, 59) fasst klassifikatorische Aspekte über Relationen und Beziehungen innerhalb sozialer Netzwerke zusammen. Neben einer inhaltlichen, formalen und intensitätsorientierten Unterscheidung spielen auch Machtkonstruktionen, emotionale Verbindungen, „instrumentelle Beziehungen" und Kommunikationsstrukturen sowie „Transaktionen" wie Käufe und Schenkungen eine Rolle (ebd.).

Eine weitere soziologische Unterscheidung der Beziehungsformen ist von Granovetter 1973 vorgestellt worden. In „The Strenght of Weak Ties" führt er die Unterscheidung zwischen starken und schwachen Beziehungen in Netzwerken ein und dabei ist der „Grad der Intensität und der Intimität im Hinblick auf den Inhalt der miteinander verbrachten Zeit" ein wichtiger Einflussfaktor zur Bildung starker Beziehungen (Avenarius 2010, 100).

The strength of a tie is a (probably linear) combination of the amount of time, the emotional intensity, the intimacy (mutual confiding), and the reciprocal services which characterize the tie. Each of these is somewhat independent of the other, though the set is obviously highly intracorrelated (Granovetter 1973, 1361).

Avenarius beschreibt die Konzeption wie folgt.

---

14 Confident ist eine sehr wichtige Vertrauensperson (BADURA 1981, 36).
15 Auch bei hoher Kongruenz der jeweiligen Wertevorstellungen oder gemeinsamer Interessen (vgl. QUEDNAU 1999, 36).

In vereinfachter Weise kann man starke und schwache Beziehungen folgendermaßen unterscheiden: starke Beziehungen verbinden Freunde und schwache Beziehungen vernetzen Bekannte (Avenarius 2010, 100).

Die Beziehungsqualität aus einer simplifizierenden binären Sichtweise zu betrachten, blieb auch nicht ohne Kritik (vgl. Jansen 2006, 241). Stegbauer (2010b, 109–110) stellt mögliche Operationalisierungsprobleme bei der „eindimensionalen Beschreibung von Beziehungen" vor.

Reziprozität beinhaltet die Gleichzeitigkeit von Rechten und Pflichten in der Beziehung mindestens zweier Akteure und wird dadurch zu einer „sozialen Regel" (Jungbauer-Gans 2002, 52). Mit der „Reziprozitätsnorm"[16] ist allerdings der Austausch von Hilfe und Unterstützung bei der Betrachtung von Schlaganfallpatientinnen bzw. -patienten und ihren egozentrierten Netzwerken nur bei einer weiteren Ausdifferenzierung des Begriffs möglich, da die Betroffenen unter Umständen nicht zeitnah Gegenleistungen erbringen können; Jungbauer-Gans (2002, 53) spricht in diesem Fall von einer „aufgeschobenen Reziprozität" mit einem größeren Zeitfenster, wie es in längerfristigen und vertrauensvollen Beziehungen vorkommt. Eine direkte zeitnahe Erwiderung von Leistungen ist hier nicht notwendig.

Die Annahme, starke Beziehungen würden gleichzeitig eine hohe Symmetrie beinhalten, wie von *Granovetter* angenommen, weist Stegbauer (2010b, 108) zurück. In der Beziehung von Schlaganfallpatientinnen und -patienten zu ihren Vertrauenspersonen ist also nicht von ausschließlich reziproken Mustern auszugehen, auch sind Asymmetrien aufgrund der veränderten Versorgungsstrukturen möglich. Auch ist nicht mit der Mitgliedschaft in einer Familie die Ausbildung starker Beziehungen immer existent. Bei den erlebten gesundheitlichen Einschränkungen von Schlaganfallpatientinnen und -patienten besteht ein Risiko zur Entwicklung asymmetrischer Austauschstrukturen mit den Angehörigen. Netzwerkakteurinnen und -akteure, die nicht die Möglichkeit sehen, erhaltene Leistungen und Hilfen auszugleichen, sind unter Umständen deutlich weniger bereit, Unterstützungen in Anspruch zu nehmen (vgl. Otto 2003, 12). Problematisch ist somit der Mangel an Reziprozität innerhalb der Beziehungen von Personen mit Schlaganfall und den Angehörigen, „da er dem Streben nach Gleichgewicht als Grundmoment sozialer Beziehungen [...] widerspricht" (Laireiter und Lettner 1993, 109). Die Differenz von eigener Unterstützungsleistung und selbst erhaltener Unterstützung ist unter dem Gesichtspunkt einer „objektiven Austauschrelation" prekär, da „eigene Verausgabungen höher eingeschätzt werden, als empfangende Unterstützung" (Otto 2003, 3).

---

16 Diese Reziprozitätsnorm als Bestand menschlicher Kulturen wird mit dem Soziologen *Alvin W. Gouldner* in Verbindung gebracht und beinhaltet zwei Vorschriften. Neben erforderlicher gegenseitiger Hilfe sollte die helfende Person nicht von der hilfeempfangenden Person geschädigt werden (vgl. BIERHOFF 2007, 309; JUNGBAUER-GANS 2002, 52).

4.2 Soziale Unterstützung

4.2.1 Definition

Die Gleichsetzung von sozialem Netzwerk und sozialer Unterstützung führt zur Unschärfe in der Betrachtung der sozialen Einbettung von Personen. Neben der formalisierten Betrachtung von Personen und ihren Beziehungen und Relationen müssen im Konzept der sozialen Unterstützung inhaltliche und qualitative Elemente festgelegt werden (vgl. Jungbauer-Gans 2002, 117; Lenz 2005, 161; Quednau 1999, 40). Für die soziale Unterstützung ist das soziale Netzwerk der übergeordnete Rahmen und keineswegs muss ein soziales Netzwerk immer unterstützende Funktionen haben, sondern es können auch Belastungsfaktoren für einzelne Netzwerkakteure entstehen (Jungbauer-Gans 2002, 129). Priller (1999, 75) orientiert sich an einer ressourcengerichteten Sichtweise auf Netzwerke, da damit Unterstützungspersonen identifiziert werden können.

Wir wissen heute, dass soziale Netzwerke wichtige integrative und Schutzfunktionen in unserem Leben und Lebenslauf übernehmen können (Nestmann 2005, 131).

Helmert und Voges (2005, 190) beschreiben die „eingeschränkte Erklärungskraft" bio-medizinischer und psychologischer Faktoren zur Entstehung von gesellschaftlich bedeutsamen Erkrankungen wie z.B. dem Schlaganfall. Der Einfluss sozialer Unterstützung auf den Mortalitätsverlauf ist mittlerweile gut belegt (Helmert und Voges 2005, 190; Badura et al. 2008, 12; Diewald und Sattler 2010, 695; Reithmayr 2008, 28: Kolip und Lademann 2012, 526). Beim Thema Schlaganfall ist die Forschungslage auch im internationalen Kontext noch relativ überschaubar. Daniel, Wolfe, Busch und McKevitt (2009) untersuchten im Rahmen einer Metaanalyse 87 überwiegend quantitative Studien unter Berücksichtigung der sozialen Konsequenzen für Schlaganfallpatientinnen und -patienten, die im erwerbsfähigen Alter sind.

Similarly, no studies investigated the effect of support networks on social consequences. These are important areas for future research (Daniel et al. 2009, e437).

Am Beispiel Schlaganfall geht es konkret um die Mobilisierung geeigneter Hilfen als Ausgleich für erworbene körperliche, psychische und soziale Defizite. Soziale Unterstützung als Konzept hat eine enge Verbindung zum Alltag der Menschen, da die persönlichen Erfahrungshintergründe zur Darstellung und Bewertung bedeutsam sind (Quednau 1999, 49). Unterstützung ist ein aktiver Prozess; es geht um das Geben und Nehmen von Unterstützung und das ist essentiell zur Erhaltung psychischer und physischer Gesundheit (Haß 2002, 24). Die Erkenntnis, dass soziale Unterstützung Einfluss auf die Stressverarbeitung hat und auch hinsichtlich wirtschaftlicher und sozialer Beeinträchtigungen einen positiven Einfluss haben kann, ist mittlerweile unumstritten (Nestmann

2005, 131; Diewald und Sattler 2010, 689). Entscheidend ist das Stattfinden sozialer Unterstützung innerhalb von Netzwerken zwischen den einzelnen Netzwerkmitgliedern und hier lassen sich unterschiedliche Schwerpunkte erkennen (Hollstein 2005, 553; Quednau 1999, 50ff.; Lenz 2005, 163). Konzeptionell wird soziale Unterstützung in der sozialwissenschaftlichen Forschung als „mehrdimensionales Konstrukt" (Jungbauer-Gans 2002, 118) mit dem Schwerpunkt auf positiven Ressourcen zur Bewältigung aktueller Problemsituationen verstanden. Somit sind die positiven Wirkungen auf den Erhalt oder Wiederherstellung einer stabilen Gesundheit des sozialen Umfeldes und der hier geleisteten Unterstützung von Interesse (Nestmann 2005, 135; Diaz-Bone 1997, 110; Helgeson 2003, 25, Lenz 2005, 163, Pauls 2011, 83).

Theoretische Erklärungsmodelle zur Korrelation zwischen Gesundheit und Sozialbeziehungen lassen sich mit den Konstruktionen der *Puffer- bzw. Direkteffekte* zeigen (vgl. Jungbauer-Gans 2002, 126; Hollstein 2001, 21ff.; Nestmann 2005, 132; Mielck 2005,72; Borgetto und Kälble 2007, 61; Buunk und Dijkstra 2007, 333; Pearson 1997, 24, Pauls 2011, 84). Das soziale Netzwerk kann in schwierigen Krisen und Lebenslagen Stress- und Belastungsfaktoren durch einen Puffereffekt reduzieren (Schlittmeier 1999, 36). Dabei lassen sich zeitliche Dimensionen zwischen akuten und chronischen Belastungssituationen differenzieren, Shumaker und Brownell (1984, 25–26) unterscheiden auf der Zeitachse zwischen kurz- und langfristigen Effekten.

Bei einer Erkrankung wie Schlaganfall ist von einer längerfristigen Belastung für Patientin bzw. Patient und Familie auszugehen. Bisherige Erkenntnisse zur sozialen Unterstützung haben die große Bedeutung der Hilfeleistungen durch Familien und Freundeskreise herausgestellt, dabei sind die Abfederung von Stress, aber auch die Lösung von konkreten Problemen bei der Alltagsbewältigung mögliche Aspekte. Das Puffereffekt-Modell[17] beinhaltet die Annahme, dass verschiedene Unterstützungsgrade Personen indirekt vor Distress-Komponenten schützen. Puffereffekte führen zu einer erhöhten Immunisierung gegen Stress, selbst bei nur wahrgenommener Unterstützung (Buunk und Dijkstra 2007, 333; Pauls 2011; 85). Im Zuge dieser „Abschirmwirkung" werden Belastungen vermieden und ggf. früher erkannt (Borgetto und Kälble 2007, 63).

Dagegen ist beim Direkteffekt-Modell davon auszugehen, dass Personen vor Distress-Komponenten in direkter Art und Weise geschützt werden. Der Zusammenhang zwischen psychischem Wohlbefinden und sozialer Unterstützung ist belegt (vgl. Wolf 1998, 65ff.). Auch zur Wirkung bei Krisenbewältigungen und Life-Events bzw. stressreichen Lebensereignissen finden sich zahlreiche Publikationen (Hurrelmann 2000, 141; Schlittmeier 1999, 39; Wolf 1998, 65ff.; Diewald 1991, 97, Borgetto und Kälble 2007, 64). Der „Direkteffekt" Sozialer Unterstützung ist bei permanenter Einwirkung des sozialen

---

17 Siehe dazu die graphische Darstellung der Konzeption von Gottlieb (1983; in PAULS 2011, 86; SCHLITTMEIER 1999, 36).

Netzes auf das Wohlbefinden der Person erkennbar (Diewald 1991, 83). Im Umkehrschluss ist die soziale Isolation bzw. der Mangel an sozialen Beziehungen ein Indiz für ein vergleichbar niedrigeres Wohlbefinden. Der Grad der Entwicklung individueller Kompetenzen und Integrationsfähigkeit wird auch durch das soziale Netzwerk bestimmt (Diewald 1991, 95). Dazu bietet es sich für Laireiter (1993, 25) an, weitere Aspekte sozialer Unterstützung zu bestimmen.

4.2.2 Modalitäten

Die Kenntnis über „Taxonomie alltagsbezogener Unterstützung" von Laireiter (1993, 27) ist für Klinische Sozialarbeit interessant, da die Beratungsinhalte für Schlaganfallpatientinnen bzw. -patienten und deren Angehörige Parallelen aufweisen. Alltägliche Unterstützung lässt sich in „psychologische Formen" und „instrumentelle Formen" differenzieren (ebd.). Als psychologische Unterstützung benennt der Autor Formen der „Bindung" (Vertrauensebene, Geborgensein, Vertrauen), „Selbstwertunterstützung" (Selbstwertkonstruktion und Verstärkung), „Kontakt" („Geselligkeit", „Interaktion", Netzwerkzugehörigkeit), „emotionale Unterstützung" (Ermutigung, „Aussprache", „Ventilation") und schließlich „kognitive Unterstützung" („Problemlösung", „Orientierung", „Klärung"). Zur instrumentellen Unterstützung zählt Laireiter (ebd.) Beratungen, finanzielle Leistungen, materielle Unterstützung durch Sachleistungen, „praktische Hilfe" und „Interventionen" (vgl. auch Priller 1999, 77–88; Buunk und Dijkstra 2007, 333). In der klinischen Beratungspraxis sind Fragestellungen relevant, die den Alltag von Schlaganfallpatientinnen und -patienten betreffen. Somit ist auch der Bewältigungsaspekt der Erkrankung thematisch impliziert (vgl. Ansen et al. 2004, 71). Dabei ist die informelle und instrumentelle Unterstützung eher Schwerpunkt in der Beratungsarbeit. Informationsbedarf kann sich in unterschiedlichen Lebensbereichen wiederfinden (vgl. Ansen et al. 2004, 20). In Abbildung 9 finden sich dementsprechende Beratungsinhalte bei Schlaganfallbetroffenen in der der Akutversorgung.

Abbildung 9: Mögliche Beratungsinhalte bei Schlaganfallpatientinnen und
-patienten (eigene Darstellung)

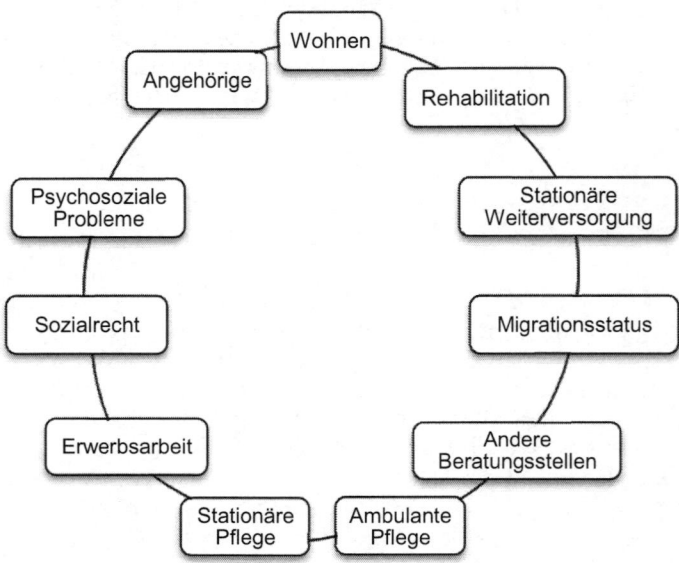

Die Unterscheidung zwischen der alltäglichen Unterstützung und bei akuten
Krisen von Personen ist für Laireiter (1993, 27) in der Beratungspraxis re-
levant, da Menschen mit einem Schlaganfall in der Akutphase existentielle
Krisen erleben. Der Krankenhausaufenthalt führt bei vielen Patientinnen und
Patienten zu Sorgen über ihre persönlichen und familiären Perspektiven (An-
sen et al. 2004, 37).

Akut und chronisch kranke Menschen sowie ihre Angehörigen nehmen vor allem dann
mit Sozialer Arbeit Kontakt auf, wenn es im Umfeld der Erkrankung zu persönlichen,
finanziellen und/oder sozialen Schwierigkeiten kommt (Ansen et al. 2004, 36).

4.2.3 Unterstützungsquellen

Mögliche Quellen sozialer Unterstützung, die auch auf Schlaganfallbetroffene
zutreffen, finden sich in folgenden Konstellationen (vgl. Diewald 1991, 106;
Jungbauer-Gans 2002, 119; Sommer und Fydrich 1989, 7):

• *Familie.* Als eine wichtige Unterstützungsquelle kommt für Diewald (1991,
  106) die Familie in Frage, da dort neben unterschiedlichen rechtlichen Ver-
  ankerungen von familienfördernden Maßnahmen (Dehmel und Ortmann

2006, 23) auch die Kontinuität der Beziehungsstrukturen von Bedeutung ist. Die Familienzugehörigkeit charakterisiert in der Regel die Pflicht und Bereitschaft, reziproke Strukturen innerhalb von zu Familien entwickeln und somit in normativ verpflichtete „Vorleistungen" für andere Familienmitglieder zu gehen (ebd.). Der mögliche positive und protektive Einfluss durch familiäre Unterstützung ist empirisch gesichert (Kolip und Lademann 2012, 526). Insbesondere erscheint für die beiden Autoren die familiäre Hilfe im Krankheitsfall bedeutsam, da eine Versorgungsleistung leichter erfolgen kann (637). Für Badura et al. (2008, 13) sind die erfolgte Integration und gegenseitige „Anerkennung" ein wichtiger Baustein zur Gesunderhaltung von Menschen.

- *Ehe- und Partnerbeziehungen.* Partnerschaftsbeziehungen unterliegen einem erhöhten Anspruch an Unterstützungsleistungen (Dehmel und Ortmann 2006, 22). Hier sind die geschlechtsspezifischen Zugänge different, bei Männern zeigt sich ein positiver Einfluss auf ihrer Gesundheitserhaltung durch den Ehestatus. Frauen profitieren ebenfalls von vertrauensvollen und emotionsintensiven Beziehungen (Dehmel und Ortmann 2006, 22; vgl. Diewald 1991, 106; Kolip und Lademann 2012, 527). Es zeigen sich Unterschiede in der Bereitschaft, weitere emotionale Bezugspersonen insbesondere bei gesundheitlichen Krisen zu nutzen. Die Paarbeziehungen von erkrankten Personen und ihren Partnerinnen und Partner sind im Vergleich zu anderen Sozialbeziehungen besonders relevant, da diese in der Regel auch in einem Haushalt zusammenleben (vgl. Diewald 1991, 107; Helmert und Voges 2005, 191).
- *Freundschaft und Bekanntschaft.* Die operationalisierte Unterscheidung zwischen Freundschaft und Bekanntschaft erfolgt meist durch die Höhe des Aufwands und Nutzens und der Reziprozität innerhalb dieser Unterstützungsquellen (Dehmel und Ortmann 2006, 24; Diewald 1991, 109). Allerdings ist eine uneingeschränkte Reziprozität unwahrscheinlich.
- *Nachbarschaft.* Die verminderte „soziale Verpflichtung" bei Nachbarschaften mit gleichzeitig erhöhter Kontaktmöglichkeit aufgrund der geringen räumlichen Nähe sind mögliche Ansatzpunkte für überschaubare und kleinere spontane Unterstützungsleistungen (Haß 2002, 52). Es gibt regionale Unterschiede zwischen urbaner und ländlicher Struktur, wobei sich auf dem Land zwar homogenere, aber auch (soziale-) kontrollierende Nachbarschaften konstituieren können. Damit ist für Dehmel und Ortmann (2006, 24) unter Umständen auch die Bereitschaft tangiert, nachbarschaftliche Unterstützung in Anspruch zu nehmen. Durch die erhöhte Möglichkeit, sich über „Kommunikationstechniken" wie Internet zu informieren, ist in diesem Bereich ein Bedeutungsverlust zu verzeichnen (ebd.).

4.2.4 Dimensionen

Die Differenzierung in Dimensionen sozialer Unterstützung ist für die Gesundheitsprofessionen und insbesondere die Klinische Sozialarbeit bedeutsam, da eine detaillierte Typologisierung konkrete Interventionsansätze ermöglicht (vgl. Pauls 2011, 80ff.; Haß 2002, 27ff.; Geissler-Piltz et al. 2005, 109; Diewald 1990, 71ff.). Eine Übersicht mit vier Unterstützungsarten und verknüpften Kategorien stellt Haß (2002, 27) vor.

Tabelle 6: Mögliche Dimensionen sozialer Unterstützung (vgl. Haß 2002, 27)

Dimension	Ausprägung			
Art	emotionale	instrumentelle	informationale	bestätigende
Richtung	erhalten		geleistet	
Quellen	informelles Netzwerk Familie, Verwandte, Freunde, Arbeitskollegen, Nachbarn	Intermediäres Hilfe- und Dienstleistungssystem (Selbsthilfegruppen, Wohlfahrtsverbände etc.)	formelle Hilfen (Professionelle des Sozial- und Gesundheitswesens)	
Erleben und Verhalten	wahrgenommene Unterstützung: perceived support		erfolgte Unterstützung: received support	
Beschreibung und Bewertung	Zufriedenheit		Unzufriedenheit	
Quantität	einmalig / selten		wiederholt / häufig	
Alltag/Krise	kontinuierlich		situativ	
Impuls	nachgefragte Hilfe		angebotene Hilfe	
Offensichlichkeit	offen		verdeckt	

Zur *emotionalen Unterstützung* gehören zielgerichtete und verhaltensbezogene Faktoren, die bei der zu unterstützenden Person ein tiefes Gefühl der Verbundenheit, „Liebe und Zuneigung" erzeugen (Diewald und Sattler 2010, 692). Für die Klinische Sozialarbeit bietet sich hier ein Zugang zur humanistischen Psychologie mit Konzeption *Carl Rogers* der Klientenzentrierten Gesprächsführung für einen professionellen Umgang mit Schlaganfallpatientinnen und -patienten an, um diese Unterstützungsform transparent für die Betroffenen zu machen und die emotionale Situation für die zu unterstützende Person zu stabilisieren (Pauls 2011, 81).

Instrumentelle Unterstützung beinhaltet die Versorgung mit finanziellen Hilfen, Sachmitteln und in Form praktischer Hilfen (Diewald und Sattler 2010, 691, Pauls 2011, 81; Haß 2002, 28; Diewald 1991, 72). Klinische Sozialarbeit kann in ihrer „Broker"-Funktion diese Versorgungsleistungen verfügbar machen. „The clinical social worker links clients with the resources they need" (Dorfman 1996, 41). Die *informationelle Unterstützung* mit einer Schwerpunktsetzung auf Kommunikationsstrukturen, die durch den Austausch von sachorientierten Informationen geprägt ist, wird im Unterschied zu den anderen Arten auf konkrete Anlässe bezogen und ist in der akuten Situation relevant (Haß 2002, 28). Dabei ist ein Ziel Klinischer Sozialarbeit, den defizitären Kenntnisstand über mögliche Unterstützungsangebote von betroffenen Schlaganfallpatientinnen und -patienten sowie ihren Angehörigen zu reduzieren (vgl. Ansen et al. 2004, 64). Die konzeptionelle Einordnung von *Bestätigungsunterstützung* erfolgt bei Pauls (2011, 82) unter Berücksichtigung von Wertschätzung in den Komplex emotionale Unterstützung, Haß (2002, 29) ordnet sie eher dem kognitiv-bewertenden „appraisal support" zu.

[…] schließlich lassen sich alle Transaktionen der Wertschätzung, Anerkennung und Bestätigung einer Person fassen. Positive Auswirkungen dieser Unterstützungsform konnten bspw. hinsichtlich einer Steigerung des Selbstwertgefühls oder die Initiierung von Aktivitäten im persönlichen Umfeld des Rezipienten nachgewiesen werden (ebd.).

Eine weitere Dimension ist die Unterscheidung tatsächlich geleisteter sozialer und *erhaltener Unterstützung*[18] und der erlebten bzw. *wahrgenommenen Unterstützung*[19] (Diewald und Sattler 2010, 693; Jungbauer-Gans 2002, 120; Borgetto und Kälble 2007, 64; Laireiter 1993, 34). Die Relevanz für Klinische Sozialarbeit ergibt sich aus dem Interesse an den subjektiven Einschätzungen aller beteiligten Personen. Die Einschätzungen zu Unterstützungsleistungen können bei Schlaganfallpatienten und ihren Angehörigen abweichen (vgl. Haß 2002, 31). Der primäre professionelle Zugang erfolgt zwar über die erkrankte Person, die Angehörigen sind aber als potentielle Unterstützer in einer Schlüsselfunktion für die poststationäre Versorgung zu sehen (vgl. Ansen et al. 2004, 34). Forschungsmethologisch erscheint für Laireiter (1993, 34) die bisherige Konzentration auf das Konzept der wahrgenommenen Unterstützung nachvollziehbar, da eine Rekonstruktion objektiv geleisteter Unterstützungen „hohe Ansprüche an Methodik und Design" stellt. Die wahrgenommene Unterstützung von Schlaganfallbetroffenen und Angehörigen ist ein wichtiger Aspekt im Forschungsteil dieser Studie.

4.2.5 Belastung

Die einseitige positive Betrachtung sozialer Beziehungen greift in einem komplexen Kommunikationsgeflecht wie z.B. Familie zu kurz, da auch negative Einflüsse einen großen Einfluss auf das Zusammenleben haben. Die in Kapitel 4.2.3 beschriebenen Quellen können auch als Belastungsursache dienen und

---

18 Received Support.
19 Perceived Support.

somit für einzelne Netzwerkwerkmitglieder zur erhöhtem Stress führen (vgl. Jungbauer-Gans 2002, 129). Geißler-Piltz et al. (2005, 109) stellen folgende Belastungsfaktoren vor, die in „Unterstützungsdefiziten […] von Klienten begründet" sind. Dazu gehören Trennungsprozesse im Hinblick auf wichtige Bezugspersonen, informelle Netzwerke und weitere soziale Kontakte. Aber auch der Mangel an zeitlichen und materiellen Ressourcen und aktiver Rückzug bei wichtigen Unterstützern werden als Belastungsfaktoren beschrieben. Jungbauer-Gans (ebd.) benennt Auseinandersetzungen, Verluste und „ablehnende Haltungen und Einstellungen". Die hauptsächliche Fokussierung auf die positiven Aspekte sozialer Unterstützung ergänzt von Kardorff mit der Belastungsperspektive.

Hier stellt sich die Belastbarkeit der Reziprozität von Beziehungen und die Entwicklung entlastender und kompensierender Hilfen als konzeptionelle und praktische Herausforderung (Kardorff 2010, 718).

Soziale Belastungen innerhalb der betroffenen Familien sind möglicherweise mit der Autonomieeinschränkung und kompensatorischen Leistungen der Angehörigen verbunden, die wiederum selber Zeitverluste erleben müssen. Daher ist die Machtverteilung ein wichtiger Aspekt bei der Berücksichtigung der häuslichen Situation (vgl. Staub-Bernasconi 2011, 277). Belastungen haben für Laireiter und Lettner (1993, 101) „möglicherweise den größeren gesundheitsbezogenen Effekt auf[zu]weisen als positive Elemente".

4.3 Soziales Kapital

4.3.1 Grundlagen

Die rasche Verbreitung des Begriffes *Sozialkapital* erfolgte in den letzten drei Jahrzehnten und ist auf relativ unabhängige Veröffentlichungen mit unterschiedlichen Intentionen und Ideen zurückzuführen. Die unterschiedlichen Herkünfte des Begriffs sind insbesondere mit den Arbeiten von *Pierre Bourdieu, James S. Colemann* und *Robert D. Putnam* verbunden, die jeweils eigene Akzentuierungen und Interpretationen vorgelegt haben. Soziales Kapital findet sich in unterschiedlichen Disziplinen wie Sozialwissenschaften, Ökonomie, Politologie und spielt in der Sozialen Arbeit eine zunehmende Rolle (vgl. Hawkins und Maurer 2011, 2; Westle und Gabriel 2008, 21; Franzen und Pointer 2007, 66; Keupp 1998, 282). Die gemeinsame Grundlage des Sozialkapitals besteht in der Annahme, dass „Investitionen in soziale Beziehungen einen Nutzen erwarten lassen" (Hennig 2010, 177).

Die interaktive Ausrichtung von Personen in sozialen Netzwerken beinhaltet somit die Möglichkeit, „materielle und immaterielle Ressourcen" zu erschließen (ebd.) und das Ausmaß der individuell erworbenen Sozialbeziehungen ist ein Bestandteil sozialen Kapitals (von Kardorff 2010, 719). Der Beziehungsaufbau und Kontaktpflege zu anderen Menschen erfolgt vor allem intrinsisch motiviert und das daraus resultierende Allgemeingut hat ebenso für alle Beteiligten einen Nutzen und wird somit kooperativ aufrechterhalten (May 2004, 79). Landolt (2004, 21) definiert soziales Kapital als Befähigung, den Zugang zu Zeit-, Geld- und Informationsressourcen zu erschließen. Dieser Zugang findet sich nur in Netzwerken und Beziehungen und somit ist soziales Kapital ferner gemeinschaftlicher „Besitz". Die Konstruktion des Sozialkapitals ist geprägt von der Erwartung an Leistung und Gegenleistung sowie der daraus resultierenden Zweckdienlichkeit für die Gemeinschaft (Hennig 2010, 178). Die soziale Einbindung von Personen erfolgt im Sinne einer „Partizipation an Netzwerken" (Pantuček 2008, 6). Somit sind interpersonale Beziehungen, „gemeinsame Überzeugungen, Werte und Regeln" wichtige Ausgangspunkte zur Beurteilung gesellschaftlicher Zustände (Badura et al. 2008, 8). Diese direkte Verknüpfung zwischen Mikro- und Makroebene ist zwar keine neue Erkenntnis dieser Theorie, zumal schon in Kapitel 4.1 die Bedeutung von sozialen Netzwerken für das Individuum erarbeitet wurde (vgl. Franzen und Freitag 2007, 9; Euler 2006, 16). Somit zeigen sich Überschneidungen mit Aspekten der Netzwerktheorien und sozialer Unterstützung, bei denen auch die soziale Kohäsion eine Rolle spielt. Die Autoren beschreiben an gleicher Stelle die Heterogenität der Konzeption und historische Entwicklung mit der ersten Erwähnung des Begriffes Soziales Kapital im Jahre 1916 durch den Pädagogen *Lyda Judson Hanifan*. Die unterschiedlichen Entwicklungslinien und disziplinären Schwerpunktsetzungen führten somit auch zu unterschiedlichen Definitionen.

4.3.2 Entwicklungslinien

In den 1980er Jahren erfolgte eine zunehmende akademische Debatte über die Reichweite des Konstrukts Soziales Kapital (Zmerli 2008, 33; Franzen und Freitag 2007, 10). Die Arbeiten von Pierre Bourdieu beinhalten eine intensive Auseinandersetzung mit dem Kapitalbegriff in ökonomischer, kultureller und sozialer Ausprägung.

Es nur möglich, der Struktur und dem Funktionieren der gesellschaftlichen Welt gerecht zu werden, wenn man den Begriff des Kapitals in allen seinen Erscheinungsformen einführt (Bourdieu 1983, 184).

Bei Bourdieu (1983, 191) beruhen erworbene Ressourcen auf der Zugehörigkeit zu einer sozialen Gruppe, wobei auch ausdrücklich die Mitgliedschaft in einer Familie benannt wird. Somit findet sich bei ihm folgende grundsätzliche Definition.

Das Sozialkapital ist die Gesamtheit der aktuellen und potentiellen Ressourcen, die mit dem Besitz eines dauerhaften Netzes von mehr oder weniger institutionalisierten Beziehungen gegenseitigen Kennen oder Anerkennens verbunden sind (ebd.).

Das Ausmaß des Sozialkapitals des Einzelnen hängt zum einen von der Größe des Netzwerkes ab, allerdings nur in dem Maße, das er „tatsächlich mobilisieren kann" (Bourdieu 1983, 192). Aber das Vorhandensein und der Umfang von ökonomischem und kulturellem Kapital sind weitere Bedingungen. Die „Existenz eines Beziehungsnetzes" ist für ihn ein Produkt aktiver Vernetzungsarbeit,

[...] die bewußt oder unbewußt auf die Schaffung und Erhaltung von Sozialbeziehungen gerichtet sind, die früher oder später einen unmittelbaren Nutzen versprechen (Bourdieu 1983, 193).

Dabei können auch zufällige oder lockere Beziehungen in persönlich nützliche enge Beziehungen transformiert werden und mit dem gegenseitigen zwischenmenschlichen Anerkennen und damit verbunden „implizierten Anerkennung der Gruppenzugehörigkeit" konstituiert sich eine Gruppe und erweitert das Sozialkapital (ebd.). Die „Reproduktion von Sozialkapital" ist somit eng verbunden mit permanenten Interaktionen und Kommunikationen des Individuums mit dem jeweiligen sozialen Netzwerk (193).

Die Definition des Sozialkapitals bei Coleman (1990, 302) ist ebenso mit Mitgliedschaften in Netzwerken verbunden.

Social Capital is defined by its function. It is not a single entity, but a variety of different entities having two characteristics in common: They all consist of some aspect of a social structure, and they facilitate certain actions of individuals who are within the structure. Like other forms of capital, social capital is productive, making possible the achievement of certain ends that would not be attainable in its absence (ebd.).

Damit sind soziale Struktur und Handlungen von Personen eingebettet in öffentliches Gut und auch passive Mitglieder einer sozialen Gruppe können für Zmerli (2008, 36) von dem erworbenen sozialen Kapital profitieren. Durch Zugehörigkeit zu Familien oder Mitgliedschaft in Organisationen und Institutionen entsteht Sozialkapital quasi als „Nebenprodukt" (Wald 2011, 103). Sein Konzept beinhaltet den Versuch, „das ökonomische Prinzip des rationalen Handelns für die Analyse von Sozialsystemen fruchtbar zu machen" und somit war er bestrebt, das Wissen aus den Disziplinen Soziologie und Ökonomie zu verbinden (Kriesi 2007, 24). Die Einführung des Rational-Choice Paradigmas hat für Coleman die Absicht, das handelnde Individuum als autonom und interessengeleitet zu kennzeichnen (Westle und Gabriel 2008, 27). Mit Sozialkapital sind Ziele von Individuen besser zu erreichen als ohne, somit ist für Coleman Sozialkapital immer auch produktiv (25). Die Vorteile für die einzelne Person sind dann relevant, wenn damit Zugänge zu sozialen, emotionalen und materiellen Ressourcen und Unterstützungsleistungen gegeben sind (Jungbauer-Gans und Gross 2007, 214).

Der dritte Ansatz ist von Robert D. Putnam entwickelt worden, der sich aus politikwissenschaftlicher Perspektive mit Fragestellungen der Bürgergesellschaft auseinandergesetzt hat und einen großen Einfluss auch auf die politische Administration in den USA hat. Bei ihm zeigt sich ein Verständnis von Sozialkapital gleichbedeutend mit Mitgliedschaft und sozialer Beteiligung in Vereinen und „politischen Institutionen" (Wald 2011, 102). Ausgangspunkt der sozialen Kapitalbildung ist bei ihm nicht das Individuum, sondern gemeinschaftliche Konstruktionen. Dazu gehören auch Städte, Gemeinden und sogar Staaten (Kriesi 2007, 27). Vertrauen, Netzwerkstrukturen und Normen sind drei wesentliche Grundbegriffe seines Modells. Die jeweiligen Normen der Netzwerke korrespondieren mit den Aspekten der Reziprozität und der Vertrauenswürdigkeit (Putnam 2001, 19). Soziales Kapital wird damit zu einer begrenzten Ressource mit der Fragestellung der Kapazität einer Gesellschaft hinsichtlich Vernetzung und Kooperation. Nichtstaatliche Organisationen[20], die öffentliche Leistungen erbringen, sind ein Merkmal für ein hohes Sozialkapital (Kriesi 2007, 29; Westle und Gabriel 2008, 32).

4.3.3 Messung von Sozialkapital

Zur quantitativen Messung sozialen Kapitals wird häufig in strukturelle und kulturelle Elemente unterschieden, d.h. bei den Strukturmessungen finden sich große Überschneidungen mit den gängigen netzwerkanalytischen Forschungsmethoden. So lassen sich zusätzlich die aktive Mitarbeit in ehrenamtlichen Bereichen wie Vereins- und Verbandsarbeit, Zeitinvestitionen in bestimmten Netzwerken, Familieneinbindung oder auch Arbeitsplatzkontakte messen (Westle und Gabriel 2008, 43). Kulturelle Aspekte beinhalten die Elemente soziales Vertrauen und soziale Werte und Normen, die jeweils operationalisierungsbedürftig sind (ebd.). Für Avenarius (2010, 106) erscheint die Nutzung der Kategorien *schwache* und *starke Beziehungen* in Anlehnung an die theoretischen Vorarbeiten von *Lin* nur bedingt sinnvoll, da z.B. „schwache Beziehungen an sich [...] nicht Zugang zu sozialem Kapital" öffnen, auch wenn davon zahlreiche Bindungen existieren. Eher sind andere kombinierte Untersuchungsaspekte wie Netzwerkposition, Akteureigenschaften oder die Beziehungsbeschaffenheit zu berücksichtigen (Badura et al. 2008, 9; Lomas 1998,1187). Hennig (2010, 181–182) argumentiert, dass der Messzugang sozialen Kapitals aus ihrer eigentlichen Verortung in sozialen Netzwerken und Beziehungen erfolgen sollte, somit sollten die „Struktur", „Gelegenheiten" und „Handlungsorientierung" berücksichtigt werden.

---

20 Dafür erhielt Putnam vielfach Kritik, da diese Sichtweise von Sozialkapital des neoliberalen Paradigmas ab den 1990er Jahren Argumentationen zum Abbau des Sozialstaates lieferte (vgl. EULER 2006, 20; KRIESI 2010, 29; HARRIS 2005).

Zusammenfassend bleibt festzustellen, dass Sozialkapital mehr ist als soziale Beziehungen und Netzwerke: es umfasst auch die eingebetteten Ressourcen und den Zugang zu diesen (Hennig 2010, 183).

Soziales Kapital hat Einfluss auf die Gesundheitsentwicklung in unterschiedlichen Bereichen. Dazu gehören die individuelle Ebene, die Ebene von Wohngebieten und Nachbarschaften, Schulen oder Arbeitsplätze sowie weitere Ebenen der räumlichen Aggregation wie Staaten, Regionen und Länder (vgl. Kawachi, Subramanian, Kim 2008, 15; v. Kardorff 2010, 719). Im Feld der Gesundheitswissenschaften ist die Kombination Gesundheit und Sozialkapital seit einigen Jahren deutlich stärker in der Diskussion. Neben der Fragestellung, wie sich z.b. soziales Kapital positiv auf die Gesundheit von Arbeitnehmern in Betrieben auswirkt, gibt es auch das Erkenntnisinteresse, wie diese gesundheitlichen Aspekte mit dem wirtschaftlichen Erfolg eines Unternehmens im Sinne der Steigerung des ökonomischen Kapitals korrelieren (Badura et al. 2008, 110). Mögliche Parameter sind z.b. Messungen zum Krankenstand, Beschreibung von Arbeitsbedingungen, oder die Darstellung der Arbeitnehmer an Arbeitsgestaltung und -prozessen (113). Somit hat Sozialkapital mit erhobenen Faktoren wie Reziprozität, soziale Unterstützung, etc. Effekte auf die Arbeitsleistung (116). Grundsätzlich stellt Carpiano mit Blick auf Bourdieus Version von Sozialkapital fest:

Interest in applying a Bourdieusian perspective to the study of social capital and health is only beginning to emerge. Therefore, future research using this approach will require both qualitative and quantitative approaches (2008, 89).

Für den Autoren bietet dessen Variante nützliche Erkenntnisse für das Verständnis von sozialen Beziehungen, die eine hohe Bedeutung für den Erhalt von Gesundheit und Wohlbefinden haben (2008, 90). Von Kardorff (2010, 716–717) stellt die Verbreitung des Sozialen Kapitals im Gesundheitswesen anhand der drei Entwicklungslinien Selbsthilfebewegungen (dazu ausführlich in Kapitel 3.5.), „patientenorientierte Social Support Forschung" und „Versorgungsforschung" dar.

Zur Unterscheidung der sozialen Beziehungen gibt es noch weitere Formen sozialen Kapitals (siehe Abbildung 10), die zur differenzierten Berücksichtigung der Lebenssituation von Schlaganfallpatientinnen und -patienten führen. Auf der Mikroebene sind enge Bindungen durch die Familie, Freundkreis oder durch Nachbarschaften gegeben. Diese Form wird als bindendes soziales Kapital (*Bonding*) bezeichnet und beschreibt die horizontalen und nach innen orientierten Sozialbeziehungen (vgl. Wald 2011, 106). Die informell geprägten Verbindungen sind häufig auch starke Beziehungen mit dem Vorhandensein gemeinsamer Werte, Normen und gegenseitigem Vertrauen. Im Sinne der Reziprozitätsnorm ergeben sich für den Einzelnen allerdings auch Verpflichtungen gegenüber der Gemeinschaft.

Daneben gibt es auch außerhalb der engeren Gemeinschaften Kontakte in andere Gruppen und dazu müssen über Kommunikation und Beziehungsaufbau die Trennlinien der sonstigen Gruppengrenzen überbrückt werden. Dieses *Bridging* geschieht durch weniger intensive Kontaktpflege mit dem Aufbau eher schwacher bzw. moderater Beziehungen.

Die dritte Form des *Linking* umfasst die Kopplung des Individuums und auch von Gruppen an staatliche und nichtstaatliche Institutionen und Organisationen auf der Makroebene. Linking ergänzt somit die Vernetzung in vertikalen Strukturen (vgl. Euler 2006, 76; Wald 2011, 106; Hawkins und Maurer 2011, 4; Hertlein 2008, 12). Damit wird deutlich, dass enge und gute Beziehungen in nur einer Form nicht automatisch dazu führen, im Besitz von viel Sozialkapital zu sein.

Abbildung 10: Entstehung von Sozialkapital aus sozialen Beziehungen (Hawkins und Maurer 2011, 6)

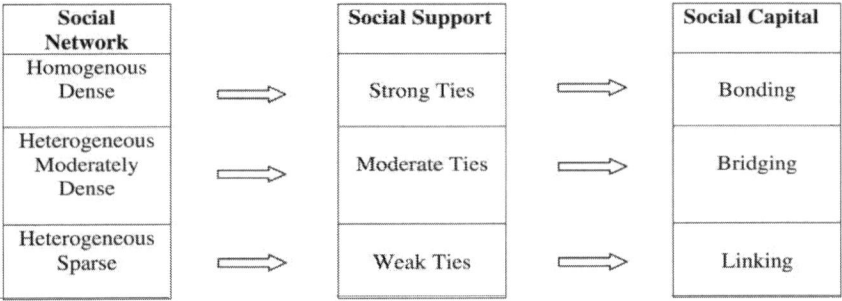

4.3.4 Soziales Kapital und Klinische Sozialarbeit

Die Frage nach der Nutzung der Konstruktion des sozialen Kapitals in der Sozialen Arbeit ist gebunden an die Frage, ob dadurch mehr Handlungsoptionen zur verbesserten professionellen Unterstützung von Schlaganfallpatientinnen und -patienten plausibel werden (vgl. Pantuček 2008, 1). Für den Autoren ist die weitgehende Ausblendung von „Politik, Staat, Machtverhältnisse[n]" bei Putnam zur Adaption in die Soziale Arbeit problematisch (Pantuček 2008, 7). Dagegen verdient die Konzeption von Bourdieu mit der auch individuellen Perspektive der Kapitalbildung erhöhtes Interesse, da eine egozentrierte „Einbindung in das Soziale" (Pantuček 2008, 4) kompatibel mit sozialarbeitstheoretischen Perspektiven wie z.B. Person-in-Environment ist (vgl. Green und McDermott 2010, 2416).

Zum Einen interessiert hier, wie Personen (für den Interessenfokus der Sozialarbeit: KlientInnen) in den über Funktionssysteme vermittelten Austausch von Waren, Dienstleistungen, staatlichen Transferleistungen, in Gestaltung und Nutzung gesellschaftlicher Güter eingebunden sind. Diese Einbindung ist idealerweise eine, die sowohl Geben wie auch Nehmen enthält (Pantuček 2008, 4).

Dabei sind die persönlichen Beziehungen im sozialen Umgebungskontext bedeutsam. Die Einbindung von Perspektiven des sozialen Kapitals kann multidimensionale Informationen für die Soziale Arbeit, für ihre soziale Diagnostik und Intervention auf individueller, kommunaler und institutioneller Ebene liefern (Hawkins und Maurer 2011, 11; Pantuček 2008, 4). Die Erkenntnis, dass soziales Kapital durch Beziehungsarbeit entsteht, also durch permanente Investitionen in Austauschprozesse, ist in der Zusammenarbeit mit den Adressatinnen und Adressaten wie Schlaganfallbetroffene besonders relevant, da es bedingt durch die Erkrankungen und gesundheitlichen Einschränkungen zu Reduzierungen ihrer sozialen Netzwerke kommt. Daneben finden sich zusätzlich auch „Stigmatisierungsprozesse", die zusätzlichen Einfluss auf die Bildung von Sozialkapital haben (v. Kardorff 2010, 718). Nicht nur können sich ehemals reziproke starke Beziehungen abschwächen, auch ist die Neugestaltung sozialer Kontakte aufgrund der Mobilitäts- und Spracheinschränkungen bei Schlaganfallbetroffenen eingeschränkt.

Klinische Sozialarbeit zielt darauf ab, die Erträge aus dem Sozialkapital ihrer Adressaten zu erhöhen und gleichzeitig auf das soziale Netzwerk Einfluss zu nehmen (vgl. Mattaini 1997, 18). Somit geht es für Keupp (2009, 102) um die „Schöpfung sozialer Ressourcen durch Netzwerkbildung".

Wenn wir die sozialen Baumeisterinnen und Baumeister unserer eigenen sozialen Lebenswelten und Netze sind, dann ist eine spezifische Beziehungs- und Verknüpfungsfähigkeit erforderlich (ebd.).

Nestmann und Wehner (1998, 182) unterscheiden im Sinne dieser Netzwerkinterventionen in sieben Typen:

1. „Klinische Behandlung",
2. „Stärkung pflegender Angehöriger",
3. „Einzelfallhilfe" / Case Management,
4. „Nachbarschaftshilfe",
5. „Freiwilligenverknüpfung",
6. „Selbsthilfe",
7. „Gemeinwesenstärkung" (ebd.).

Dabei wird die erhebliche Bandbreite von Mikro,- Meso- und Makrolevel deutlich. Die direkte Arbeit mit Schlaganfallpatientinnen und -patienten bis zur Förderung von Empowerment-Strategien[21] ist im Krankenhausalltag aufgrund der ökonomischen Rahmenbedingungen eher unrealistisch.

---

21 Empowerment bedeutet „Selbstbefähigung und Selbstbemächtigung, Stärkung von Eigenmacht, Autonomie und Selbstverfügung" und zielt auf ein Höchstmaß von Selbstbestimmung (Herriger 2009).

4.4 Theorien Sozialer Arbeit

Die veränderte soziale Lebenssituation von Menschen nach einem Schlaganfall lässt sich neben der soziologisch-netzwerkanalytischen Perspektive auch sozialarbeitstheoretisch erklären. Als Grundlage soll in dieser Studie die Definition Sozialer Arbeit der *International Federation of Social Workers* (IFSW) aus dem Jahr 2000 dienen.

Soziale Arbeit als Beruf fördert den sozialen Wandel und die Lösung von Problemen in zwischenmenschlichen Beziehungen, und sie befähigt die Menschen, in freier Entscheidung ihr Leben besser zu gestalten. Gestützt auf wissenschaftliche Erkenntnisse über menschliches Verhalten und soziale Systeme greift soziale Arbeit dort ein, wo Menschen mit ihrer Umwelt in Interaktion treten. Grundlagen der Sozialen Arbeit sind die Prinzipien der Menschenrechte und der sozialen Gerechtigkeit (www.dbsh.de/beruf.html).

Mit Blick auf die Historie der Sozialen Arbeit wird schon in der Zeit der Industrialisierung darauf hingewiesen, dass gesundheitsrelevante Lebensbedingungen von Menschen sich unmittelbar auf das Miteinander und Wohlbefinden auswirken (vgl. Salomon 1926, 301). Die Umweltbedingungen, in denen Menschen leben, passen nicht wie Maßanzüge, sondern die Lebenskunst besteht darin, wie der Mensch „sich auf die Lebensumstände und die Umgebung einstellt" (Salomon 1926, 301). Deutlich wird die Abhängigkeit des Menschen von den Naturgesetzen und unmittelbaren Lebensbedingungen (ebd.). Soziale Arbeit soll Schwierigkeiten und Problemlagen auch bei gesundheitlichen Einschränkungen bewältigen helfen. Dabei ist die Unterstützung bei der Bewältigung sozialer Probleme ein zentraler Gegenstand Sozialer Arbeit (Mühlum 2009, 38). Diese Hilfeleistungen beschränken sich nicht nur auf den Bereich „der personbezogenen Problembewältigung" (Wendt 1990, 60). Aufgabe für die Soziale Arbeit ist es, wenn sie auch „auf der institutionellen und politischen Ebene Gelegenheiten sucht, um Wirkungen auszulösen" (ebd.). Durch die Berücksichtigung der subjektiven Lebenswelten können Schlagfallbetroffene besser in ihrer gesundheitlich eingeschränkten Lebenssituation erreicht werden und die soziale Dimension erhält trotz ihrer mangelnden Repräsentation im Gesundheitssystem mehr Bedeutung bei der Gesundheitsförderung (Dehmel 2005, 39; Geißler-Piltz 2005, 33). Dazu werden im Folgenden zwei relevante Theorien Sozialer Arbeit vorgestellt.

4.4.1 Ökosoziales Paradigma

Seit Anfang der 1970er Jahre wird in den westlichen Industrieländern vermehrt die Frage nach den Konsequenzen aus der Verschwendung der natürlichen Umweltressourcen aufgeworfen und das Thema Umweltschutz heftig diskutiert. Sie bekommt aufgrund der gegenwärtigen Umweltkatastrophen[22] eine neue Aktualität. Ausgehend von dem Problemaufriss der Zerstörung individueller und gemeinschaftlicher Lebensgrundlagen ist für die Soziale Arbeit der Ökosoziale Ansatz formuliert worden (vgl. Lambers 2013, 168; Staub-Bernasconi 2004, 39; Mühlum 2009, 39; Doyle 2011, 72, Galuske 2007, 147). Die „theoretische Stärke" Sozialer Arbeit mit der Einbindung der Trias Sozialökologie, Ökonomie und Kultur ist seit Ende des 19. Jahrhunderts dokumentiert und führte früh auch zur „Rezeption systemtheoretischen Denkens (Staub-Bernasconi 2004, 46). Die Wiederentdeckung des ökosozialen Ansatzes lässt sich mit der allgemein gewachsenen Sensibilität für komplexere Problemlagen in der Sozialen Arbeit begründen und damit bekam die holistische Perspektive neuen Aufschwung (vgl. Galuske 2007, 149; Sahle 2004, 300). Die logische Ableitung aus dem Umweltschutz ist vor allem mit der Verbindung von „Ökologie und Sozialarbeit" verbunden, denn beide Bereiche sollen dem „Schutz gefährdeten oder bereits beschädigten Lebens" dienen (Wendt 1990, 7). Der Autor führt den „Begriff „Ökologie" auf seinen griechischen Ursprung *Oikos* zurück und zeichnet damit eine Lebensform aus der Antike nach, in der die Menschen ohne funktionale Trennungen unter einem Dach leben, arbeiten und sich versorgen. Die beschriebene Lebensgemeinschaft bildet „die Einheit des geordneten Miteinander- Lebens" (Wendt 1990, 21; vgl. Sahle 2004, 309). Die „Regeln (nomos)", an die sich die Gemeinschaft hält, beschreiben die gegebenen Abläufe und Rituale (Wendt 1990, 21). Die gültige Bezeichnung in der Antike *Oikonomia* ist nach Wendt gleichzusetzen mit dem geläufigen Wort *Wirtschaft* (Wendt 1990, 21). Ökonomisch Handeln ist demnach eine Kunst, die unter Ausnutzung der vorhandenen Ressourcen darin besteht, Bedürfnisse der Menschen zu befriedigen und einen Orientierungs- und Bezugsrahmen zu schaffen (ebd.).

Die Umorientierung von ökonomischen Prozessen im häuslichen Rahmen Anfang des 20. Jahrhunderts hin zu modernen Produktionsformen außerhalb des Wohn- und Familienortes „hat traditionelle Lebenszusammenhänge" (Wendt 1990, 22) wesentlich verändert und ein komplexes Aufgabenfeld für die Sozialarbeit entstehen lassen. „Die Soziale Arbeit erledigt innen, wofür außen der Umweltschutz da sein soll" (ebd.). In der heutigen Zeit ist nach Wendt deshalb „ein weit größeres Ausmaß an Technik des Handelns und an Konstruktivität des Denkens" gefordert, „als sie in der alten Ökonomik nötig war" (Wendt 1990, 23). Ökosozial beschreibt daher den Zugang auf das „Feld und den Raum" (Wendt 1990, 10) der Ausformung von Lebensentwürfen und meint hier nicht die bloße Addition von Sozialer Arbeit und Umweltschutz. Eine Berücksichtigung sozialökologischer Bedingungen führt auch dazu, Interaktionen als kontextbezogen zu begreifen. Dazu gehört neben der Be-

---

22 Bspw. die Überflutungen in Pakistan, Ölverschmutzung im Golf von Mexico, die Folgen der Erdbeben in Japan oder der Wirbelsturm „Katrina" in New Orleans, die insbesondere für ärmere Bevölkerungsschichten gravierende Folgen hatten (KEMP 2011, 1199).

rücksichtigung des sozialen Netzwerkes einer Person (Familie, etc.) auch die regionale Infrastruktur (vgl. Pauls 2011, 209).

Die Berücksichtigung des Terminus der Ökologie wird bei Germain und Gitterman als Methapher für die reziproken und abhängigen Beziehungen zwischen Lebewesen bzw. Person (P) und Umwelt (U) verwendet. Ähnlich der „biotischen Gemeinschaft" unter Berücksichtigung von Pflanzen- und Tierwelt und einer physikalischen geografischen und klimatischen Umwelt verhält es sich auch beim Menschen. Vorteil dieser Sichtweise ist für die Autoren die bessere Handhabung in der Sozialen Arbeit zur Wahrnehmung ihrer „sozialen Aufgabe" (Germain und Gitterman 1999, 5). Zum sozialen Setting zählen sie Freundschaftsbeziehungen und dyadenförmige Kontakte, Gruppenkonstellationen, Familienstrukturen, soziale Netzwerke, „Institutionen und Organisationen", regional bezogene „Gemeinden", aber auch die Abstraktion „Gesellschaft" mit den Teilsystemen Politik, Ökonomie und (sozialer) Gesetzgebung (1999, 6). Somit liefert das *Life Model* einen Interpretationshintergrund für eine ganzheitliche Sichtweise auf die konkreten Lebenssituationen von Menschen (Lambers 2013, 161; Engelke, Borrmann und Spatschek 2008, 354). Die kulturelle Ausrichtung von Menschen ist somit auch ein Ergebnis des Austausches zwischen Person und Umwelt und beinhaltet die Fähigkeit des Menschen, sich evolutionär und autonom immer mehr von den natürlichen Rahmenbedingungen abzukoppeln und gleichzeitig durch die hohe Technologiesierung und „depersonalisierte Massengesellschaft" ein hohes Risiko für die Entstehung (neuer) chronischer somatischer und psychischer Erkrankungen sowie Zerstörung der natürlichen Unwelt zu provozieren (Germain und Gitterman 1999, 7). Die ökologische Perspektive berücksichtigt komplexe Wechselwirkungen gerade im sozialen Leben des Einzelnen und vermeidet eine lineare kausale Ursache-Wirkungs-Perspektive.

Ökologisches Denken bedeutet, daß wir uns weniger mit den Ursachen als mit den Wirkungen beschäftigen und uns darauf konzentrieren sollten, maladaptive Beziehungen zwischen den Menschen und ihrer Umwelt verändern zu helfen (Germain und Gitterman 1999, 8).

Die Beziehungsausprägung kann „positiv, negativ oder neutral" in der Wirkung sein und in komplexen Beziehungssstrukturen und Netzwerken können alle drei Bewertungsaspekte gleichzeitig vorkommen (1999, 9).

Im *Life Model* werden vier grundsätzliche Annahmen eines ökologischen Ansatzes in der Sozialen Arbeit postuliert. Zum einen geht es um die Wechselbeziehung zwischen Person und Umwelt als kontinuierlicher Prozess. Zweitens wird die Abstimmungsqualität „von Bedürfnissen, Zielen und Rechten der Menschen" in Abgleich zu den Kontextbedingungen Umwelt, Kultur, Historie betrachtet. Hier ist von Bedeutung, inwiefern eine Anpassung zwischen Person und Umwelt gelingt bzw. ob es zu unangepassten Situationen kommt, die dysfunktionale Störungen verursachen können (Germain und Gitterman 1999, 2). Im Sinne von Lebensbelastungen und -krisen und deren Folgen für das Adaptionsgleichgewicht werden als dritter Faktor Bewältigungs- bzw. Coping-Aspekte durch individuelle und umweltbezogene Ressourcenaktivierung bei „emotionalen und psychologischen Stress" entwickelt (ebd.). Viertens ist die Funktion zwischenmenschlicher Interaktion im Abgleich zu Kompetenzen, „Selbstkonzept und Selbstwertgefühl" sowie „Selbststeuerung" positives Kennzeichen, wenn es um die Bewertung der Beziehung zwischen Person und Umwelt geht. Mit Blick auf die fragile Situation von Menschen bei erhöhter Vulnerabilität, Machtmissbrauch bzw. struktureller Unterdrückung als fünfte Kategorie und „zuträgliche[n]" und eher ungesunden Verhaltensweisen und Verhältnissen kommen Germain und Gitterman schließlich sechstens zu den höchst individuellen und nicht-uniformen Entwicklungen menschlichen Daseins (1999, 3).

Aus der Balance geraten können sowohl die Beziehungen der Menschen untereinander als auch das ökologische Gleichgewicht der Umwelt (Lambers 2013, 162; Engelke et al. 2008, 355; Wendt 1990, 22).

Ökologische und soziale Ungleichgewichte in den Transaktionen werden zum ursächlich/mitursächlichen Wirkungszusammenhang für Probleme der Lebensbewältigung. Es sind Störungen in den wechselseitigen Anpassungsprozessen (Sahle 2004, 309).

Zu den entstehenden Lebensbelastungen aufgrund eines Schlaganfalls lassen sich in Anlehnung an Germain und Gitterman folgende Arten differenzieren (Engelke et al. 2008, 356):

- *Schwierige Lebensveränderungen*. Beim Schlaganfall erfolgt eine plötzliche Transition von einem stabilen in einen instabilen Gesundheitszustand.
- *Druck aus der Umwelt*. Aufgrund der Erkrankung erfolgen Veränderungen in der sozialen Umwelt; es droht Menschen mit Schlaganfall ein Verlust an Autonomie und Fremdbestimmung sowie negative ökonomische Konsequenzen.
- *Dysfunktionale Prozesse* innerhalb von Familien, Gruppen und Gemeinwesen. Bei problematischen familiären Strukturen können Kommunikationsprozesse und Unterstützungsbereitschaft eingeschränkt bzw. gestört sein.

Eine Beachtung der ökosozialen Perspektive ist aber nicht nur sinnvoll zur Erhebung patientenbezogener Daten von Schlaganfallbetroffenen, auch kann der Aktionsradius Sozialer Arbeit bestimmt und eingegrenzt werden. Dazu gehören insbesondere auch die rechtlichen und politischen Rahmenbedingungen (siehe Kapitel 3). Die Stärkung der individuellen und sozialen Bewältigungsressourcen von Schlaganfallbetroffenen ist über das ökosoziale Paradigma theoretisch zu begründen (vgl. Lambers 2013, 162). Diese Perspektive innerhalb der Sozialen Arbeit erweitert den systemtheoretischen Rahmen im Hinblick auf das biologische und soziale Bezugssystem von Individuen und ergänzt so die individualistisch geprägten Behandlungsmodelle der medizinischen Fachberufe.

4.4.2 Soziale Probleme

Gegenstand Sozialer Arbeit sind soziale Probleme, die zur Marginalisierung von betroffenen Schlaganfallpatientinnen und -patienten führen können. „Soziale Arbeit selbst ist die gesellschaftliche Antwort auf soziale Probleme in der Gesellschaft" (Engelke et al. 2008, 452). Für die Entstehung eines sozialen Problems wird die Dissonanz zwischen der individuellen Bedürfnisbefriedigung und dem Mangel an dafür notwendige Problemlösungsstrategien und angemessenen Ressourcen verantwortlich gemacht (Lambers 2013, 178; Engelke et al. 2008, 453). Dadurch entsteht ein Zustand unbefriedigter Bedürfnisse, die Spannungen erzeugen können (Obrecht 2001, 63; Sahle 2004, 311). Diese bedürfnistheoretische Perspektive zur Erklärung der Entstehung von sozialen Problemen führt Klassen (2009, 47) auf die theoretischen Arbeiten von *Werner Obrecht, Mario Bunge* und *Silvia Staub-Bernasconi* zurück. Ein Problem wird dann sozial interpretiert, „wenn es einen sozialen Akteur in seiner Interaktion, seiner Integration oder seiner Position in einem sozialen System betrifft" (ebd.).

Abbildung 11: Ausprägungen menschlicher Bedürfnisse
(Klassen 2009, 49–50)

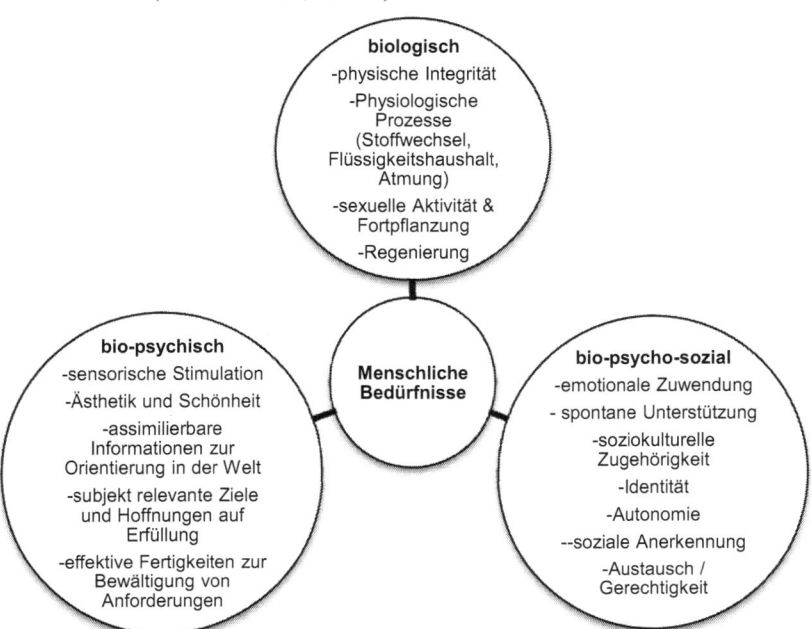

Anhand der dargestellten Ausprägungen wird deutlich, dass Schlaganfallbetroffene ihre biologischen, bio-psychischen und bio-psycho-sozialen Bedürfnisse erschwert befriedigen können, zumal dabei andere Menschen, soziale Institutionen und begrenzende gesellschaftliche Normen und Werte zur Entstehung von sozialen Problemen ihren Beitrag leisten. Soziale Probleme sind somit an die Interaktion der einzelnen Person mit der sozialen und physikalischen Umwelt gekoppelt (Engelke et al. 2008, 453; Kemp 2011, 1200). Staub-Bernasconi (2011, 268ff.) stellt im Rahmen der Entstehung und Erklärung sozialer Probleme drei Paradigmen Sozialer Arbeit vor.

1. „Das individuum- oder subjektzentrierte Paradigma": Soziale Probleme sind individuell zu lokalisieren und gleichzeitig findet sich ein wenig komplexes „Gesellschaftsbild". Demnach wäre der sozialproblemorientierte Fokus ausschließlich auf den einzelnen Schlaganfallpatientinnen und -patienten und seinen erworbenen Einschränkungen von Fertigkeiten und Fähigkeiten zu richten.

2. „Das soziozentrierte Paradigma": Soziale Probleme sind Folgen gesellschaftlicher Dysfunkionen mit einem wenig komplexen „Menschenbild"; hier finden sich eher Stigmatisierungsprozesse der umgebenen Sozialstruktur als Ursache. Schlaganfallpatientinnen und -patienten werden aufgrund ihrer veränderten Eigenschaften von außen bewertet.

3. „Das systemische oder systemistische Paradigma": Soziale Probleme entstehen in einer komplexen Interaktion zwischen Person und Umwelt und erfordern einen multidimensionalen und transdisziplinären Zugang zum professionellen Umgang mit den entstandenen Problemlagen (Staub-Bernasconi 2011, 271). Probleme werden erst durch die gesellschaftliche Anerkennung als sozial wahrgenommen.

Insofern ist eine modifizierte Person-in-Environment Perspektive mit der Implementierung komplexer Theorien in der sozialarbeitstheoretischen Debatte aktuell. Green und McDermott (2010, 2414) erläutern die Notwendigkeit Sozialer Arbeit, sich mit den signifikanten Veränderungen und Erkenntnissen in den Sozial- und Naturwissenschaften zu beschäftigen, da eine hohe Relevanz zum Verständnis sozialer, ökonomischer und ökologischer Kontexte und Probleme besteht. Dazu gehören auch die Neurowissenschaften als wichtiger Bezugsrahmen.

Person-in-Environment began in recognition that social work is ‚done' within and between systems at the micro, meso and macro levels [...] Neuroscientific knowledge is of vital importance to social work, as it explains how invironment and person actually impact on another (Green und McDermott 2010, 2426).

Nach diesem Verständnis ist Umwelt sowohl physisch existent als auch hirnorganisch synaptisch repräsentiert. Soziale Probleme sind beim Individuum internalisiert, aber genauso in externalisierter Form für die Umwelt erlebbar und haben Einfluss auf alle drei Levels (Green und McDermott 2010, 2426; Pauls 2011, 65). Zur Berücksichtigung sozialer Probleme von Schlaganfallbetroffenen ist eine genauere Differenzierung notwendig, um die komplexe Konstruktion[23] des Sozialen Problems für die Beratungsarbeit empirisch nutzbar zu machen. Staub-Bernasconi (2004, 51; vgl. Engelke et al. 2008, 453–455) hat dafür folgende Grundproblematiken bestimmt, die isoliert oder auch miteinander in unterschiedlichen Kombinationen auftreten können:

Abbildung 12: Differenzierung sozialer Probleme
(vgl. Staub-Bernasconi 2004, 51)

Soziale Ausstattung
- Soziale Einheiten: betroffen sind Individuen, Familien, Organisationen, Gemeinwesen,
- sozial-materiell (Bildung, Einkommen, Arbeit, Vermögen, etc.)
- physische Umgebung
- körperliche Ausstattung wie Gesundheit, Geschlecht, Größe, Gewicht, Alter, Hautfarbe etc.
- beschädigte Erkenntnis-Kompetenzen wie Fühlen, Denken, Urteilen
- mangelnde Handlungskompetenzen
- asymmetrische soziale Austauschbeziehungen

Sozialer Austausch
- Zwischen sozialen Einheiten
- Güter und Materialien
- Umwelt-Ressourcen
- Körperlichkeit
- Erkenntnis- und Handlungskompetenzen
- mangelnde Tauschgerechtigkeit bzw. Verletzung der Reziprozitätsnorm
- Benachteiligung eines Austauschpartners

Soziale Machtproblematik
- Zugang zu Ressourcen
- zu Teilsystemen (Familien, Gemeinden, Regionen, Organisationen, etc.)
- Behinderungsmacht
- Asymmetische Strukturen
- Verfügbarkeit von Machtquellen wie ökonomisches und kulturelles Kapital, psychische und physische Stärke, gesellschaftliche Stellung, etc.

Kriterien- oder Werte-Probleme
- Elemente einer definierten Kultur
- gesellschaftlich bestimmte Werte
- gemeinsame Vorstellungen über das Wünschbare und Erreichbare wie z.B. Menschenrechte und sozialstaatliche Leistungen
- Problementwicklung bei Fehlen oder Nicht-Anwendung

---

23 Systemtheoretisch im Sinne von *Heinz von Foersters* nutzt KLEVE (2009, 289ff.) das „nicht-triviale System" zur Beschreibung komplexer sozialer Systeme, „deren Bestandteile in so vielfältigen Weisen miteinander gekoppelt und rückgekoppelt sind.

4.5   Soziale Teilhabe

Die Lebenssituation kann sich nach einem Schlaganfall nicht nur hinsichtlich des individuellen Gesundheitszustandes gravierend verändern, auch ist von Netzwerkirritationen und der Reduzierung von Partizipationsmöglichkeiten in vielfältiger Art und Weise auszugehen (Fries 2007, 2). Für eine differenzierte Betrachtung der sozialen Teilhabeeinschränkungen ist es für diese Studie sinnvoll, die rechtlichen und theoretischen relevanten Hintergründe zur erfassen. Teilhabe- und Partizipationsdiskussionen finden sich heute in vielen gesellschaftlichen Bereichen wie z.b. bei Fragestellungen sozialer Ungleichheit und Armut, Migration, Geschlecht, Alter, etc. (vgl. Scherr 2004, 55).

4.5.1   Theoretische Fundierung

Soziale Teilhabe beinhaltet unterschiedliche theoretische Aspekte aus den Bereichen Soziologie, Philosophie und Soziale Arbeit. In der Sozialmedizin wird soziale Teilhabe mit Partizipation gleichgesetzt und ordnet die Person einer sozialen Einheit mit der Gewähr von individuellen Rechten zu (Brüggemann, Irle und Mai 2007, 481). Das Paradigma der Segregation lässt sich mit einem individuellen medizinischen Erklärungsansatz koppeln, da eine chronische Erkrankung wie der Schlaganfall als körperliche, psychische bzw. kognitive Abweichung von einem gesellschaftlich definierten Normalzustand verstanden wird (vgl. Waldschmidt 2003, 15). Damit erscheinen chronisch kranke und behinderte Menschen als etwas Besonderes. Diese Einordnung von Behinderung reicht zurück bis an den Anfang des 19. Jahrhunderts durch die veränderten Lebensbedingungen der Industrialisierung. Die Entwicklung zu einer marktwirtschaftlichen Industriegesellschaft führte zur

[...] Ausgrenzung der verschiedenen Gruppen der chronisch Kranken, Behinderten, störenden oder leistungsunfähigen Menschen in flächendeckende Systeme sozialer Institutionen, schon um die Familien von ihnen zu entlasten, damit die leistungsfähigen Mitglieder dieser Familien weitgehend dem Wirtschaftsprozess zur Verfügung stehen konnten (Dörner 1999).

Schlaganfallbetroffene können in ihren „Grundbefähigungen" zur Erreichung eines „gelingenden Lebens" eingeschränkt sein (Kümpers 2012, 199). Diese Konzeption der Philosophin *Martha Nussbaum* beschreibt die dafür notwendigen Voraussetzungen, die auch durch erlebte soziale Teilhabe gegeben sind. Deutlich wird an dieser an Lebensqualität orientierten kategorialen und qualitativen Definition die Zielrichtung eines subjektiv gelingenden Lebens (Nussbaum 1999, 57ff.; vgl. Kümpers 2012, 209; Riesenkampff 2005, 152).

1. Die Fähigkeit, ein volles Menschleben bis zum Ende zu führen; nicht vorzeitig zu sterben oder zu sterben, bevor das Leben so reduziert ist, daß es nicht mehr lebenswert ist.
2. Die Fähigkeit, sich guter Gesundheit zu erfreuen; sich angemessen zu ernähren; eine angemessene Unterkunft zu haben; Möglichkeiten zu sexueller Befriedigung zu haben; sich von einem Ort zu einem anderen zu bewegen.
3. Die Fähigkeit, unnötigen Schmerz zu vermeiden und freudvolle Erlebnisse zu haben.
4. Die Fähigkeit, die fünf Sinne zu benutzen, sich etwas vorzustellen, zu denken und zu urteilen.
5. Die Fähigkeit, Bindungen zu Dingen und Personen außerhalb unser selbst zu haben; diejenigen zu lieben, die uns lieben und für uns sorgen, und über ihre Anwesenheit traurig zu sein; allgemein gesagt: zu lieben, zu trauern, Sehnsucht und Dankbarkeit zu empfinden.
6. Die Fähigkeit, sich eine Vorstellung vom Guten zu machen und kritisch über die eigene Lebensplanung nachzudenken.
7. Die Fähigkeit, für andere und bezogen auf andere zu leben, Verbundenheit mit anderen Menschen zu erkennen und zu zeigen, verschiedene Formen von familiären und sozialen Beziehungen einzugehen.
8. Die Fähigkeit, in Verbundenheit mit Tieren, Pflanzen und der ganzen Natur zu leben und pfleglich mit ihnen umzugehen.
9. Die Fähigkeit, zu lachen, zu spielen und Freude an erholsamen Tätigkeiten zu haben.
10. Die Fähigkeit, sein eigenes Leben und nicht das von jemand anderem zu leben.
11. Die Fähigkeit, sein eigenes Leben in seiner eigenen Umgebung und seinem eigenen Kontext zu leben (Riesenkampff 2005, 153).

Diese Fähigkeiten sind immer im Kontext der gelingenden Teilhabe als soziales Wesen zu sehen. Schlaganfallbetroffene haben aufgrund ihrer gesundheitlichen körperlichen, psychischen und sozialen Einschränkungen damit zu leben, über bestimmte Fähigkeiten nicht mehr vollständig zu verfügen. Somit kann es zu eigenen Verhaltensveränderungen aber auch Umweltreaktionen kommen.

4.5.1.1 Inklusion und Exklusion

Die Begriffspaarung Inklusion und Exklusion verweist nach Stichweh (2005, 2) auf die Herkunft aus soziologischen Systemtheorien *Talcott Parsons* und *Niklas Luhmanns*[24] und bei der Unterscheidung geht es um die tatsächlichen Teilhabemöglichkeiten bzw. Ausgrenzungen „aus verschiedenen Lebensbereichen" (Lambers 2013, 185–186; Mayrhofer 2009, 1; vgl. Eikelmann, Reker und Richter 2005, 667). Für Kleve (2005, 3) ist unter Einbeziehung von Luhmanns Systemtheorie Inklusion die Teilnahme an den Funktionssystemen wie „Wirtschaft, Politik, Wissenschaft, Erziehung/Bildung, Religion, Kunst, etc.". Allerdings sind Menschen nicht vollständig in diesen Teilsystemen eingebunden, da sie „gleichzeitig an mehreren dieser Systeme partizipieren müssen,

---

24 Ausführliche biografische und inhaltliche Beschreibung auch bei MÜNCH (2004, 94 und 180ff.).

wollen sie ihre biologischen, psychischen und sozialen Bedürfnisse befriedigen" (ebd.).

Inklusion bedeutet, dass „Personen in Sozialsystemen Berücksichtigung finden" (Merten 2004, 102). Teilhabeansätze werden in vielen Lebensbereichen insbesondere auch in der sozialpsychiatrischen Versorgung mit dem Begriff der Inklusion bezeichnet, da damit eine Orientierung an einer zivilisierten humanen und demokratischen Gesellschaftsform verbunden ist. Der Segregation ausgesonderter Individuen wurde durch vermehrte Integrationsbemühungen in dem Sinne von Wiedereingliederung begegnet, während in den letzten Jahren durch Einführung des Inklusionsbegriffes zunehmend die gesellschaftlichen und strukturellen Bedingungen berücksichtigt wurden (vgl. Stein 2005, 309). Aus der Kritik an einer assimilationsorientierten Integration mit der erforderlichen Anpassung des Einzelnen an die gesellschaftlichen Vorgaben[25] ging der neue Inklusionsbegriff hervor. Inklusion geschieht in Teilsystemen wie z.B. Familien, Stadtteilen, Arbeitsstellen und beinhaltet auch für gesundheitlich eingeschränkte Menschen die Möglichkeit, sich darin autonom verhalten zu können. Damit ist eine inkludierte Person ohne Einschränkungen Teil des Systems und kann vollständig partizipieren (vgl. Theunissen 2002, 365).

Wenn die Gesellschaft multiple Identitäten und Loyalitäten akzeptiert, bedeutet es, dass sie die Inklusion praktiziert; einschließt, aufnimmt, aber nicht einfügt, sondern dem Individuum die Chance gibt, die Exklusion zu vermeiden (Bango 2001, 178).

Der Inklusionsfokus liegt also nicht auf der Anpassung der betroffenen Person an die Gesellschaft, sondern auf dem zu verändernden gesellschaftlichen System. Es sind dann Rahmenbedingungen zu schaffen, die es allen Menschen ermöglicht, soziale Teilhabe zu erreichen. Die begriffliche Nutzung von Exklusion erfolgte zur Beschreibung bei „kritischen Soziallagen, Marginalisierungsphänomenen und Ausgrenzungsprozessen in der Gegenwartsgesellschaft" (ebd.). Die Gefahr von Exklusion für das Individuum ist gleichzeitig eine Möglichkeit zur Inkludierung in das System Soziale Arbeit, d.h. damit wird professionelle soziale Unterstützung zur weiteren Inklusion wieder ermöglicht (Eikelmann et al. 2005, 664). Allerdings bleibt die Nutzung des Duals Inklusion und Exklusion im Hinblick auf soziale Ungleichheit nicht ohne Kritik. Hillebrandt (2004, 126) sieht ein Missverständnis in der Bewertung von sozialer Teilhabe mit dem Begriff Exklusion, da hier kein „Entweder-oder-Verhältnis" gemeint ist, sondern im Sinne Luhmanns beide Formen immer gleichzeitig beim Verhältnis Mensch und Gesellschaft vorkommen und man niemals komplett in Teilsysteme inkludiert sein kann. Somit ist Exklusion nicht automatisch die negative Kehrseite der Medaille Inklusion/Exklusion (ebd.).

---

25 Und damit verbunden der Verlust von Autonomie.

4.5.1.2 Integration und Desintegration

Integration von Menschen geht von einer „vorgegebenen Gesellschaft" und sozialen Netzwerken aus, in die von außen integriert werden kann (Kronauer 2010, 56). Seit den 1970er Jahren hat sich die öffentliche Aufmerksamkeit über die Lebenssituationen von chronisch kranken und behinderten Menschen nicht zuletzt durch vermehrt eigene Aktivitäten erhöht (Hermes 2007). Im Zuge der gesellschaftlichen demokratischen Entwicklungen wurde der bisherige segregative Umgang mit behinderten und erkrankten Menschen durch Bürgerrechtsbewegungen heftig kritisiert und durch ein Paradigma der Integration ersetzt. Der Zugang zur sozialen Teilhabe wurde wesentlich durch eigenes couragiertes Handeln der Betroffenen verbessert.

Diese Entwicklung auf dem Gebiete der Selbstorganisation und Selbstvertretung (self- advocacy) ist unzweifelhaft ein Empowerment-Zeugnis, das Menschen mit Behinderungen als „Experten in eigener Sache" ausweist, wie die Errungenschaften der Betroffenen-Bewegungen deutlich belegen (Theunissen 2002, 4).

Die problemorientierte und medizinalisierte Sicht auf Behinderung wurde durch den Wunsch nach stärkerer Autonomie, sozialer Teilhabe der Betroffenen und durch vermehrte Ressourcenorientierung erweitert. Kleve (2004, 170) und Münch (2004, 72ff.) verweisen auf die Bedeutung der Ausarbeitung des AGIL-Schemas durch Talcott Parsons zur theoretischen Erklärung von Integrationsprozessen. Hinter der Abkürzung verbergen sich:

- *Adaption.* Anpassung eines Systems an die Umwelt und „instrumentelle Handlungsorientierung" (Münch 2004, 72). Der Zustand nach einem Schlaganfall führt zur Notwendigkeit, sich mit den nun verbleibenden Ressourcen an die Umweltbedingungen anzupassen.
- *Goal attainment.* Die Definition und das Erreichen von verbindlichen Zielen. Schlaganfallpatientinnen und -patienten müssen ihre Handlungsoptionen neu definieren und bestimmte Fertigkeiten zur Substitution verloren gegangener Befähigungen erlernen.
- *Integration.* Die Fähigkeit eines Systems soziales Handeln einzubinden und Kohäsion herzustellen. D.h. der Betroffene integriert sich kommunikativ und konstruktiv in seine soziale Umwelt und isoliert sich nicht.
- *Latent pattern maintenance.* Die Fähigkeit des Systems, grundlegende Strukturen und Normen aufrechtzuerhalten, um sich von der Umwelt abgrenzen zu können. So sollten vom Schlaganfallpatienten Normerwartungen an ihn als chronisch kranker Mensch dauerhaft erfüllt werden, bspw. durch Akzeptanz der medizinischen und rehabilitativen Behandlung.

Mit diesem Modell kann grundsätzlich systematisiert werden, welche Funktionen in einem System erfüllt sein sollten, damit der Bestand des Systems gesichert werden kann. Für die Soziale Arbeit ist die alleinige Nutzung des Integrationsbegriffes zur Ermöglichung sozialer Teilhabe bei Schlaganfallpatientinnen und -patienten nicht mehr zeitgemäß, da damit eine starke Orientierung an den gesellschaftlichen Normen erfolgt, ohne diese Wertorientierungen in Frage zu stellen (vgl. Kleve 2005, 2).

4.5.1.3 Kombination

Die Argumentation der kombinierten Nutzung der Begriffspaarungen Inklusion/Exklusion und Integration/Desintegration weist auf *Jürgen Habermas* und seinen dualistischen Gesellschaftsbegriff von Lebenswelt und System hin (Lambers 2013, 189; Kleve 2004, 182ff.).

Lebenswelt und Systeme reproduzieren sich nach je eigenen Gesetzmäßigkeiten [...] Ohne die kommunikativ erzeugten Bindungsressourcen der Lebenswelt verselbständigen sich die systemischen Prozesse [...] und sprengen die Integrationskraft der Gesellschaft (Münch 2004 293).

Aus Sicht handelnder Menschen ist der Ort des sozialen Handelns die „alltägliche Lebenswelt" (ebd.). Habermas Begriff der Lebenswelt mit Herleitung aus der Phänomenologie im Sinne Alfred Schütz beinhaltet die Schwerpunktsetzung auf Kommunikation. Zugang zur Lebenswelt ergibt sich somit aufgrund der aktiven Teilnahme an sozialen Interaktionen (Habermas 1981, 164–165). Die Lebensweltorientierung im Kontext Sozialer Arbeit rückt den Alltag von Klienten in den Vordergrund, um vor Ort angemessene Strategien zur Überwindung sozialer Probleme zu initiieren (Galuske 2007, 142; Thiersch 1993, 12). Lebensweltorientierung sollte somit die Interessen ihres Klientels berücksichtigen und nach außen vertreten werden, um die Partizipation zu ermöglichen. Entscheidungsprozesse bezüglich der weiteren Versorgung sind für Schlaganfallpatientinnen und -patienten nicht unbedingt aufgrund der hohen sozialrechtlichen Komplexität durchschaubar. Durch Soziale Arbeit sollte durch gelingende Kooperationen und Koordination zwischen Patient, Kosten- und Leistungsträgern wie auch dem persönlichen Netzwerk eine erhöhte lebensweltorientierte Unterstützung und Teilhabe ermöglicht werden (vgl. Thiersch 1993, 21ff.). Zur differenzierten Betrachtung von sozialer Teilhabe in dieser Studie erscheint die Darstellung des Zusammenspiels zwischen den beiden Dualen Inklusion/Exklusion und Integration/Desintegration nach Kleve (2004, 184) besonders praktikabel zu sein.

Abbildung 13: Kombination Sozialer Teilhabe System und Lebenswelt
(eigene Darstellung)

A Inklusion / Integration	**B Inklusion / Desintegration**
• Maximum sozialer Teilhabe, Schlaganfallbetroffene erfahren Einbindung in ihre persönliche Lebenswelt und in die notwendigen Funktionssysteme	• Eingebunden in Funktionsysteme wie Krankenversorgung und Sozialversicherung, aber lebensweltorientiert desintegriert durch z.B. fehlende Unterstützungspersonen und soziales Netzwerk
C Exklusion / Integration	**D Exklusion / Desintegration**
• Mangelnde Einbindung in Sozialsicherungssysteme und unterstützende Institutionen und Organisationen, aber ausreichende persönliche Unterstützung über das eigene soziale Netzwerk	• Minimum sozialer Teilhabe: Mangelnde Einbindung des Schlaganfallpatienten in Sozialsicherungssysteme und unterstützende Institutionen und Organisationen und mangelnde persönliche Unterstützung über das eigene soziale Netzwerk

4.5.2   ICF[26]: Internationale Klassifikation der Funktionsfähigkeit, Behinderung und Gesundheit

Die ICF ist eine „Mehrzweckklassifikation" (DIMDI 2005, 11; vgl. Bickenbach, Cieza, Rauch & Stucki 2012; Ewert, Freudenstein & Stucki 2008, 600) für unterschiedliche disziplinäre und anwendungsbezogene Bereiche im Gesundheitswesen. Ziel ist es, ein wissenschaftliches Fundament zum besseren Verständnis unterschiedlicher Faktoren, die auf die Gesundheit Einfluss haben, zu liefern. Zur Verbesserung der Kommunikationsstrukturen zwischen „Fachleuten im Gesundheitssystem", Wissenschaftlern, „Politikern und der Öffentlichkeit" ist die Verwendung eines gemeinsamen Codes bzw. „Sprache" (ebd.) durch die ICF möglich. Somit sind auch Vergleichsmöglichkeiten und Datenaustausch zwischen verschiedenen Staaten, beruflichen „Disziplinen im Gesundheitswesen" und auf der Zeitachse erreichbar. Im Vordergrund steht ein funktionaler Gesundheitsbegriff, der die Interaktion zwischen erkrankter Person und ihrer Umwelt berücksichtigt (Ewert, Freudenstein & Stucki 2008, 601).

Gleichzeitig ist ein System zur Verschlüsselung analog zum ICD 10 geschaffen worden, das Möglichkeiten zur weiteren Entwicklung offen lässt. Gleichwohl ist die ICF für Schuntermann (2003, 56) nicht als „Klassifikation funktionaler Diagnosen" zu sehen, sondern dient als Fundament zur weiteren

---

26 International Classification of Functioning, Disability and Health.

Entwicklung von Assessmentverfahren. Weis (2004, 14) sieht in der aktuellen Praxis für Soziale Arbeit noch wenig Handlungsmöglichkeiten für den Einsatz der Klassifikation, benennt aber auch die möglichen Vorteile, die sich bei zukünftiger Beschäftigung mit der ICF ergeben. Die interdisziplinäre Sichtweise ist ebenso benannt wie partizipatorische Berücksichtigung von Betroffenen, aber auch der Blick auf „Umwelt- und Kontextfaktoren" (ebd.) mit Integration von Klinischer Sozialarbeit in Projektplanungen.

Mit der Klassifikation wird ein biopsychosoziales Krankheits- bzw. Gesundheitsmodell eingeführt (Ewert, Freudenstein & Stucki 2008, 60; DIMDI 2005, 26). Neben den klassischen Professionen des Gesundheitsbereiches wird auch explizit Soziale Arbeit im Kontext eines Fachzuganges benannt (DIMDI 2005, 133). Die Klassifikation untergliedert sich in die Bereiche Körperfunktionen, Körperstrukturen, Aktivitäten und Partizipation sowie Umweltfaktoren und personenbezogene Faktoren. Für Schlaganfallbetroffene gilt, dass in jedem Kapitel Beschreibungen zu Einschränkungen oder Ressourcen möglich sind. Damit wird eine „systematische Erfassung" der Krankheitsfolgen standardisiert (Ewert, Freudenstein & Stucki 2008, 606).

Abbildung 14: Bio-psycho-soziales Modell (vgl. Schuntermann 2003, 56)

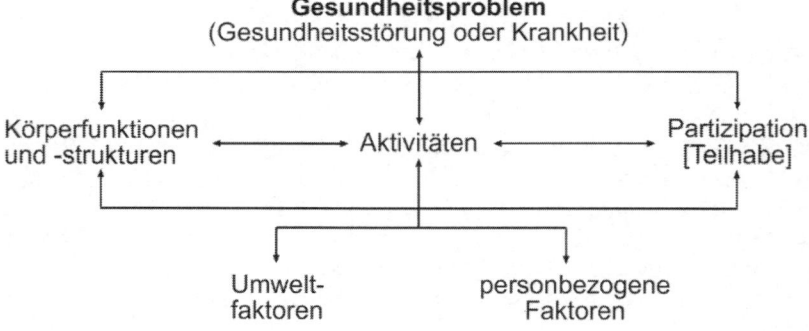

Zur Gliederung gehören folgende Kapitel (DIMDI 2005, 32–33).

4.5.2.1 Klassifikation Körperfunktion

Kapitel 1: Mentale Funktionen
Kapitel 2: Sinnesfunktionen und Schmerz
Kapitel 3: Stimm- und Sprechfunktionen
Kapitel 4: Funktionen des kardiovaskulären, hämatologischen, Immun- und Atmungssystems
Kapitel 5: Funktionen des Verdauungs-, des Stoffwechsel- und des endokrinen Systems
Kapitel 6: Funktionen des Urogenital- und reproduktiven Systems

Kapitel 7: Neuromuskuloskeletale und bewegungsbezogene Funktionen
Kapitel 8: Funktionen der Haut und der Hautanhangsgebilde

Die Beurteilungsmerkmale mit „negativer Skala" dienen der Benennung des Schädigungsausmaßes. So finden sich für die Körperfunktionseinschätzung folgende Graduierungen (DIMDI 2005, 51).

xxx.0 Schädigung nicht vorhanden (ohne, kein, unerheblich ...) 0–4%
xxx.1 Schädigung leicht ausgeprägt (schwach, gering ...) 5–24%
xxx.2 Schädigung mäßig ausgeprägt (mittel, ziemlich ...) 25–49%
xxx.3 Schädigung erheblich ausgeprägt (hoch, äußerst ...) 50–95%
xxx.4 Schädigung voll ausgeprägt (komplett, total ...) 96–100%
xxx.8 nicht spezifiziert
xxx.9 nicht anwendbar

4.5.2.2 Klassifikation der Körperstrukturen

Kapitel 1: Strukturen des Nervensystems
Kapitel 2: Das Auge, das Ohr und mit diesen in Zusammenhang stehende Strukturen
Kapitel 3: Strukturen, die an der Stimme und dem Sprechen beteiligt sind
Kapitel 4: Strukturen des kardiovaskulären, des Immun- und des Atmungssystems
Kapitel 5: Mit dem Verdauungs-, Stoffwechsel und endokrinen System in Zusammenhang stehende Strukturen
Kapitel 6: Mit dem Urogenital- und dem Reproduktionssystem im Zusammenhang stehende Strukturen
Kapitel 7: Mit der Bewegung in Zusammenhang stehende Strukturen
Kapitel 8: Strukturen der Haut und Hautanhangsgebilde

Die Beurteilungsraster sind identisch mit den Körperfunktionen.

4.5.2.3 Klassifikation der Aktivitäten und Partizipation

Kapitel 1: Lernen und Wissensanwendung
Kapitel 2: Allgemeine Aufgaben und Anforderungen
Kapitel 3: Kommunikation
Kapitel 4: Mobilität
Kapitel 5: Selbstversorgung
Kapitel 6: Häusliches Leben
Kapitel 7: Interpersonelle Interaktionen und Beziehungen
Kapitel 8: Bedeutende Lebensbereiche
Kapitel 9: Gemeinschafts-, soziales und staatsbürgerliches Leben

Die Beurteilungsmerkmale sind so integriert, dass „alle Lebensbereiche" (DIMDI 2005, 95) Berücksichtigung finden können. Die beiden Beurteilungsmerkmale der „Aktivitäten- und Partizipationskomponente" sind das Merkmal der „Leistung" und das Merkmal der „Leistungsfähigkeit" (ebd.).

Das Beurteilungsmerkmal der Leistung beschreibt, was ein Mensch in seiner gegenwärtigen, tatsächlichen Umwelt tut. Weil die gegenwärtige, tatsächliche Umwelt seinen sozialen Kontext umfasst, kann unter Leistung auch das „Einbezogensein in eine Lebenssituation" oder die „gelebte Erfahrung" von Menschen in ihrem derzeitigen Kontext, in welchem sie leben, verstanden werden. Dieser Kontext umfasst die Umweltfaktoren: alle Aspekte der materiellen, sozialen und einstellungsbezogenen Welt, die mit der Komponente der Umweltfaktoren kodiert werden können. Das Beurteilungsmerkmal der Leistungsfähigkeit beschreibt die Fähigkeit eines Menschen, eine Aufgabe oder eine Handlung durchzuführen. Dieses Beurteilungsmerkmal beschreibt das höchst mögliche Niveau der Funktionsfähigkeit, das ein Mensch in einer bestimmten Domäne zu einem bestimmten Zeitpunkt erreichen kann (DIMDI 2005, 95).

xxx.0 Problem nicht vorhanden (ohne, kein, unerheblich ...) 0–4%

xxx.1 Problem leicht ausgeprägt (schwach, gering ...) 5–24%

xxx.2 Problem mäßig ausgeprägt (mittel, ziemlich ...) 25–49%

xxx.3 Problem erheblich ausgeprägt (hoch, äußerst ...) 50–95%

xxx.4 Problem voll ausgeprägt (komplett, total ...) 96–100%

xxx.8 nicht spezifiziert

xxx.9 nicht anwendbar

4.5.2.4   Klassifikation der Umweltfaktoren

Kapitel 1: Produkte und Technologien
Kapitel 2: Natürliche und vom Menschen veränderte Umwelt
Kapitel 3: Unterstützung und Beziehungen
Kapitel 4: Einstellungen
Kapitel 5: Dienste, Systeme und Handlungsgrundsätze

Die hier dargestellten Beurteilungsmerkmale geben das Ausmaß der jeweiligen Faktoren bezüglich Förderfaktor oder Barriere an (DIMDI 2005, 122–123). Unter Barrieren ist in der ICF das Fehlen oder Vorhandensein von Einflüssen auf die „Funktionsfähigkeit" des Menschen zu verstehen und somit wird außerdem „Behinderung" konstruiert (ebd.). Dies umfasst auch die fehlende Möglichkeit, an der „materiellen Umwelt" zu partizipieren oder auch die fehlende Infrastruktur hinsichtlich technischer, sachlicher oder persönlicher Hilfen und Dienste. Die Unterteilung von Umweltfaktoren in Förder- oder Barrierefaktor kann jeweils begründet werden.

In Bezug auf Förderfaktoren sollte der Kodierer Sachverhalte wie Zugang zu Ressourcen, dessen Qualität usw. berücksichtigen. Im Fall einer Barriere könnte es wichtig sein, wie häufig ein Faktor eine Person beeinträchtigt, ob die Beeinträchtigung groß oder klein bzw. vermeidbar ist oder nicht. Es sollte auch berücksichtigt werden, ob ein

Umweltfaktor infolge seiner Anwesenheit eine Barriere darstellt (z.B. negative Einstellungen gegenüber Menschen mit Behinderungen) … In einigen Fällen können unterschiedliche Umweltfaktoren zu einem einzigen Begriff zusammengefasst werden, wie zu „Armut", „Entwicklung", „ländlicher Rahmen", „städtischer Rahmen" oder „Sozialkapital" (DIMDI 2005, 123).

Barrieren

xxx.0 Barriere nicht vorhanden (ohne, kein, unerheblich …) 0-4%

xxx.1 Barriere leicht ausgeprägt (schwach, gering …) 5–24%

xxx.2 Barriere mäßig ausgeprägt (mittel, ziemlich …) 25–49%

xxx.3 Barriere erheblich ausgeprägt (hoch, äußerst …) 50–95%

xxx.4 Barriere voll ausgeprägt (komplett, total …) 96–100%

xxx.8 Barriere nicht spezifiziert

xxx.9 nicht anwendbar

Förderfaktoren

xxx+0 Förderfaktor nicht vorhanden (ohne, kein, unerheblich …) 0–4%

xxx+1 Förderfaktor leicht ausgeprägt (schwach, gering …) 5–24%

xxx+2 Förderfaktor mäßig ausgeprägt (mittel, ziemlich …) 25–49%

xxx+3 Förderfaktor erheblich ausgeprägt (hoch, äußerst …) 50–95%

xxx+4 Förderfaktor voll ausgeprägt (komplett, total …) 96–100%

xxx+8 Förderfaktor nicht spezifiziert

xxx+9 nicht anwendbar

Tabelle 7: Grundzüge der ICF (DIMDI 2005, 5)

	ICF
Konzept	Konzept der funktionalen Gesundheit (Funktionsfähigkeit)
Grundmodell	bio-psycho-soziales Modell der Komponenten von Gesundheit.
Orientierung	Ressourcen- und defizitorientiert: Es werden Bereiche klassifiziert, in denen Behinderungen auftreten können. Es können unmittelbar positive und negative Bilder der Funktionsfähigkeit erstellt werden.
Behinderung	formaler Oberbegriff zu Beeinträchtigungen der Funktionsfähigkeit unter expliziter Bezugnahme auf Kontextfaktoren.
Grundlegende Aspekte	– Körperfunktionen und -strukturen. Störungsbegriff: Schädigung, Funktionsstörung, Strukturschaden) – Aktivitäten. Störungsbegriff: Beeinträchtigung der Aktivität – Partizipation [Teilhabe]. Störungsbegriff: Beeinträchtigung der Partizipation [Teilhabe]
Soziale Beeinträchtigung	Partizipation [Teilhabe] und deren Beeinträchtigung definiert als Wechselwirkung zwischen dem gesundheitlichen Problem (ICD) einer Person und ihren Umweltfaktoren.
Umweltfaktoren	Umweltfaktoren sind integraler Bestandteil des Konzepts und werden klassifiziert.
Personenbezogene Faktoren	werden explizit erwähnt, aber nicht klassifiziert.
Anwendungsbereich	nur im gesundheitlichen Kontext

Problematisch ist das Verhältnis zwischen Effizienz in der praktischen Anwendung und Vollständigkeit der erhobenen Daten, d.h. die über 1424 Items der ICF in jedem Einzelfall zu erheben, würde aus Zeit- und Kostengründen auf wenig Akzeptanz in der Praxis treffen. „Das optimale Gleichgewicht zwischen Komplexität und Praktikabilität muss noch gefunden werden" (Ewert, Freudenstein & Stucki 2008, 600). Auch ist die Darstellung von möglichen personenbezogenen Risiken und Potentialen nicht direkt abbildbar, da es schon zu einer gesundheitlichen Beeinträchtigung gekommen sein muss (ebd.).

Zur Effizienzverbesserung gibt es zunehmend Bemühungen, einzelnen gesundheitlichen Störungen, professionsbezogene und bereichsbezogene (akute, postakute und langzeitorientierte Versorgung) relevante Items zuzuordnen und damit Core Sets zu entwickeln (Ptyushkin, Selb & Cieza 2012, 21). Dazu hat sich international durchgesetzt, standardisiert und prozessorientiert bestimmte Phasen zu durchlaufen (Ptyushkin et al. 2012, 23).

1. *Vorbereitungsphase*: dazu zählen empirische „Multi-Center Studien", systematische Literatursichtung, qualitative Studien und Expertenbefragungen.
2. *Entscheidungsphase*: Auf internationaler Ebene wird im Rahmen einer ICF-Konsensus-Konferenz eine erste Version eines ICF Core Sets verabschiedet.
3. *Validierungsphase*: Die erste Version wird dauerhaft durch unterschiedliche evaluative Forschungsmethoden validiert.

Mit den entwickelten Core Sets soll die praktische Nutzung und Analyse der Funktionsfähigkeit vereinfacht werden. Um die ICF anwendungsbezogen akzeptieren und nutzen zu können, muss daher eine systematische Bezugnahme zu schon validierten Messverfahren erfolgen. Die Entwicklung eines Core Sets für den Schlaganfall findet seit 2004 statt (Geyh et al. 2004, 135ff.; Ptyushkin et al. 2012, 25). Insgesamt besteht das Core Set aus 41 Items zu Körperfunktionen, 5 Items zu Körperstrukturen, 51 Items zu Aktivitäten und Teilhabe und 34 Items zu Umweltfaktoren.

In dieser Studie ist auch von Interesse, ob die beschriebenen Teilhabeaspekte von Schlaganfallpatientinnen und -patienten sowie Angehörigen im Vergleich mit dem umfassenden Langzeit Schlaganfall Core Set (vgl. Bickenbach et al. 2012) Übereinstimmungen und Abweichungen aufweisen. Insbesondere das Kapitel über Aktivitäten und Teilhabe ist in Verbindung mit der Ausgangsfrage nach sozialen Teilhabeeinschränkungen im besonderen Fokus (Scott, Phillips, Johnston, Whyte & MacLeod 2012, 2).

4.5.3 Rechtliche Perspektive

Menschen sind mit ihren Handlungen in soziale und rechtliche Bezüge eingebunden. Somit wird soziales Leben individuell aktiv gestaltet und der Einzelne rechtlich in Lebenssituationen eingebunden. Durch die unterschiedlichen Rollen, bspw. als Familienmitglied, als Arbeitnehmerin oder Arbeitnehmer, als Studierende, etc., ergibt sich die Möglichkeit, Anerkennung und positive Lebensgefühle zu erfahren. Die rechtliche Grundlage für Selbstbestimmung und soziale Teilhabe behinderter und von Behinderung bedrohter Menschen findet sich im Neunten Sozialen Gesetzbuch (SGB IX) und beschreibt den Rechtsanspruch zur Rehabilitation und Teilhabe (vgl. BMJ 2013). Nachdem das vorherige Schwerbehindertengesetz modifiziert wurde, kam es zu einem Paradigmenwechsel mit einem neuen Fokus auf die Verbesserung der Partizipationsmöglichkeit am „gesellschaftlichen Leben" und Reduzierung von gesellschaftlichen Faktoren, die „Chancengleichheit" verhindern (BAR 2006, 5–6).

Anstelle von Divergenz und Unübersichtlichkeit hat das SGB IX Bürgernähe und verbesserte Effizienz auf der Basis eines gemeinsamen Rechts und einer einheitlichen Praxis der Rehabilitation und der Behindertenpolitik geschaffen (ebd.).

Dieser veränderte politische Umgang mit behinderten Menschen steht im Zusammenhang mit der Einführung der Internationalen Klassifikation der Funktionsfähigkeit, Behinderung und Gesundheit (ICF) der Weltgesundheitsorganisation (WHO). Die folgenden Rechtsnormen zur Teilhabeförderung haben als „unmittelbar geltendes Recht" Geltung für andere Sozialgesetzbücher (BAR 2006, 6; Storr 2011, Leitziffer 350):

- Einheitliche Definition Behinderung (§2 SGB IX),
- Vorrang von Prävention (§3 SGB IX),
- Vorrang von Leistungen zur Teilhabe vor Rentenleistungen (§8 SGB IX),
- Koordinierung der Leistungen / Zusammenwirken der Leistungen (§§10, 11 SGB IX),
- Zusammenarbeit der Rehabilitationsträger, insbesondere durch gemeinsame Empfehlungen (§§ 12, 13 SGB IX); §13 (2) Nr. 10 SGB IX regelt insbesondere die Zusammenarbeit der Rehabilitationsträger mit „Sozialdiensten und vergleichbaren Stellen",
- Gemeinsame Grundsätze zur Qualitätssicherung (§20 SGB IX),
- Gemeinsame Servicestellen (§22 ff SGB IX),
- Förderung der Selbsthilfe (§ 29SGB IX).

Im §4 SGB IX sind die Leistungen zur sozialen Teilhabe konkret beschrieben:

(1) Die Leistungen zur Teilhabe umfassen die notwendigen Sozialleistungen, um unabhängig von der Ursache der Behinderung
1. die Behinderung abzuwenden, zu beseitigen, zu mindern, ihre Verschlimmerung zu verhüten oder ihre Folgen zu mildern,
2. Einschränkungen der Erwerbsfähigkeit oder Pflegebedürftigkeit zu vermeiden, zu überwinden, zu mindern oder eine Verschlimmerung zu verhüten sowie den vorzeitigen Bezug anderer Sozialleistungen zu vermeiden oder laufende Sozialleistungen zu mindern,
3. die Teilhabe am Arbeitsleben entsprechend den Neigungen und Fähigkeiten dauerhaft zu sichern [...],

4. die persönliche Entwicklung ganzheitlich zu fördern und die Teilhabe am Leben in der Gesellschaft sowie eine möglichst selbständige und selbstbestimmte Lebensführung zu ermöglichen oder zu erleichtern.

(2) Die Leistungen zur Teilhabe werden zur Erreichung der in Absatz 1 genannten Ziele nach Maßgabe dieses Buches und der für die zuständigen Leistungsträger geltenden besonderen Vorschriften neben anderen Sozialleistungen erbracht. Die Leistungsträger erbringen die Leistungen im Rahmen der für sie geltenden Rechtsvorschriften nach Lage des Einzelfalls so vollständig, umfassend und in gleicher Qualität, dass Leistungen eines anderen Trägers möglichst nicht erforderlich werden (Storr 2011, Leitziffer 350).

Die Partizipationsmöglichkeiten des Menschen am gesellschaftlichen Leben stehen somit im Mittelpunkt der Definition im Sozialgesetzbuch. Demnach sind Leistungen zur Teilhabe an der Gesellschaft gegenüber reinen Versorgungsleistungen vorrangig (§8 SGB IX) zu behandeln. Im Fokus steht nicht das Gesundheitsproblem, sondern die komplexen Wechselwirkungen zwischen Mensch und seinen Umweltfaktoren. Integration in das Arbeitsleben, Leistungsansprüche zur medizinischen Rehabilitation und Partizipation im Gemeinschaftsleben können über die „notwendigen medizinischen, psychologischen und pädagogischen Hilfen" erreicht oder gesichert werden (BAR 2006, 8). Schlaganfallbetroffene mit einem Schwerbehindertenstatus haben somit einen Rechtsanspruch auf diese Leistungen. Dazu gehören auch:

- Unterstützungshilfen bei der „Krankheits- und Behinderungsverarbeitung".
- Selbsthilfeoptimierung durch Transparenz der Unterstützung.
- Vermittlung an regionale Beratungsstellen.
- Unterstützung zur „seelischen Stabilisierung".
- Aufbau sozialer Kompetenzen, z.B. „Training lebenspraktischer Fähigkeiten" sowie Motivationsarbeit zur Nutzung von Leistungsinhalten der verschiedenen Sozialen Gesetzbücher (ebd.).
- „Information und Beratung" für Angehörige und Partner mit Einverständnis der behinderten Person (ebd.).

4.6   Zusammenfassung theoretischer Rahmen

Die Einbindung von theoretischen Grundlagen sozialer Determinanten dient dem besseren Verständnis der Lebenssituation von Menschen mit erlittenem Schlaganfall und ihren Angehörigen. Die theoretische Annäherung an das *soziale Netzwerk* mit den darin enthaltenen Aspekten *sozialer Unterstützung* und *Belastung* führen zu der Frage, wie sich für die einzelne Person interaktive Investitionen in soziale Netzwerke langfristig auswirken können. Daher ist auch die Interaktionsqualität zwischen verschiedenen Menschen bedeutungsvoll, wenn es um mögliche Hilfen nach einem so schwerwiegenden Ereignis wie dem Schlaganfall geht. Hier geben uns die Theorien des *Sozialen Kapitals* mögliche Erklärungsansätze zum besseren Verständnis, wie Ressourcen für Schlaganfallbetroffene aktiviert werden können. Früchtel et al. (2007, 96) weisen darauf hin, dass es ein professionelles Anliegen[27] sein muss, „die Potenziale, die im Netzwerk stecken, ausfindig zu machen", damit Problemlagen entgegengewirkt werden kann. Dort, wo existierende Netze nicht ausreichen oder nicht anschlussfähig sind, können neue Netzwerke geknüpft werden. Wenn es zu Reduzierungen von sozialer Unterstützung und dem Verlust von Freundschaften und Bekanntschaften bei Schlaganfallbetroffenen kommt, ist damit unter Umständen die Entstehung von *sozialen Problemen* verbunden, die dann auch neue Anpassungen der betroffenen Menschen an ihre Umweltbedingungen erforderlich machen.

Das ökosoziale Paradigma hilft zur Erklärung möglicher Transitions- und Copingprobleme von Schlaganfallbetroffenen, die dann letztlich in ihrer *sozialen Teilhabe* beeinträchtigt sein können. Eingeschränkte *Grundfähigkeiten* zur Gestaltung eines *gelingenden Lebens* haben Reaktionen der Betroffenen und Umwelt zur Folge. Damit verbunden ist zu zeigen, wie Teilhabeaspekte sowie bio-psycho-soziale Probleme und Ressourcen durch die Internationale Klassifikation der Funktionsfähigkeit, Behinderung und Gesundheit (*ICF*) systematisch erfasst werden können. Die Unterscheidung in System- und Lebensweltbezüge ermöglicht praxisorientiert zu verstehen, wie individuelle *Inklusions- bzw. Integrationsbedarfe und -bedürfnisse* nach einem Schlaganfall aussehen. Die Offenlegung „eigener Fähigkeit und Ressourcen" kann das Selbstwertgefühl von Schlaganfallbetroffenen stärken und damit ist die theoretisch begründete praktische soziale Netzwerkarbeit auch eine bedeutsame „soziale Identitätsarbeit" (Straus und Höfer 1998, 81). Eng verwoben mit der Netzwerkarbeit ist der Grundsatz des *Empowerment*, d.h. sie beinhaltet den Versuch, Menschen zu befähigen, ihr Leben nach eigenen Zielen zu verwirklichen unter Berücksichtigung ihrer sozialen Netzwerke (Straus und Höfer 1998, 82). Theoretische Grundlagen zur Stärkung sozialer Netzwerke finden sich bereits in den Werken von Mary Richmond (1861–1928). In ihrem Buch „What is Social Case Work?" beschreibt sie anhand von sechs Fallvignetten die Notwendigkeit „Einsichten in Person-Umwelt-Verhältnisse sowie (direkte) personale und (indirekte) umweltbezogene Einflussnahme" zu gewinnen (*Richmond* 1922, 255, zit. in Lambers 2013, 47). Die Darstellung relevanter Theorien zur Erklärung der veränderten sozialfokussierten Lebenssituationen von Schlaganfallbetroffenen und ihren Angehörigen dient dem besseren Verständnis der Forschungskonzeption und schafft somit die Möglichkeit, Erkenntnisse und Phänomene später begrifflich zuzuordnen.

---

27 Im Sinne professioneller Sozialer Arbeit.

5 Stand der Forschung

Um einen Überblick über forschungsbasierte Erkenntnisse zum Thema zu erhalten, wurden systematisch in Datenbanken wie *Medline, Pubmed* und *Bibliothekskatalogen* der Christian-Albrechts-Universität Kiel, des Universitätsklinikums Schleswig-Holstein, der Fachhochschule Kiel, der elektronischen Zeitschriftenbibliothek (*EZB*) und des Gemeinsamen Verbundkataloges (*GVK*) zum Thema Schlaganfall und soziale Teilhabe recherchiert. Dazu wurden unterschiedliche Wortkombinationen von Suchbegriffen in Deutsch und Englisch eingegeben und Limits zur Suchbeschränkung eingefügt. Berücksichtigt wurden nur englisch- und deutschsprachige Artikel. Die Begutachtung der Abstracts führte dann zur Entscheidung zur Aufnahme als Referenzliteratur. Insgesamt wurden somit 482 Artikel und Buchbeiträge über ein Literaturverwaltungsprogramm gesammelt und systematisch nach theoretischen und inhaltlichen Gesichtspunkten geordnet.

Ein Blick auf die Förderungsstruktur der Deutschen Forschungsgemeinschaft[28] (DFG) offenbart, dass es von 2006 bis Mai 2013 insgesamt einhundertachtzehn geförderte Forschungsprojekte zum Thema Schlaganfall gab, die alle ausschließlich der biomedizinischen Forschung zuzurechnen sind. Insgesamt ist die Forschung über soziale Folgen und Aspekte nach einem Schlaganfall in Deutschland im Vergleich zur medizinischen und psychologischen Forschung stark unterrepräsentiert.

Mögliche soziale Konsequenzen für Schlaganfallpatientinnen und -patienten im erwerbsfähigen Alter wurden in einem systematischen Review durch Analyse von 78 quantitativen und neun qualitativen internationalen Studien gesichtet (Daniel, Wolfe, Busch & McKevitt 2009, 431ff.). In den wenigen Studien, die weitere Partizipationsaspekte abgesehen von der Rückkehr ins Erwerbsleben berücksichtigen, gibt es für die Autoren Hinweise auf negative Konsequenzen für folgende Bereiche (2009, 435).

- *Familienbeziehungen*: Insgesamt beschreiben 13 Studien Folgen der Erkrankung für familiäre Beziehungen. Die Studien beschäftigen sich psychologisch orientiert mit Ehe- bzw. Partnerschaftsproblemen aufgrund des Schlaganfalles einschließlich Trennung und Scheidung bzw. fokussieren mögliche Auswirkungen für Kinder von Schlaganfallpatientinnen und -patienten.
- *Sexuelle Beziehungen*: Zehn Studien untersuchten die Auswirkungen eines Schlaganfalls auf die sexuellen Beziehungen mit übereinstimmenden Hinweis auf deutliche Reduzierung des Intimlebens (vgl. auch Korpelainen, Nieminen, Myllylä 1999, 716).

---

28 Recherchiert unter: http://gepris.dfg.de/.

- *Finanzen*: Elf Studien beschäftigten die Auswirkungen des Schlaganfalls auf ihren finanziellen Status (vgl. Nowotny et al. 2004, 580).
- *Soziale Freizeitaktivitäten*: Neun Studien berichteten über Folgen der Erkrankung auf die sozialen Freizeitaktivitäten und lassen auch hier deutliche Reduzierungen erkennen.

Daniel et al. (2009, 348) kommen zu dem Schluss, dass ein Schwerpunkt der Partizipationsforschung beim Erwerbsleben liegt.

The predominance of studies focusing on the impact of stroke on work participation is understandable from both a societal and individual perspective.

Hinsichtlich der Zielsetzung für Schlaganfallbetroffene in Rehabilitationsverfahren kommt eine qualitative Studie aus Schweden zu dem Ergebnis, dass die positiven Erwartungen von Betroffenen zur Rückkehr in die Erwerbsarbeit mit der eigenen Motivation und Bewertung der Körperfunktionseinschränkungen sowie sozialer Unterstützung zusammenhängen (Medin, Barajas & Ekberg 2005, 1051). Die unterschiedlichen Wahrnehmungen bezüglich sozialer Teilhabe bei Schlaganfallbetroffenen und Personen, die für sie stellvertretend handeln[29], sind bei Poulin und Desrosiers (2008, 28ff.) in Kanada unter Nutzung des Life Habits Questionaire (LIFE-H 3.1.) erhoben worden. Dabei zeigen sich deutliche Unterschiede in der Gestaltung von Aktivitäten des täglichen Lebens und der Bewertung veränderter sozialer Rollen. Die letztere Problematik ist auch beschrieben in einer qualitativen Studie (USA) von Lynch, Butt, Heinemann, Victorson, Nowinski, Perez & Cella 2008, 518ff.). Hauptthemen in den Fokusgruppen waren demnach Fragestellungen sozialer Unterstützung, Coping-Aspekte der Betroffenen, Kommunikation, Unabhängigkeit und Rollenveränderungen bei Betroffenen und Angehörigen. In den Niederlanden kommen Jansen, Schepers, Visser-Meily und Post (2012, 47–50) in ihrer prospektiven Kohortenstudie mit 190 Schlaganfallpatientinnen und -patienten zu dem Ergebnis, dass soziale Aktivitäten im häuslichen Bereich, Hobbys und Erwerbsarbeit und Außenaktivitäten sich nach einem und drei Jahren nach dem Schlaganfall nicht mehr wesentlich unterscheiden und sich daher der professionelle medizinische Fokus auf das postakute Jahr konzentrieren sollte (50).

Die kaum vorhandene Inanspruchnahme zwischen 0 und 13% von professionellen Unterstützungsangeboten von Menschen mit erlittenem Schlaganfall und ihren Angehörigen nach sechs und zwölf Monaten ist ein wesentliches Ergebnis der Studie von Schlote, Poppendick, Möller, Wessel, Wunderlich und Wallesch (2007, 136). Dabei zeigt sich aber, dass Angehörige als unterstützende Personen häufiger besser informiert sind und die unbefriedigenden Informationsleistungen der Akutkliniken deutlich optimierbar sind (144). Signifikante Reduzierungen von Aktivitäten und Partizipation in den Bereichen Ernährung, Fitness, Körperpflege und pflegerischer Versorgung bei Langzeitbetroffenen

---

29 Analog zum gesetzlichen Betreuer nach BGB.

werden bei Desrosiers, Rochette, Noreau, Bourbonnais, Bravo und Bourget (2006, 86ff.) beschrieben.

Die gleichen Autorinnen und Autoren erheben in einer weiteren Studie unter Verwendung des LIVE-H3 Fragebogens mögliche Prädiktoren zur Abschätzung der Einschränkungen sozialer Teilhabe und kommen durch mutivariate Regressionsanalysen zu der Erkenntnis, dass Alter, Komorbitäten, motorische Koordinationsfähigkeiten, Depressionen und Koordination der unteren Extremitäten die aussagekräftigsten Prädiktoren bei Langzeitbetroffenen sind (Desrosiers et al. 2006, 227). Barclay-Goddard, Ripat und Mayo (2011) fokussieren in ihrem Beitrag latente Variablen, die Einfluss auf die Partizipation von Betroffenen haben. Dazu gehören Aspekte von Leistungsfähigkeit, Rolleneinschränkungen und gesundheitsbezogener Selbstwirksamkeit. Eine randomisierte kontrollierte Studie von Clark et al. aus dem Jahre 2003 gibt einen Hinweis auf messbare Wirkung von Angehörigenberatung „zur besseren sozialen Wiedereingliederung" bei den betroffenen Patientinnen und Patienten (Fries 2007b, 138). Im Hinblick auf Partizipation nach Schlaganfall finden sich Konstruktionen über die Messung von Lebensqualität u.a. bei Barclay-Goddard (2011), Bluvol et al. (2004), Bogner et al. (2011), Bouffioulx et al. (2008). Im deutschsprachigen Raum befassen sich Schlote, Richter, Wunderlich, Poppendick, Möller und Wallesch 2008, 31ff.) mit möglichen sozialen und funktionalen Aspekten bei Angehörigen und nutzen dazu den Fragebogen *World Health Organization Disability Assessment Schedule II* (WHODAS II) (2008).

Die schlaganfallbedingte Transition von einer bisher kontinuierlich verlaufenden Tagesstruktur in eine komplett neue Lebenssituation ist Thema der Beiträge von Cott, Wiles und Devitt (2007, 1566ff.) und Rochette, Korner-Bitensky und Levasseur (2006, 1231). Sie beschreiben das Potential der ICF als deskriptives Klassifikationsinstrument und stellen gleichzeitig die Grenzen vor, wenn es um die Beschreibung von Transitionen von einem Zustand funktionaler Gesundheit in die Phase der chronischen Erkrankung geht.

A further limitation is that the ICF model begins with disease, what about the person prior to chronic illness and disability? In the ICF social psychological considerations are seen as either personal factors unrelated to their condition or impairments (Cott et al. 2006, 1231).

Mit Blick auf die Nachsorge von Schlaganfallpatientinnen und -patienten kennzeichnen Schlote und Richter (2007, 230) Angehörige als einen bedeutenden Faktor sozialer Unterstützung und Kompensatoren möglicher körperlicher und psychischer Einschränkungen nach Schlaganfall. Somit sind von der Transition immer auch die Angehörigen betroffen. In der Forschung mit Angehörigen werden hauptsächlich Untersuchungen zu psychologischen Themen wie „Belastungen, emotionale Beeinträchtigungen", „psychische Erkrankungen", „Lebensqualität" sowie die Suche nach dementsprechenden Prädiktoren geleistet (Schlote und Richter 2007, 231–232, vgl. Nowotny, Dachenhausen, Stastny, Zidek, Brainin und Michael 2004, 580; Kitze, von Cramon und Wilz

2002, 404–406, McCullagh, Brigstocke, Donaldson und Kalra 2005, 2184–2186; Larson, Franzen-Dahlin, Billing, Murray und Wredling 2005. 300ff.; Mayo, Wood-Dauphinee, Cote, Durcan und Carlton 2002, 1035; McCarthy, Powers und Lyons 2011, 144).

Deutlich wird, dass die Belastungen für pflegende Angehörige zu „emotionalen Beeinträchtigungen" führen können (Schlote und Richter 2007, 231–232). Daher plädieren Hackl, Holzener, Günther und Saltuari (1997, 674; vgl. Helgeson 2003, 25ff.) auch unter Berücksichtigung von Erkenntnissen aus der Social Support Forschung dafür, Angehörige möglichst früh externe Hilfen in Anspruch nehmen, um die absehbar schlechtere eigene soziale Integration im Vergleich zu nicht Betroffenen zu verbessern. Die Qualität der sozialen Beziehungen von Angehörigen ist neben Belastungsparametern und depressiven Symptomen als Prädiktoren für die psychosoziale Stabilität als Ergebnis der quantitativ-empirischen Studie von Visser-Meily, Post, van de Port, Maas, Forstberg-Warleby und Lindeman (2009, 1399ff.) ermittelt worden. Es gibt Hinweise, dass soziale und personale Kontextfaktoren erheblichen Einfluss auf die Ausprägung einer Gesamtbehinderung nach Schlaganfall haben und eben nicht nur das Ausmaß der funktionellen körperlichen und psychischen Störungen (Fries und Fischer 2008, 271; Lynch et al. 2008, 518).

Mit einen salutogenetischen Forschungsfokus unter Verwendung der Sense-of-Coherence Skala mit dreiundachtzig Ehepartnerinnen und -partner von Schlaganfallbetroffenen kommen Forsberg-Wärleby, Möller und Blomstrand (2002, 128, 132) zu der Erkenntnis, dass Partnerinnen und partner mit einem geringen Kohärenzgefühl ein niedrigeres psychisches Wohlbefinden entwickeln und pessimistischer in die Zukunft sehen als Menschen mit einem höheren Kohärenzgefühl.

Ein systematisches Review der in der Zeitspanne von 1980 bis 2012 erstellten randomisierten kontrollierten Studien wurde von Fens et al. (2013, 321ff.) durchgeführt, um die Wirksamkeit der multidisziplinären Langzeitversorgung für Schlaganfallbetroffene zu bewerten. Ernüchternd bleib festzustellen, dass keine der Studien positive Effekte der Intervention auf Aktivitäten des täglichen Lebens belegt und dass sich keine Studie mit Wirkungen auf die soziale Teilhabe von Schlaganfallpatientinnen und -patienten beschäftigt. Somit ist also kaum bekannt, wie die Schlaganfallbetroffenen und Angehörigen die sozialen Auswirkungen selber netzwerkorientiert interpretieren und hier noch deutlicher Forschungsbedarf auch im Hinblick auf andere soziale Einschränkungen besteht.

Anhand dieser Forschungslage ist die Fragestellung nach der subjektiven Sichtweise zur sozialen Teilhabe von Menschen mit erlittenem Schlaganfall und ihren nächsten Angehörigen relevant.

6 Forschungsprozess

6.1 Forschungsdesign und Begründung

Forschung findet in einem sozialen Rahmen statt, d.h. neben der „Persönlichkeit der Akteure und dem allgemeinen kulturellen Umfeld" nehmen auch die konkreten sozialen Beziehungen Einfluss auf die Gestaltung und Durchführung von Forschungsprozessen (Kleining 2007, 204; vgl. Reinders und Ditton 2011, 45). Das Ziel dieser Studie ist das deskriptiv-explorierende Nachvollziehen der erlebten sozialen Teilhabe nach einem Schlaganfall der Betroffenen und ihrer nächsten Angehörigen. Da der Schlaganfall als Erkrankung im Zusammenhang mit sozialwissenschaftlicher Theoriebildung steht, lassen sich die akteurbezogenen Deutungen ihrer sozialen Teilhabe über sprachliche Inhalte rekonstruieren (Homfeldt 2010, 127). Dazu werden sowohl die subjektiv-intentionalen Sinngehalte der einzelnen Personen erhoben und beschrieben, als auch ihre sozial geteilten Deutungsmuster offengelegt (Wensierski 2010, 175). Die gewonnenen Daten sind „Teil der erlebten Alltagswelt", die durch sinnliche Wahrnehmung des Forschers der vermittelten Kommunikationsmittel wie „Sprache, Gestik, Bild, Schrift" abstrahiert werden (Kleining 2007, 208). Durch die umfassende Erhebung und Darstellung der konkreten Lebenswirklichkeit ist eine explorative Vorgehensweise erforderlich, die es erlaubt, neue Aspekte der Netzwerkkonstellationen zu eruieren und daraus Hypothesen zu generieren (Rosenthal 2008, 13; Schambach-Hardtke 2005, 18–19). Eine Gegenüberstellung der unterschiedlichen Perspektiven von Schlaganfallpatientinnen und -patienten sowie Angehörigen ermöglicht eine umfassende Betrachtung und Analyse von übereinstimmenden und trennenden Aspekten bei der Bewertung der sozialen Teilhabe der erkrankten Personen. In dieser Studie werden qualitative Kategorien bei Schlaganfallpatientinnen und -patienten plus ihrer Angehörigen entwickelt, die dann mit dem Schlaganfall Core Set der ICF verglichen werden (vgl. Meyen, Löblich, Pfaff-Rüdiger, Riesmeyer 2011, 46). Da nicht die Strukturanalyse der sozialen Netzwerke im Vordergrund steht, sondern die narrativen Einschätzungen der interviewten Personen interessieren, ist die Konzipierung eines empirisch-qualitativen Forschungsdesigns zweckmäßig.

Subjektive „Lebenswelten" von Menschen werden durch qualitative Forschung transparent und ein wesentlicher Beitrag ist dabei die Entwicklung eines Verständnisses „sozialer Wirklichkeit (Flick et al. 2010, 14). Gemeinsame Grundannahmen der unterschiedlichen methodischen und theoretischen Zugänge finden sich auch in der qualitativen Forschung (Flick et al. 2010, 21). Bei aller Differenzierung auch der „disziplinären Perspektiven" zeigt sich für Krüger (2000, 323) eine „Schnittmenge gemeinsame[r] Merkmale". Eine möglichst offene Herangehensweise an Forschungsfragen durch die Vermeidung oder reflexive Offenlegung theoretischer Konzeptionen kennzeichnet den qualitativen Zugang. Durch den so gewünschten Verzicht auf Hypothesenüberprüfung wird für Krüger die Sichtbarwerdung der Untersuchungskomplexität „des Gegenstandsfeldes" ermöglicht (ebd.). In diesem Zusammenhang ist die Argumentation für den Einsatz qualitativer Forschung durch die besondere Nähe „zu den untersuchten Phänomenen" bedeutungsvoll, da standardisierte und „normative" Verfahren einen offenen Zugang erschweren (Flick et al. 2010, 17).

In Antworten auf die Fragen [...] wird häufig ein wesentlich konkreteres und plastischeres Bild davon deutlich, was es aus der Perspektive der Betroffenen heißt, z.B. mit einer chronischen Erkrankung zu leben, als dies mit einer standardisierten Befragung erreicht werden kann (Flick et al. 2010, 17).

Für Flick et al. (2010, 20) sind bestimmte „Grundannahmen" kennzeichnend für diesen Forschungsansatz, denn so lässt sich „Soziale Wirklichkeit" als Realitätskonstruktion durch „Interaktion hergestellter Bedeutungen und Zusammenhänge" erfassen (ebd.). Die Rekonstruktion subjektiver Perspektiven ist zentrales Ziel und daher sollten im Forschungsverlauf Kommunikations- bzw. auch Interaktionsstrukturen durch Einsatz von „Beobachtungsverfahren" und folgenden „Textanalysen" ausgewertet werden (ebd.). Daraus entwickelte „hermeneutische" Interpretationsmöglichkeiten sind für Flick et al. (2010, 21) eine Ergänzung zur Beschreibung der subjektiven Sichtweisen, auch können „individuelle und kollektive Einstellungen und Handlungen" innerhalb eines Erklärungskontextes verortet werden. Hier macht es Sinn, die kommunikativen Prozesse im Interview als Schlüssel zur Rekonstruktion zu begreifen und zur „Theorie-, Konzept- und Typenbildung" zu nutzen. Qualitative Forschung bietet eine gute Möglichkeit, die „Binnenperspektiven" im Rahmen einer „Lebensweltorientierung" von Menschen offenzulegen (Schmidt-Grunert 2004, 13). Bei der Nutzung qualitativer Forschung zur Hypothesengenerierung wird für Lamnek (2005, 571) die Eigenständigkeit dieses Forschungsparadigmas deutlich; hier erfolgt analog zur quantitativen Forschung ein systematisches und konzeptionsbezogenes Vorgehen. Im Sinne der Subjektorientierung ist die Reflexion über das eigene Menschenbild der forschenden Person bedeutsam. Die Befragten haben ein Recht auf partizipatorische Einbindung und transparente Informationen über den Forschungsverlauf (Gahleitner 2005a, 111). Durch die aktive Beteiligung an der Entstehung der Eco Maps (vgl. Kapitel 6.2.2.3) und die Autorisierung der Interviews wird dieser Sichtweise in der Studie Rechnung getragen. Die Berücksichtigung der politischen Bedeutung und Konsequenzen bei quantitativen und qualitativen sozialwissenschaftlichen Forschungsprojekten sollten im Forschungsprozess reflektiert werden. Möglicherweise ist das Risiko einer Instrumentalisierung und des Missbrauchs der qualitativen Forschung aufgrund bestimmter politischer Interessen geringer, da die Befragten transparent in den Prozess eingebunden sind und somit selber Einfluss nehmen können. Daher sind die meisten manipulierbaren

Schwachstellen bei der Interpretation von Daten zu finden (vgl. Atteslander 2010, 360ff.). Es lassen sich nach Kleining (1986, 734ff. zitiert in Lamnek 2005, 464) vier Regeln in der qualitativen Forschung beschreiben, die auch als Zielkoordinaten im Forschungsprozess dienen können.

a. *Regel über das Subjekt:* Die theoretischen Vorannahmen des Forschers stehen grundsätzlich nachrangig hinter möglichen Informationen aus dem Forschungsgegenstand.

b. *Regel über das Objekt:* Flexible Betrachtung des Forschungsgegenstandes. Somit ist bei einer veränderten Datenlage auch eine Themenveränderung jederzeit möglich.

c. *Regel über das experimentelle Handeln:* Möglichst aufmerksame und umfassende Betrachtung des Gegenstandes zum Erkennen der maximalen strukturellen und charakteristischen Unterschiede.

d. *Regel über die Datenbewertung*: Untersuchung von Varianzen auf Gemeinsamkeiten, um auch während der Dateninterpretation einen strategischen Fixpunkt zu generieren.

Bei der Konzipierung des qualitativen Forschungsdesigns in dieser Studie sind die strukturellen Bedingungen wie z.B. vorhandene Ressourcen und Realisierbarkeit zu berücksichtigen (Flick 2010a, 264). Die Forschungsstrategie sollte vom Forschungsstand, der Fragestellung und dem Analysewerkzeug abhängen und weniger willkürlich vom Forschenden gewählt werden (Helfferich 2011, 23; Witt 2001, 4). Kuckartz (2012, 23–25) fordert eine „methodische Strenge" im Sinne der späteren „Nachvollziehbarkeit" (siehe Kapitel 6.2.3.1) bei der Durchführung qualitativer Forschung. Der Ablauf gestaltet sich im Gegensatz zur quantitativen Forschung nicht linear und zeichnet sich dadurch auch nicht durch ein stringentes Abarbeiten der vorher geplanten Phasen[30] aus (Mayring und Gahleitner 2010, 295; Witt 2001, 5; Seipel und Rieker 2003, 218). Witt plädiert für eine „zirkuläre Strategie" in qualitativen Designs und die Begründung ist forschungslogisch mit der notwendigen hypothesenfreien Offenheit gegenüber dem Forschungsgegenstand verbunden. Die ideologische „Gegenüberstellung" der quantitativen und qualitativen Forschungsstrategien ist hingegen für Seipel und Rieker (2003, 219) nicht konstruktiv, denn auch in einer theoriegeleiteten qualitativen Forschung können einzelne lineare Abläufe sinnvoll sein. Zirkularität wird nach Witt (2001, 5) durch mehrmalige Wiederholung von einzelnen Etappen gekennzeichnet und die jeweils folgenden Schritte sind das zwischenzeitliche reflektierte Ergebnis. Er geht von einem rudimentären „Vorverständnis" über das untersuchte Phänomen aus. Damit werden jederzeit Modifizierungen möglich, wenn sich neue wichtige Themen aus den Daten generieren (Kleining 2007, 228). Im Grunde findet sich ein dia-

---

30 „[…] beginnend mit der Formulierung der zu prüfenden Hypothesen und der Festlegung des Untersuchungsplans (inklusive der Festlegung von Stichprobe, Messinstrumenten, Auswertungsverfahren […]" (WITT 2001, 5).

logisches Prinzip, da „wie in einem Dialog Fragen an den Gegenstand gestellt werden" (Witt 2001, 16). Dieser Dialog hat einen prozessorientierten Charakter, da eine Antwort auch eine neue Frage hervorbringen kann (Lamnek 2005, 647). Allerdings werden somit auch permanent neue Fragen durch die etappenorientierte Zugangsweise aufgeworfen, die immer wieder mit der Forschungsfrage konfrontiert werden, damit das ursprüngliche Erkenntnisinteresse nicht verloren geht.

[…] Umfang der Untersuchung, die Größe der Stichprobe oder die Bandbreite der Verfahren ergeben sich erst im Laufe der Untersuchung. Ein Ende der Untersuchung ist dann erreicht, wenn weitere Variationen keine neuartigen Daten mehr ergeben (Witt 2001, 17).

Abbildung 15: Schema der zirkulären Strategie (vgl. Witt 2001, 6)

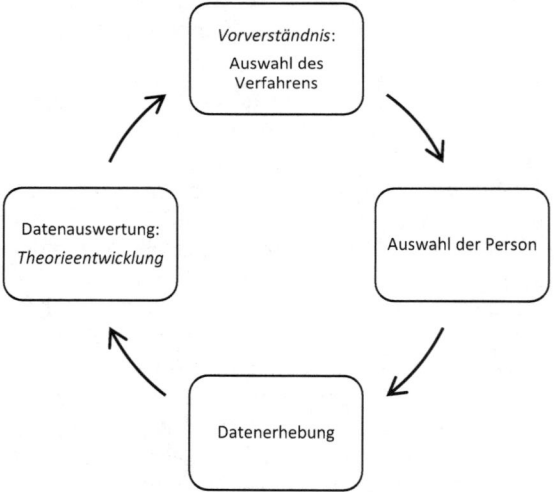

Auch Seipel und Rieker (2003, 221) sowie Lamnek (2005, 647) finden die zirkuläre Vorgehensweise vorteilhaft, ermöglicht sie doch angemessen Konzeptionen bzw. Hypothesen zu entwickeln, die sich an den stetig neuen Erkenntnissen und Informationen aus den gewonnenen Daten orientieren.

Seipel und Rieker (2003, 220) stellen das Modell eines gemeinsamen Forschungsablaufes von Mayring (2001) vor. Es ist für Mayring zweckmäßig, quantitative Forschungslogik für die „Besonderheiten der qualitativen Forschung zu öffnen". Das beinhaltet auch die Zulässigkeit, Forschungsabläufe ohne Hypothesenbildung zu beginnen und „eher offene Fragen" zuzulassen (ebd.). Mayring betont die Notwendigkeit einer „gemeinsamen Forschungslogik", damit eine „Integration" beider Richtungen gelingen kann (2001, 9).

Dazu gehört ein „gemeinsames Ablaufmodell" (Mayring 2001, 9; vgl. Kuck-artz 2012, 25; Seipel und Rieker 2003, 220).

1. Die „Explikation und Spezifizierung", d.h. die „Fragestellung" ist in Bezug auf relevante und problemorientierte Faktoren zu entwickeln. Die soziale Teilhabe und Einschätzung der eigenen sozialen Netzwerksituation von Schlaganfallpatientinnen und -patienten steht im Zentrum der Aufmerksam-keit.
2. Der jeweilige theoretische Hintergrund ist hinsichtlich Forschungsstand, „Theorieansatz" und „Vorverständnis" zu explizieren. Dazu gehört es, die theoretisch-relevanten Erklärungsmodelle zu sozialen Netzwerken und so-zialer Teilhabe für die konkreten Forschungsfragen aufzubereiten.
3. Darauf folgt eine genaue Darstellung der empirischen Basis, d.h. Sampling, „Materialauswahl", Auswahl „des Einzelfalls".
4. Die Verfahrensauswahl und Benennung der notwendigen Methoden (zur Er-hebung, Aufbereitung und Auswertung).
5. Als nächstes werden die Resultate dargestellt und zusammengefasst und dabei findet sich auch die Rekursivität bezogen auf das ursprüngliche Er-kenntnisinteresse.
6. Abschließend werden ein Fazit bzw. „Schlussfolgerungen" auch im Hin-blick auf die „Gütekriterien" oder auch „Verallgemeinerbarkeit" gezogen.

Dass die Verknüpfung der quantitativen und qualitativen Forschungslogiken nicht widerspruchsfrei sind, zeigen Meyen et al. (2011, 44). „Die Dominanz der quantitativ orientierten Sozialforschung, die die Standards für ‚gute Wis-senschaft' setzt und auch die Erwartungen des Laienpublikums prägt", ist ver-antwortlich für die „Konzessionen" einzelner qualitativ orientierter Forscher.

6.2   Erhebungsverfahren

Ein wichtiger Aspekt in der empirischen Sozialforschung ist die Datengewin-nung und in Abhängigkeit eines methologischen Grundverständnisses sind verschiedene Kriterien zu beachten (Seipel und Rieker 2003, 135). In der qualitativen Forschung ist die prioritäre Nutzung von flexiblen und offenen Erhebungsverfahren naheliegend und die Informationsgewinnung kann über mehrere Wege erfolgen (Helfferich 2011, 36). Krüger (2000, 9) ordnet das fast unübersichtliche „Spektrum an qualitativen Methoden" der Datenerhebung in drei Gruppen.

• Den Zugang zu Materialien wie Aufzeichnungen, autobiografische Daten, Aktenvermerke etc. bezeichnet der Autor als „Nicht-reaktive" Methoden.

- „Beobachtungsverfahren", die vom Forscher einen aktiven „Feldzugang" (vgl. Wolff 2010, 334) erforderlich machen, bedingen das Einnehmen einer aktiven und sichtbaren Forscherrolle (Krüger 2000, 9).
- Die kooperative Zusammenarbeit mit zu erforschenden Personen oder Gruppen ist Merkmal der dritten Gruppe. Dieses Datenerhebungsmerkmal findet sich in dieser Studie wieder bei der Erstellung der Eco Maps und der Durchführung der leitfadengestützten Interviews.

Der Einsatz nicht-standardisierter Befragungen ist verbunden mit dem Gegenstandsinteresse für ungefilterte und spontane Äußerungen der Interviewpartner (Hopf 2010, 349–350, Seipel und Rieker 2003, 135; Schmidt-Grunert 1999, 35). Am häufigsten werden Interviewverfahren innerhalb der qualitativen Sozialforschung verwendet und hier zeigt sich eine mögliche Unterscheidung in teilstandardisierte und offene Interviews (Hopf 2010, 349; Schambach-Hardtke 2005, 18–19). In „Abgrenzung zu [medizinischen und psychologischen] Testverfahren" finden sich als eine Möglichkeit *Klinische Interviews*, die historisch an die Patientendiagnostik innerhalb der Medizin anschließen (Hopf 2010, 352). Zur Erschließung der subjektiven Lebenswelten von der Geburt bis zum aktuellen Lebensalter sind *biografische Interviews* sinnvoll und können teilstandardisiert oder auch narrativ erfolgen (Hopf 2010, 353). Zielführend ist zur Darstellung der sozialen Teilhabedimensionen bei Schlaganfallpatientinnen und -patienten eine teilstandardisierte Befragung mit der Orientierung an den visualisierten Netzwerken, d.h. den in Kapitel 6.2.2.3 beschriebenen Eco Maps. Offene narrative Interviews mit der Eruierung biografischer „lebensgeschichtliche[r] Erzählungen" und standardisierte Befragungen mit einem geschlossenen Fragemodus bergen in dieser Studie das Risiko, entweder von der Forschungsthematik mit dem Hauptaspekt der sozialen Teilhabe abzukommen oder wichtige subjektive Aspekte zur Deutung der eigenen Netzwerksituation nicht zu erkennen (vgl. Schmidt-Grunert 2004, 38).

6.2.1 Leitfragen

Folgende Leitfragen wurden entwickelt und später in den Konstruktionen der Eco Maps (siehe Kapitel 6.2.2.3) und Leitfäden (Kapitel 6.2.3.5) eingearbeitet:

Perspektive I: Schlaganfallbetroffene und Angehörige
1. Was hat sich für Betroffene und Angehörige durch den Schlaganfall in ihrem sozialen Netzwerk verändert?
2. Wie interpretieren Schlaganfallpatientinnen und -patienten sowie Angehörige die Situation ihrer sozialen Teilhabe, sind es in der Hauptsache die gleichen potentiellen Unterstützungspersonen und Beziehungsqualitäten oder zeigen sich Differenzen?

3. Fühlen sich Schlaganfallbetroffene von ihrem eigenen sozialen Umfeld und von professionellen Helfern genügend unterstützt und welche potentiellen Ressourcen können sie identifizieren?
4. Welche Formen von Unterstützung wünschen sich Angehörige und Schlaganfallpatientinnen und -patienten konkret, um die gewünschte soziale Teilhabe zu gewährleisten? Hier ist die Koppelung an die ICF relevant.

Perspektive II: Sozialdienste Stroke Units
1. Wie sehen die konkreten Beratungsleistungen und Überleitungen in Akutkliniken aus? Dazu wurden eigene Beratungsleistungen über ein Quartal anhand der Dokumentation von Fallgruppen analysiert (ausführlich beschrieben in Kapitel 3.1)
2. Inwieweit kann eine Anschlussfähigkeit zur Berücksichtigung sozialer Faktoren an die Klassifikationssysteme ICF (Internationale Klassifikation der Funktionsfähigkeit, Behinderung und Gesundheit) hergestellt werden und in welchem Maße sind die ICF Core Sets Items bei Schlaganfall nach Auswertung der Interviews relevant in Beratungssituationen?

6.2.2   Netzwerkanalysen

6.2.2.1   Quantitative Aspekte

Netzwerkanalysen haben eine lange Forschungstradition und kommend aus der Soziometrie und Sozialanthropologie wurde seit den 1930er Jahren mit dem Einsatz formalisierter grafischer Verfahren wie der Graphen-Theorie zur Beschreibung sozialer Phänomene im Verlauf experimenteller soziometrischer Kleingruppenforschung[31] begonnen (vgl. Jansen 2006, 43). Bei der Netzwerkarbeit mit Schlaganfallpatientinnen und -patienten sowie den Angehörigen sollte in der Klinischen Sozialarbeit eine „rational fundierte" und „methodenbasierte" Diagnostik stehen (Pauls 2011, 213, vgl. Straus und Höfer 1998, 79). Für Straus und Höfer (1998, 79–81) hat die „praxisbezogene Netzwerkarbeit" eine Stärkung der jeweiligen Netzwerke zum Ziel und damit können bisher kaum erkannte Potenziale erschlossen werden. Die gesundheitlichen Folgen eines Schlaganfalls führen durch den progredienten Verlauf zu veränderten Unterstützungsbedarfen.

Die Netzwerkperspektive ist für die Autoren der „wichtigste Teil jeglicher Ressourcenarbeit" (1998, 80). Es geht um die Analyse von förderlichen und belastenden Bedingungen und damit stellt sich in diesem Zusammenhang die Frage, ob belastende soziale Einflüsse oder auch förderliche Umweltbedingungen zu finden sind (vgl. Pauls 2011, 210).

---

31 Bekannt wurden *Moreno* (1934), *Lewin* (1951) und der Motivations- und Kognitionspsychologe *Heider* (1944) (vgl. Hass 2002, 21; Jansen 2006, 39ff.).

Zur Analyse von Netzwerken ist die Visualisierung sozialer Beziehungen ein herausragendes „Medium", um einen „Reflexionsprozess" zwischen Forscherin bzw. Forscher und interviewter Person zu optimieren (Straus 2002, 196).

In Ergänzung zu einer seit den 1960er Jahren stattfindenden Quantifizierung der Sozialwissenschaften mit daraus resultierender mathematischer und formalistischer Ausprägung auch der Netzwerkanalysen[32], ist ein qualitativer Zugang erst wieder seit einigen Jahren verstärkt zu verzeichnen. In der quantitativen Netzwerkanalyse lassen sich Daten mit Hilfe mathematischer Berechnungen basierend auf „Faktorenanalysen" auch visuell darstellen. Ein wichtiger Vorteil der quantitativen Forschungslogik ist, dass die Replizierbarkeit der Ergebnisse im Sinne der Gütekriterien Validität, Reliabilität und Objektivität erreicht werden kann. Im Bereich der multivariaten Statistik ist durch Weiterentwicklung von Rechnerleistungen und Software[33] die Erfüllung von zentralen Aufgaben der Faktorenanalyse, nämlich „Datenreduktion" und Hypothesengenerierung für eine breitere Forschungsgemeinde möglich (Voß 2000, 267; Straus 2002, 1999). Von Interesse in quantitativen Designs ist die Größe der zu untersuchenden Einheiten. Die kleinstmögliche Netzwerkeinheit ist die *Dyade* mit nur zwei Elementen (Jansen 2006, 60). In der Regel werden bei Analyseverfahren größere Strukturen zur besseren Übersicht in unterschiedliche Dyaden „zerlegt" und man kann dabei in folgende „Strukturtypen" unterscheiden.

Abbildung 16: Das M-A-N Schema nach Wassermann/Faust
(vgl. Jansen 2006, 61)

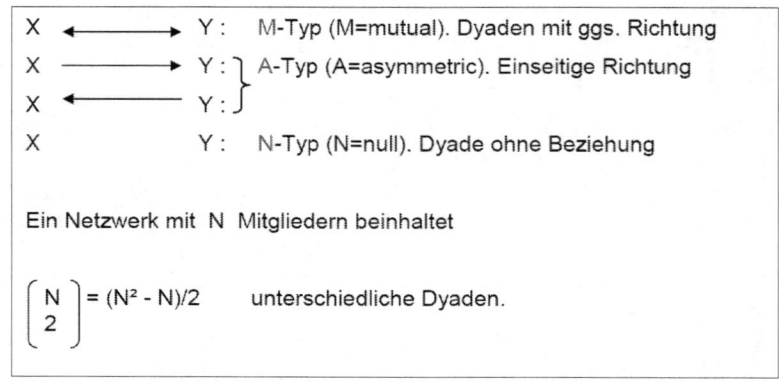

32 Die tabellarische Darstellung einiger quantitativer Instrumente mit Angabe psychometrischer Charakteristika zur Erhebung von Netzwerkinformationen sind bei Laireiter (1993, 20–24) zu finden.
33 Z.B. SPSS (vgl. Voss 2000, 267ff.).

Das Hauptinteresse liegt hierbei, reziproke Strukturen zu entschlüsseln. Daneben können auch Triaden und ihre inhaltlichen Beziehungen analysiert werden und wenn die jeweiligen Identitäten der „drei Knoten" (Jansen 2006, 62) keine Berücksichtigung finden, kann man nach dem M-A-N Schema in 16 verschiedene Strukturtypen unterscheiden (Jansen 2006, 63). Auch in der qualitativen Analyse werden Dyaden interpretativ hinsichtlich ihrer Beziehungsqualität untersucht und lassen somit Rückschlüsse auf die Unterstützungsleistungen in dem jeweiligen sozialen Netzwerk zu.

6.2.2.2 Qualitative Netzwerkanalyse

Die „Renaissance" qualitativer Netzwerkanalysen erklärt Straus mit der Beendigung einer einseitigen methodischen Präferenz.

Vor allem mit der Individualisierung von Lebensläufen wird das Subjekt verstärkt zum Baumeister seiner Beziehungen, zum Gestalter seines Alltags. Um dieses verstehen zu können, braucht es auch einen Methodenkanon, mit dem Deutungsmuster und subjektiver Sinn erklärbar werden (2002, 211).

Die Analyse von sozialen Beziehungen und die „Identifikation der Netzwerkmitglieder" ist somit ebenfalls in empirisch qualitativen Studien ein wichtiger Themenkomplex. Die Triangulation[34] von Methoden ist heute eine Möglichkeit, nicht nur polarisiert und puristisch mit einseitigen Präferenzen im Forschungskontext zu arbeiten. Dabei steht das Erkenntnisinteresse von Untersuchungen mit der Integration unterschiedlicher Methodenansätze im Vordergrund (Straus 2002, 212; Feuerstein 2010, 448). Für die qualitative Netzwerkanalyse gibt der Autor unterschiedliche Ziele an, die bei egozentrierten Netzwerkanalysen sinnvoll sind (Straus 2002, 215–216):

1. Die Illustration des Netzwerkes sollte umfassend sein.
2. Der Interviewer soll mit Hilfe der Netzwerkanalyse in der Lage sein, auch komplexe Strukturen „zu identifizieren" und einzuschätzen.
3. Es muss eine praktikable und einfache „Handhabung" möglich sein, um auch einen „schicht- und sprachunabhängig[en]" Einsatz zu gewährleisten.
4. Das Instrument sollte „dialogische Qualitäten" haben, d.h. eine Integration der Analyse in den Interviewdialog ist unabdingbar.
5. Der Aspekt der Selbstreflexion für die interviewte Person ist wichtig, die sozialen Beziehungen können dadurch geordnet werden.

Flexibilität in der Anwendung ist trotz des Ziels einer aussagekräftigen Vergleichbarkeit zu gewährleisten.

---

34 Der Begriff *Triangulation* hat seinen Ursprung in der Landvermessung und bezeichnet in den Sozialwissenschaften die Betrachtung eines Forschungsgegenstandes von mindestens zwei Punkten, d.h. eine thematische Annäherung kann durchaus über qualitative und quantitative Methoden erfolgen (vgl. FLICK 2011, 323ff.; FLICK 2010b, 309; SEIPEL und RIEKER 2003, 224ff.).

6.2.2.3 Eco Map

Die Eco Map ist ein klinisches Diagnoseinstrument zur Veranschaulichung von Strukturen und Ressourcen innerhalb von Familien oder sozialen Netzwerken (Dettmers 2009, 234; Ray und Street 2005, 545). *Ann Hartmann* entwickelte 1975 im Rahmen ihrer Tätigkeit in der „Child Welfare Learning Laboratory in the School of Social Work at the University of Michigan" dieses Instrument (Ray und Street 2005, 546; vgl. Mattaini 1993, 19; Dorfman 1996, 15; Calix 2004, 1). Damit erfolgte die Verknüpfung einer theoretischen ökosozialen Perspektive mit einem anwendbaren Praxisinstrument (Dettmers 2009, 234; Dorfman 1996, 14). Darstellbar werden die qualitative Beziehung zwischen Menschen, die Beschreibung sozialer Netzwerke und schließlich mögliche Unterstützungsressourcen bzw. Formen sozialer Unterstützung (Ray und Street 2005, 546). Pauls (2011, 224) erachtet die Verwendung von Eco Maps in der „familientherapeutischen Arbeit" als bedeutungsvoll, denn damit kann die „Visualisierung" von Beziehungsstrukturen gelingen und energetische Austauschdimensionen werden sichtbar. Die Validierung der aus Eco Maps gewonnenen Daten stellt noch ein Problem im Sinne einer Generalisierbarkeit der Aussagen dar. Drei Konstruktionsmöglichkeiten innerhalb der qualitativen Sozialforschung sind möglich (Ray und Street 2005, 548).

1. Im ersten Fall werden die Daten ausschließlich von der Interviewerin bzw. dem Interviewer erhoben, ohne dass die interviewte Person an der Auswertung aktiv teilnimmt oder die Resultate kontrollieren kann. Der Validierungsgrad kann in diesem Fall als gering eingeschätzt werden, da die interviewten Personen keine Gelegenheit der Reflektion und Einflussnahme bei der Deutung der Eco Map haben. Die Teilnehmerinnen und Teilnehmer der Studien werden hier daher als „Outsider" bezeichnet (ebd.).
2. Der Zugang der interviewten Personen zur Eco Map erfolgt durch ausschließlich eigene Konstruktion und Darstellung, d.h. die Visualisierung erfolgt nur durch „Insider". Es fehlt die intersubjektive Reflektion durch den Interviewer, die Effektivität und Interpretationsmöglichkeiten sind damit reduziert und die Daten sind unter Umständen nicht mehr nachvollziehbar.
3. Die Partizipation der Interviewpartnerinnen und -partner einschließlich der gemeinsamen Entwicklung der Eco Maps ist das probateste Mittel, um einen diskursiven Austausch über die morphologische Struktur und die Beziehungsqualitäten zu ermöglichen und somit die Eco Map kommunikativ zu validieren. „Using this collaborative approach enables the participant to visualize their social network and the value of these relationships to them" (Ray und Street 2005, 551).

Bisher sind Eco Maps in Forschungsprojekten kaum genutzt worden. Zur Überprüfung der Gütekriterien Reliabilität und Validität im quantitativen Kontext hat Calix (2004, 59) in ihrer Studie durch Vergleich mit schon validierten Messinstrumenten Sozialer Unterstützung begonnen.

Results of this present study revealed that the rates of social support measured with the ecomap positively correlated with the rates of social support measured with two valid and reliable social support measures (MSPSS and YA-SSI)[35]. Additionally, this study provides preliminary evidence of the reliability of the ecomap as a tool for measuring social support (Calix 2004, 60).

Unter Verwendung visualisierter Informationen lassen sich gezielt Fragen in Relation zu dem Forschungsgegenstand entwickeln (Dettmers 2009, 237; Mattaini 1993, 22; Ray und Street 2005, 548; Feuerstein 2010, 450). Eco Maps als Visualisierungs- und Erhebungsinstrument zur Offenlegung der Interaktionsmuster zwischen Menschen und ihrem sozialen Netzwerk sollen als weiteres Medium zur Rekonstruktion möglicher Unterstützungserwartungen zur optimierten Teilhabe von Schlaganfallpatientinnen und -patienten dienen. Damit werden ethnografische Daten gewonnen und Interaktionsstörungen identifiziert (Ray und Street 2005, 550). Die Namensgenerierung der Netzwerkmitglieder erfolgte über die Impulsgebung Kernfamilie, Arbeit, Freundschaft, Institutionen (vgl. Feuerstein 2010, 449). In Abbildung 17 wird an einem Beispiel die morphologische Struktur der Eco Maps aufgezeigt, die in dieser Studie Verwendung findet.

Abbildung 17: Beispiel Eco Map (eigene Darstellung)

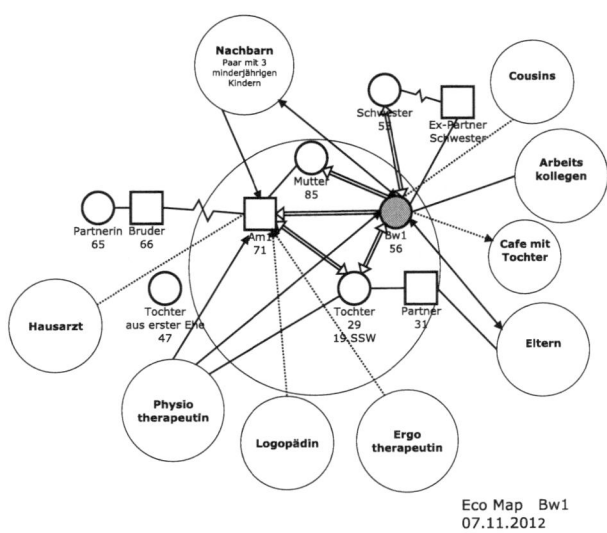

35 Vgl. Calix (2004, 21ff.): MSPSS: Multidimensional Scale of Perceived Social Support (MSPSS) von (Zimet, Dahlem, Zimet & Farley, 1988; YA-SSI: Young Adult Social Support Inventory (McCubbin & Thompson, 1991).

Die Kernfamilie befindet sich in dem größeren Kreis. Dort symbolisiert die runde Form das weibliche, die eckige Form das männliche Geschlecht. Die Ziffern geben das Alter der Personen an; zugleich werden auch die Rollen als Familienmitglied gekennzeichnet. Institutionen und weitere Personen werden in einem größeren Kreis außerhalb der Familie dargestellt. Die Linienstärke steht für die positive Intensität der Beziehung, die Pfeile geben eine asymmetrisch gerichtete Interaktion an, bei Richtungspfeilen in beide Richtungen wird reziprokes Handeln deutlich. In der oben gezeigten Grafik ist z.B. die Verbindung zwischen der Person Bw1 und der Tochter (29 Jahre) als intensiv und reziprok zu werten. Dünn gestrichelte Linien stellen eine eher unverbindliche Verbindung ohne eine wichtige Bedeutung für die befragten Personen dar. Eine stressvolle und konfliktbeladene Interaktion wird mit einer zackigen Verbindungslinie symbolisiert. Bei Kontaktabbruch finden sich kleine Querstriche auf der Verbindunglinie einer Dyade.

Die Analysen und Beschreibungen der Eco Maps hatten nicht zum Ziel, konfliktträchtige Beziehungen mit den befragten Personen quasi therapeutisch zu bearbeiten und außerdem bestehende stabile Beziehungen zu fördern. Vielmehr waren sie als Reflexionshintergrund für die weiteren Fragestellungen von Bedeutung.

Die Erstellung erfolgte mit Filzstiften auf DIN A3 Bögen. Zur besseren Lesbarkeit und Analyse wurden sie dann im Anschluss in eine Software[36] übertragen. Die beiden getrennt voneinander erstellten Eco Maps der erkrankten Personen und Angehörigen wurden jeweils autorisiert und partizipierend konstruiert. Die Sitzposition wurde mit Verzicht auf Machtrequisiten konstruiert. So wurden jeweils gleiche Stühle und Positionen gewählt, die im häuslichen Umfeld der befragten Personen zur Verfügung standen. Im Anschluss wurde dann direkt das Interview geführt und die Eco Maps blieben als Arbeitsmaterial auf dem Tisch liegen.

Die übertragenen Eco Maps wurden dann paarweise sortiert, um die jeweils familiären Netzwerkaspekte und morphologischen Besonderheiten analysieren zu können. Dazu wurden folgende Elemente bei der Analyse fokussiert (vgl. Feuerstein 2010, 451):

1. Kernfamilie und die unterschiedliche Einschätzung der Schlaganfallbetroffenen und Angehörigen,
2. Beziehungen und deren Qualität mit Angabe der Reziprozität,
3. Beteiligte Institutionen und Organisationen aus dem Gesundheitswesen und deren Unterstützungspotential,
4. Arbeitsplatz und Kontakt zu Kolleginnen und Kollegen,
5. Ressourcen in Freizeit und Kultur,
6. Besonderheiten,
7. eigene Interpretation.

---

36 Smart Draw.

Diese Bewertungen wurden tabellarisch mit Angabe der Rubriken und Interviewpartnerin bzw. -partner erstellt.

6.2.3 Problemzentrierte Interviews

Die Entscheidung für die Nutzung Problemzentrierter Interviews (PZI) in dieser Studie hat mehrere Gründe. Im Rahmen der Untersuchung möglicher Bedeutungsmuster zur sozialen Teilhabe von Schlaganfallpatientinnen und -patienten sowie Angehörigen ist das PZI ein sinnvolles Erhebungsinstrument und beinhaltet die Kriterien „Problemzentrierung, Gegenstands- und Prozessorientierung (Gahleitner 2005, 42). Der Grad der Strukturierung ist hier deutlich höher als bei narrativen Interviews und das PZI kann sehr gut mit anderen Methoden und soziodemografischen Fragebögen kombiniert werden (Diekmann 2007, 451; Kromrey 2009, 388, Hopf 2010, 351). Die Forschungsperson muss hier auch nicht auf „jegliches theoretisches Vorverständnis in der Erhebungsphase" verzichten und damit wird die Integration theoretischer Vorannahmen in die Entwicklung von Leitfäden möglich (Lamnek 2005, 364). Auf Grundlage des durch die Eco Maps gewonnenen Reflexionshintergrundes erfolgten die PZI und zur Exploration des bisher wenig erforschten Gebietes subjektiver Dimensionen sozialer Teilhabe beim Schlaganfall erscheint dieser Zugang zweckmäßig (vgl. Rosenthal 2008, 18; Schmidt-Grunert 2004, 34).

Witzel (2000, 2–3) beschreibt die „Grundpositionen" des PZI. „Problemzentrierung" orientiert sich an einer gesellschaftlich relevanten Problemstellung. Diese Relevanz ergibt sich in dieser Studie konkret alleine durch die epidemiologisch bedeutsame Anzahl der betroffenen Familien bei einem Schlaganfall und die Folgen für das Gesundheitssystem. Die „objektiven Rahmenbedingungen" sind im Abgleich zur Interpretation der Daten zu beschreiben und führen zum Verständnis der Äußerungen von interviewten Personen in dem gegenwärtigen zeitlichen und räumlichen Kontext. In dieser Untersuchung werden somit die strukturellen Bedingungen für Schlaganfallpatientinnen und -patienten sowie Angehörige als Orientierungsrahmen beschrieben. Diese „Gegenstandsorientierung" ist für Witzel (2000, 4) wichtig, um auf die differenten „Anforderungen" flexibel reagieren zu können. Denkbar wären für ihn auch, kurzfristig andere Erhebungsformen einzubinden, wenn dies im Verlauf erforderlich ist (ebd.). Im Rahmen dieser Studie war dies nicht notwendig. Abschließend ist noch die „Prozessorientierung" (ebd.) während der gesamten Forschungsablaufes zu nennen. Eine hohe Sensibilität und Akzeptanz sollte Bestandteil der Kommunikation mit den Interviewten sein. Die Herstellung von „Vertrauen und damit Offenheit" fördert für Witzel (2000, 4) die Reflexionsfähigkeit der interviewten Personen. Somit sind die empathischen und kommunikativen Kompetenzen des Interviewers bei der Durchführung der Interviews erforderlich (vgl. Kromrey 2009, 388). Die Interviews mit Patientinnen und Patienten sowie den Angehörigen waren durchgängig durch eine vertrauensvolle Zusammenarbeit geprägt, die auch durch die Zusicherung von Schweigepflicht und Datenschutz möglich wurde. Das qualitative Interview beinhaltet die Reflektion der erstellten Eco Maps, einen Kurzfragebogen zur Erhebung soziodemografischer Daten, einen Interviewleitfaden, die Tonbandaufzeichnung sowie das Interviewprotokoll (Postskriptum). Um den Einfluss und die damit verbundenen Symptome des Schlaganfalls auf den Prozess der sozialen Teilhabe besser eingrenzen zu können, ist eine Teilstrukturierung durch Leitfäden folgerichtig. Mit Hilfe des Leitfadens sollten die forschungsrelevanten Themen fokussiert werden und er verhilft zur besseren Übersicht in der Interviewsituation und als Kontrolle, ob alle gegenstandsrelevanten Themen genannt wurden (Lamnek 2005, 367; Gahleitner 2005, 45).

6.2.3.1 Gütekriterien

Die Darstellung von Gütekriterien in der qualitativen Forschung erfolgt in Richtung der Forschungsqualität und ermöglicht dem Leser, die komplexen Forschungsstrukturen nachzuvollziehen (Wensierski 2010, 180; Meyen et al. 2011, 47). Gütekriterien sind der Maßstab zur Bewertung von Studien und mitnichten existiert in der qualitativen Forschungslandschaft eine übereinstimmende Definition (Bohnsack, Marotzki und Meuser 2003, 80; Hug und Poscheschnik 2010, 93). Trotzdem zeigen sich einige Möglichkeiten, die „Beliebigkeit" der Datengewinnung und -interpretation zu minimieren (Bohnsack et al. 2003, 81).

Die theoretischen Grundlagen qualitativer und quantitativer Sozialforschung sind von ihrem Ansatz derart verschieden, dass sich nur bedingt Schnittstellen für einen Dialog auf der Grundlage gleichen Vorverständnisses finden lassen (Lamnek 2005, 143).

Daraus resultiert für den Verfasser, dass die Gütekriterien Objektivität, Validität und Reliabilität im Sinne der kritisch-rationalen Position „nicht oder nur modifiziert" für qualitative Forschungsdesigns nutzbar sind (ebd.). Hellferich (2011, 155) begründet diesen Sachverhalt mit der Kontextabhängigkeit von Erzählungen. Sie sind nicht identisch replizierbar. Steinke (2010, 320) stellt hingegen die Möglichkeit vor, sich anhand der bekannten Schemata quantitativer Kriterien zu orientieren. Grundsätzlich finden sich aber bei vielen Autoren Übereinstimmungen in den Grundpositionen bei qualitativer Forschung (Steinke 2010, 320; Meyen et al. 2011, 49, Schambach-Hardtke 2005, 19; Kromrey 2009, 76, Lamnek 2005, 146). Drei wesentliche Merkmale sind in dieser Studie berücksichtigt.

1. *Intersubjektive Nachvollziehbarkeit.* Im Vordergrund in diesem qualitativen Design geht es weniger um die „Überprüfbarkeit", da sich die Untersuchung aufgrund der eingeschränkten Standardisierbarkeit und der einmaligen Kontextbedingungen kaum replizieren lässt (vgl. Hellferich 2011, 156). Vielmehr geht es um die intersubjektive „Nachvollziehbarkeit

des Forschungsprozesses" zur Bewertung der Studie (Steinke 2010, 324). In dieser Studie werden daher die relevanten theoretischen Vorannahmen und der gesamte Forschungsablauf mit Schlaganfallpatientinnen und -patienten sowie Angehörigen beschrieben und offen gelegt. Hierzu gehören nach Steinke (2010, 325) die Dokumentation des Forschungsprozesses und des Vorverständnisses durch schriftliche und akustische Aufzeichnungen, die benutzten Transkriptionsregeln, die Rohdaten zur Einschätzung, ob die Methodenwahl angemessen ist, die Auswertungsmethodik zur Bewertung der Interpretation des Forschers, die komplette Öffnung der Informationsquellen und mögliche Verzerrungen und Deutungen des Forschers.

2. *Methodische Kontrolle über Offenheit.* Die Möglichkeit, dass die befragten Personen offene Antworten geben können, beinhaltet zwar die gewünschten subjektiven Informationen, muss allerdings durch kommunikativen Abgleich zwischen Interviewer und befragter Person gültig gemacht werden. Das kann zwar zur Beeinflussung durch Nachfragen führen, andererseits können Missverständnisse so korrigiert werden (vgl. Hellferich 2011, 156).

3. *Methodische Kontrolle über Reflexivität.* Die Interviews werden nicht komplett offen geführt und unterliegen somit durch ihre Teilstrukturierung der Steuerung durch die Person, die die Interviews führt. Diese Steuerungsaktivitäten und Einflussnahme aufgrund der Orientierung an den erstellten Leitfaden und somit theoretischen Vorannahmen sollten mit Blick auf die spätere Interpretation der Daten reflektiert werden. Die eigentliche verbale Kommunikation lässt sich über die Aufnahme und Transkription darstellen, nonverbale Signale werden hingegen nicht archiviert, spielen allerdings bei dieser zentrierten Fragestellung nach sozialer Teilhabe auch nur eine untergeordnete Rolle (ebd.).

Die praxisorientierte Rekonstruktion der „sozialen Welt" der interviewten Person muss über die dezidierte Offenlegung der Verfahrensschritte nachvollziehbar sein (Gahleitner und Mühlum 2010, 495). Der regelmäßige Austausch mit Personen mit fachlichen Kompetenzen, die außerhalb des Forschungsprojektes stehen, ist eine Möglichkeit, relevante Aspekte nicht zu übersehen. Dieses „Peer Debriefing" (Kuckartz 2012, 169) erfolgte durch transparente Vorstellung von Zwischenergebnissen und Forschungsprozess in einer Peergroup der Christian-Albrechts-Universität Kiel und in einer Forschungsgruppe im Universitätsklinikum Schleswig-Holstein in Lübeck.

6.2.3.2 Sampling

Durch die eigene Praxiserfahrung im Rahmen der Akutbehandlung von Schlaganfallpatientinnen und -patienten erschien die Möglichkeit, Kontakte für die Interviews direkt herzustellen anfänglich sinnvoll. Im Forschungsprozess zeigte sich jedoch, dass die ungewisse Weiterversorgung, das hohe Sterberisiko und das knappe Zeitfenster zwischen Entlassung aus dem Krankenhaus, anschließender medizinischer Rehabilitation und die notwendige Zeit für die Adaption an die neuen Lebensverhältnisse in der Häuslichkeit dafür sprachen, Interviewpartnerinnen und -partner nicht über die eigene Tätigkeit zu akquirieren, sondern unvoreingenommen außerhalb der Klinik neu zu recherchieren.

Der Zugang erfolgte über die Kontaktaufnahme zu zwei Selbsthilfegruppen und der direkten Vorstellung des Projektes vor Ort und über eine Zeitungsannonce in einer großen regionalen Tageszeitung mit der Erwartung einer landesweiten Verteilung des Aufrufs. Die Auswahl erfolgte zum einen nach den Einschlusskriterien und in Abhängigkeit der zeitlich-chronologischen Rückmeldungen.

Einschlusskriterien:
1. Patientinnen und Patienten mit der Diagnose Schlaganfall nach Insult oder Hirnblutung und insbesondere deren vertrauteste Angehörige/Confidants (i.d.R. Lebenspartnerinnen und -partner).
2. Schlaganfall als erstmaliges Ereignis, d.h. die vermuteten Teilhabeeinschränkungen sind neu konstituiert, die Akutbehandlung sollte mindestens 12 Monate zurückliegen.
3. Betroffene und Angehörige leben zusammen. Grund dafür ist, dass mögliche Erkrankungsfolgen durch die zeitliche und räumliche Nähe bei beiden sehr präsent sind.
4. Einbindung auch von wenigen alleinstehenden Betroffenen und Angehörigen, deren erkrankte angehörige Person vollstationär versorgt wird. Ziel ist eine mögliche Kontrastierung und Vergleich zu den Lebenssituationen der in Punkt C genannten Personen.
5. Betroffene im höheren Lebensalter ab 65 Jahre und noch im erwerbsfähigen Alter (45 bis 65 Jahre), um Einschränkungen der sozialen Teilhabe im Erwerbsleben erheben zu können.
6. Weiteres Kriterium ist bei Patientinnen und Patienten in der Akutphase eine Einschränkung in den Aktivitäten des täglichen Lebens (ATL), die durch eine Barthel-Index Punktzahl von 00 bis 70 Punkten beschreibbar sind. Dazu gehören die Patientinnen und Patienten, die einen Anspruch auf eine postprimäre Rehabilitation haben. Informationen erhält man über die erfolgten Rehabilitationsarten nach dem Phasenmodell der BAR (vgl. Kapitel 2.6).
7. Weitere Einschlusskriterien sind die Fähigkeiten das Selbstbestimmungsrecht (keine aktuelle Betreuung im Sinne §§1896ff. BGB) persönlich wahrzunehmen sowie Erfahrungen zu äußern. Somit sind Patientinnen und Patienten mit der Funktionseinschränkung einer globalen bzw. schweren sensorischen Aphasie ausgeschlossen.
8. Es sollte keine dementielle Entwicklung der Patientinnen und Patienten diagnostiziert sein, um valide Aussagen der Betroffenen zu erhalten.

Ausschlusskriterien:
1. Personen, die an einer hirnorganischen Erkrankung leiden, aber nicht die Diagnose Schlaganfall nach Insult oder Hirnblutung haben.
2. Personen mit dauerhaft erheblich eingeschränktem Sprachvermögen (globale und schwere sensorische Aphasie).
3. Patientinnen und Patienten mit ungünstiger Prognose bzw. dauerhaft komatöse Patientinnen und Patienten.
4. Betroffene und Angehörige ohne Mitwirkungsbereitschaft.
5. Betroffene ohne Selbstbestimmungsrecht nach BGB.
6. Betroffene im Kindes- und Jugendalter.

Insgesamt gab es achtundzwanzig Rückmeldungen von Betroffenen, von denen letztlich vierzehn Schlaganfallbetroffene und ihre Angehörigen übrig blieben. Gründe für die Reduzierung waren neben der Berücksichtigung der Ein- und Ausschlusskriterien vor allem die fehlende Bereitschaft von Angehörigen zum Dialog, plötzliche Verschlechterung des gesundheitlichen Zustandes oder später stattfindende Rücknahme des Gesprächsangebotes. Es meldeten sich ausschließlich Personen in heterosexueller Partnerschaft und somit keine homosexuellen Paare oder Menschen mit gemeinsamen Migrationshintergrund sowie die Konstellationen Wohngemeinschaften oder gemeinsame Wohnung, Elternteil und Kind bis auf eine Ausnahme. Insofern besteht hier ein relativ homogenes Abbild eines ehepartnerschaftlichen Familienentwurfes. Um eventuelle weitere Aspekte sozialer Teilhabe zu erfassen, wurden aber jeweils eine Schlaganfallpatientin, Angehörige und eine beim Akutereignis minderjährige Tochter retrospektiv befragt.

6.2.3.3 Limitierungen

Durch die Exploration über den induktiven Zugang zeigen sich folgende Generalisierungseinschränkungen. Rückschlüsse auf die Lebenssituation von alleinstehenden Schlaganfallbetroffenen oder jünger als 45 Jahre sind nur schwer möglich. Ebenso sind Personen, die a) kaum oder wenig Langzeitfolgen erleiden oder b) schwerst betroffen und somit vollstationär versorgt werden müssen, mit ihren eigenen sozialen Teilhabestörungen nicht erfasst. Bei der ersten Gruppe sind kaum erhebliche Einschränkungen zu erwarten und die Befragung der zweiten Gruppe ist aufgrund der zu erwartenden symptomatischen Einschränkungen in den Bereichen Sprache, Kognition und Mobilität methodisch nur sehr schwer zu bewerkstelligen. Eine kulturelle Varianz wird nicht dargestellt, Paare mit gemeinsamem Migrationshintergrund ließen sich nicht akquirieren über den Zugang Selbsthilfegruppe und Tageszeitung.

6.2.3.4 Datenschutz

Datenschutzrechtliche Bestimmungen und Anonymisierung sind gewährleistet. Die gewonnenen Daten wurden anonymisiert, indem Namen, Orte, Berufe, Alter und Herkunft unkenntlich gemacht wurden. Durch die Streuung der Befragungsorte im Umkreis von 80km um Kiel sind daher Rückschlüsse auf die Orte nicht möglich. Es erfolgte eine Codierung, deren Entschlüsselung nur dem Autor möglich ist, um eventuelle Nachfragen und Autorisierungen zuzulassen. Aus ethischen Gründen war eine Nachbetreuung von Angehörigen und die Weitergabe von geeigneten Kontaktstellen in einem begrenzten Umfang nach der Datengewinnung vorgesehen und wurde kommuniziert. Trotz des Angebotes wurde in keinem Fall Nachbetreuung wahrgenommen.

6.2.3.5 Inhaltliche Fokussierung durch Leitfaden

Die präzisierten Fragen waren anfänglich während der Interviews zur Orientierung hilfreich. In späteren Interviews waren aber die Loslösung von der Struktur und ein offener Zugang zu den interviewten Personen durch die gleichzeitig stattfindenden Lernprozesse möglich.

In allen genannten Interviewformen außer in den Narrativen Interviews nach Schütze (vgl. Hopf 2010, 355) lassen sich Leitfäden innerhalb eines Befragungsmodus nutzen. Für die Befragung der Betroffenen und Angehörigen waren aufgrund der im Vorwege entwickelten Fragestellungen folgende Themen Leitfadeninhalte (siehe Anhang):

1. Reflektion und Beschreibung der Veränderungen durch den Schlaganfall,
2. Deutung der Veränderungen durch die Schlaganfallpatientinnen bzw. -patienten bzw. Angehörigen,
3. Identifizierung Unterstützungspersonen Eco Map,
4. Beschreibung Status Unterstützung für die erkrankte Person,
5. Beschreibung Status Unterstützung für die Angehörigen,
6. Präzisierung der Teilhabewünsche.

Der Leitfaden wurde nach einem Pretest mit einer Angehörigen und einer Kollegin hinsichtlich einer etwas weniger stringenten Abfrage verändert, hat sich als strukturierendes Instrument hier jedoch schon bewährt. Dabei erfolgte auch ein Abgleich mit den theoretischen Vorannahmen zur sozialen Teilhabe mit der Möglichkeit, die ICF damit zu verknüpfen.

6.2.3.6 Interviews

Die Durchführung der Interviews erfolgte nach Absprache in der Häuslichkeit der befragten Personen in einem Umkreis von 80km von Kiel. Grund dafür war die häufige motorische Einschränkung der Schlaganfallbetroffenen. Nur die Interviews mit einer Familie fanden in Räumlichkeiten der Christian-Albrechts-Universität statt. Die Interviews erfolgten in mehreren Schritten. Dabei war gerade die erste Phase der Interviewdurchführung von enormer Bedeutung (vgl. Hermanns 2010, 363).

1. Die Angehörigen und Schlaganfallpatientinnen und -patienten wurden zusammen über den Sinn und Zweck der Interviews aufgeklärt. Dabei wurde mehrmals betont, dass jederzeit die Möglichkeit des Ausstiegs aus der Befragung möglich war. Nach der Vorstellung wurde beiden auch erläutert, warum ein Interview mit den Angehörigen ohne die erkrankte Person und umgekehrt wichtig sei und auch hier zeigte sich die transparente Offenlegung der Verzerrungsrisiken in den Antworten (Wunsch nach ungefilterten Informationen, zu große Rücksichtnahme auf den Partner, etc.) hilfreich bei der Vertrauensgestaltung. Daher wurden die Datenschutzerklärung und die Bereitschaft zu Mitwirkung per Unterschrift beider Interviewpartner dokumentiert. Auch nach den Interviews gab es keine Rücknahme des Einverständnisses.

2. Es wurde darauf hingewiesen und sichergestellt, dass die Schlaganfallpatientinnen und -patienten in der Zeit der Interviews bei einem Versorgungsbedarf das Interview mit den Angehörigen jederzeit unterbrechen konnten. Das wurde allerdings in keinem Fall wahrgenommen.

3. Die Gesprächsatmosphäre wurde durch gemeinsame Wahl von geeigneten Räumen und vorher gewählten Sitzpositionen aktiv beeinflusst. So saßen Interviewer und Interviewte während der Eco Map Erstellung nebeneinander an einem Tisch und zur Aufzeichnung des Interviews wurde die Sitzposition gewechselt, in dem beide vis-a-vis ohne Barriere (Tisch o.ä.) gegenüber saßen. Die Wahl des Stuhles erfolgte über den Interviewpartner. Auch wurde darum gebeten, Telefon und weitere potentielle Störgeräusche zu vermeiden.

4. Das Aufnahmegerät wurde möglichst unauffällig postiert und wurde in einigen Fällen auch detailliert erklärt hinsichtlich der technischen Möglichkeiten.

5. Die Klärung der Rollen als Schlaganfallbetroffene und Angehörige war wichtig, um gerade hier die Problemzentrierung auf die Unterstützungsprozesse zu fokussieren. Andererseits musste auch eine Möglichkeit für sie bleiben, andere Facetten ihrer Person darzustellen (vgl. Hermanns 2010, 363).

Auf der Grundlage der durch Eco Maps gewonnenen visualisierten Netzwerksituation (vgl. Ray and Street 2004) wurden dann die problemzentrierten Interviews geführt und ab dem Zeitpunkt aufgezeichnet. Inhaltlich konzentrierten sich die Interviews auf die bei Pauls (2011, 80–81) beschriebenen Themenbereiche der emotionalen, instrumentellen und informellen Unterstützung. Das jeweilige qualitative Interview beinhaltete die Reflektion der erstellten Eco Maps, einen soziodemografischen Kurzfragebogen, einen Interviewleitfaden, die MP3 Aufzeichnung mit einem Digitalrekorder sowie das direkt im Anschluss erstellte Interviewprotokoll (Postskriptum). Der Kurzfragebogen diente der Erfassung von demographischen Daten und anamnestischen Daten und wurde als Einführung in den Interviewprozess verwendet. Mit Hilfe des Leitfadens wurden die forschungsrelevanten Themen repräsentiert.

Das Postskriptum wurde per MP3 Aufnahme mündlich direkt im Anschluss nach Verlassen der Interviewsituation aufgezeichnet. Von Interesse waren die Art des Kennenlernens, d.h. über Zeitungsartikel oder Selbsthilfegruppe, die Gesprächssituation kurz vor der Aufnahme beim Empfang in der Wohnung der befragten Personen, die Erzählbereitschaft sowie Gesprächsatmosphäre, mögliche Störfaktoren und Unterbrechungen.

6.2.3.7 Transkription

Die Transkription der Audiodaten wurde hinsichtlich ihrer Genauigkeit und ihres Umfangs an die Erfordernisse der Fragestellung dieser Untersuchung ausgerichtet. Gründe für den Verzicht auf „aufwendige Notationssysteme" (Meuser und Nagel 2002, 83) bestanden in dem ausschließlichen Interesse an themenbezogenen Inhalten und der Vermeidung eines unverhältnismäßigen Arbeitsaufwandes. Andererseits wurden die Interviews inhaltlich vollständig transkribiert, um wesentliche Informationen nicht zu verlieren (vgl. Kuckartz 2012, 135; Gläser und Laudel 2004, 188; Kowal und O' Connell 2010, 444). Es wurden folgende Transkriptionsregeln berücksichtigt.

1. Die Verschriftlichung erfolgte in Standardorthografie (Kuckartz 2012, 136). Besonderheiten des sprachlichen Ausdrucks bzw. dialektische Färbungen wurden nicht berücksichtigt. Die „interne Gestalt" der Wörter wurde somit nicht künstlich verändert (Kowal und O' Connell 2010, 444).
2. Nonverbale Aussagen fanden nur Berücksichtigung, wenn dadurch die Bedeutung der Äußerung verändert wurde (z.B. bei inkongruentem Verhalten: Lachen bei Belastungsschilderungen, etc.).
3. Unterbrechungen und Störungen wurden vermerkt (Telefon, andere Personen betreten den Raum, etc.).
4. Verzögerte Antworten wurden durch eckige Klammerbildung gekennzeichnet: […].

Die Transkription erfolgte für die Patientinnen und Patienten durch den Autoren, da hier sprachliche Einschränkungen zu verzeichnen waren und die sprachliche Kommunikation mit Schlaganfallbetroffenen für den Interviewer eine gewisse Routine darstellt. Aus Zeitgründen wurden die Interviews mit den Angehörigen zum großen Teil von einer professionellen Schreibkraft transkribiert, die im Nachgang dann über *MaxQDA 11* durch den Autoren überprüft und ggf. nachkorrigiert wurden. Die Dauer der Einführung, Interviewdurchführung und Eco Map Erstellung zeigt sich wie folgt.

Für die eigentliche Befragung über problemzentrierte Interviews ergaben sich folgende Zeiten: arithmetisches Mittel 23,8 Minuten, Median: 22,7 Minuten, Minimum: 16,35 Minuten Maximum: 34,46 Minuten. Die Erstellung der Eco Maps dauerte durchschnittlich 22,5 Minuten (Median: 22,5), das Warmup inklusive der Erläuterungen lag bei durchschnittlich 12,5 Minuten. So wurde bei 14 Interviewpartnerinnen und -partnern mit Schlaganfall durchschnittlich 58,94 Minuten pro Person für Analyse und Befragung benötigt.

Bei den Angehörigen zeigt sich nachfolgendes Bild für die Erstellung der problemzentrierten Interviews. Arithmetisches Mittel 25,31 Minuten, Median: 23,23 Minuten, Minimum: 14.05 Minuten und Maximum: 38,58 Minuten. Eco Maps: durchschnittlich 23 Minuten (Median: 25), das Warmup inklusive der Erläuterungen dauerte hier durchschnittlich 12,3 Minuten. Bei 15 interviewten Angehörigen wurde durchschnittlich 60 Minuten pro Person mit Analyse und Befragung benötigt. Damit ist der Zeitaufwand in etwa gleich in den jeweiligen Haushalten verteilt.

Insgesamt wurden 704,37 Minuten (=11,74 Stunden) Transkriptionsmaterial sowie 29 Eco Maps gewonnen und in ein Grafikprogramm übertragen.

6.2.3.8 Anonymisierung

Die Teilnahme der beteiligten Interviewpartner erfolgte nach vorheriger Zusicherung über die Anonymisierung der Daten, d.h. es sollte unmöglich sein, aus den Ergebnissen der Untersuchung auf die Identität der untersuchten Personen zu schließen (vgl. Gläser und Laudel 2004, 271). Durch die Netzwerkdarstellung kombiniert mit den sensiblen Daten aus den Interviews ist die Gefahr gegeben, auf die Probandinnen und Probanden rückschließen zu können (Kuckartz 2012, 136). Die Verschlüsselung der Namen erfolgte über eine dreistellige Kodierung. In den Fallbeschreibungen finden sich Pseudonyme. Die Altersangaben und beruflichen Hintergründe wurden leicht modifiziert und die Ortsangaben unkenntlich gemacht (vgl. Kuckartz 2010, 47). Auch in den Transkriptionen wurden alle Hinweise auf Regionen, andere Personen, etc. durch neue Buchstabenzuordnungen anonymisiert. Es wurden folgende Codes benutzt. Aw+Ziffer für Patientinnen und Am+Ziffer für Patienten, Bw+Ziffer für weibliche Angehörige und Bm+Ziffer für männliche Angehörige. Zusätzlich wurde die schriftliche Einwilligung von allen Beteiligten[37] eingeholt und sie wurden ausführlich über den Hintergrund dieser Studie aufgeklärt.

6.2.3.9 Auswertung

Die computergestützte Interviewauswertung mit dem Programm MAXQDA 11 umfasste mehrere Schritte und wurde aus mehreren Auswertungsstrategien kombiniert. Zum einen erfolgte sie nach einigen Regeln der strukturierten Inhaltsanalyse nach Mayring (2010, 59ff.; vgl. Kuckartz 2012, 77ff.), da sich das Erkenntnisinteresse auf vorher definierte Themen und Inhalte richtete. Bei dieser Strategie werden Aspekte des Forschungsgegenstandes mit Hilfe eines entwickelten Kategorienschemas *deduktiv* aus dem Datenmaterial gewonnen und

---

37 Vgl. dazu die Einverständniserklärung im Anhang.

exemplarisch zusammengefasst. Schwerpunkte wurden auf inhaltliche und semantisch relevante Kriterien gelegt, da sowohl Themen aber auch die Identifizierung von subjektiven Einschätzungen von Interesse waren (Mayring 2010, 63ff.). Das Bewertungsschema wurde aus dem Leitfaden entwickelt und somit konnten anhand der Fragestellung und theoretischen Vorannahmen weiterführende Kodierungen der jeweiligen Textstellen erfolgen. Durch die Koppelung an die Fragestellung der sozialen Teilhabe unter Berücksichtigung der ICF war die Kategorienbildung anhand einer evaluativen qualitativen Inhaltsinhaltsanalyse naheliegend. So konnten über das Core Set für Schlaganfall mögliche Teilhabeaspekte formuliert und somit im ersten Schritt relevante Textstellen codiert werden (vgl. Kuckartz 2012, 100). Zeile für Zeile wurde dann unter Einsatz der Software MaxQDA 11 gesichtet und auf Übereinstimmung mit den gesetzten Hauptcodes geprüft. Um aber dadurch nicht neue Aspekte zu übersehen, erfolgte in einem zweiten Schritt die *induktive* Bildung von Codes aus dem Material, die dann mit den theoretischen Vorannahmen in Beziehung gesetzt wurden bzw. eine theoretische Aktualisierung bedeuteten (vgl. Mayring und Gahleitner 2010, 298; Bortz und Döring 2002, 298; Kuckartz 2012, 63). Zweiter inhaltlicher Zugang waren Teile der Globalauswertung nach *Legewie*, um schnelle und breitere Übersicht über die Aussagen in den einzelnen Interviews zu erhalten (Legewie 1994, 177ff.; vgl. Bortz und Döring 2006, 331). Folgende Schritte wurden für die Auswertung der PZI ausgewählt (Bortz und Döring 2006, 33; vgl. Schmidt 2010, 448):

- Eine Erstorientierung über den Text mit Erstellung von Memos.
- Aktivierung von *Kontextwissen*, d.h. in welchem Rahmen ist der Text entstanden, dazu wurden die Postskripte einbezogen und im ersten Überblick mit den Eco Maps angesehen.
- Mehrmaliges Textlesen, um die Themen zu identifizieren. Dazu gehört auch das Festhalten von eigenen Ideen und Fragestellungen, die durch Dokumentenmemos gespeichert wurden. Die betreffenden Textstellen wurden durch die Codierung farblich gekennzeichnet und mit Hilfe von „Text-Retrievals" gesammelt und geordnet (Kuckartz 2012, 150). Im weiteren Verlauf wurden dann Subcodes entwickelt, um die sichtbaren Ausprägungen differenziert darzustellen.
- Anschließend entstand eine Paraphrasierung von thematisch geeigneten und Erkenntnis bringenden Textstellen, die zugleich mit dazu gehörigen Ankerbespielen aus dem Originaltext belegt wurden. Dazu wurden *Summaries* mit Hilfe von MaxQDA11 erstellt und in einer Kreuzfunktion mit den Haupt- und Subcodes sowie den befragten Personen geordnet. Diese wurden dann manuell in Tabellenform zusammengeklebt, um einen besseren Überblick über die daraus abzuleitenden Hauptthemen, Gemeinsamkeiten und Kontrastierungen zu erhalten. Dazu wurden relevante Aspekte farblich markiert und mit Themenüberschriften versehen.

- In einem weiteren Schritt erfolgten aufgrund des vorher entwickelten Kategoriensystems Zuordnungen mit Hilfe der paraphrasierten und originalen Textstellen (Schmidt 2010, 452). Zur argumentativen Validierung wurden einige zufällig ausgewählte kodierte Textpassagen zwei Mitgliedern einer Forschungsgruppe für qualitative Forschung am Universitätsklinikum Schleswig-Holstein unabhängig voneinander vorgestellt und die Interpretationen diskutiert, um die Inter-Code-Reliabilität zu überprüfen (vgl. Bortz und Döring 2006, 328; Kuckartz 2010, 61).
- Die Textstellen wurden übereinstimmend den vorher entwickelten Haupt- und Subcodes zugeordnet. Es entstand folgendes Kategoriensystem mit Haupt- und Unterkategorien.
- Fallübergreifende themenzentrierte Auswertung. Durch die Nutzung von Text-Retrievals war es möglich, die Ausprägungen auch zu quantifizieren, um deskriptiv Häufigkeiten von Themen zu ermitteln (Kuckartz 2012, 151). Das war besonders beim Vergleich der Aussagen von Schlaganfallbetroffenen und Angehörigen sinnvoll, um die jeweilige Themensetzung zu interpretieren. Die Rekonstruktion von Kontrasten und Übereinstimmungen in den subjektiven Sichtweisen von betroffenen Schlaganfallpatientinnen bzw. -patienten und ihren Angehörigen zu möglichen sozialen Teilhabeveränderungen und Netzwerkmodifikationen wurden somit anschaulich.
- Interpretation der Einzelfälle (Kuckartz 2012, 108; Schmidt 2010, 452). Dazu wurden auch die Interpretationsergebnisse aus den qualitativen Netzwerkanalysen einbezogen und mit den Aussagen in den problemzentrierten Interviews konfrontiert.

Damit die eigentliche Forschungsarbeit mit möglichen Hindernissen und Schwierigkeiten dokumentiert werden konnte, wurden über ein Forschungstagebuch und Erstellung von Mindmaps regelmäßig Eintragungen gemacht. Das half dann bei der Reflektion des zirkulären Forschungsprozesses (vgl. Grube 2009, 114). So konnte immer wieder geprüft werden, ob das Kategoriensystem plausibel blieb, die Kodierungen nachvollziehbar definiert waren und die Memos auch später noch in ihrer Bedeutung rekonstruiert werden konnten (vgl. Kuckartz 2012, 168).

Im weiteren Verfahren wurden die unterschiedlichen Strukturen innerhalb der Haupt- und Subcodes systematisch systematisiert, um damit ein strukturierendes Ordnungssystem zu erhalten. Durch wiederholtes Lesen und Zuordnungen entstanden somit klarere Konturen (Schmidt-Grunert 2004, 52), da sich nun die Erkenntnisse plausibel herausbilden konnten. Schließlich wurden die somit gefundenen Textstellen „generalisierend" und „vergleichend" aller erfolgten Interviews in Beziehung gesetzt, um so „allgemeine Typiken" zu entdecken und manifestieren (ebd.). Letztlich sollten die nun entwickelten „Schlussfolgerungen" in den empirischen Daten begründet sein (Kuckartz 2012, 168).

Tabelle 8: Haupt- und Subkategorien (eigene Darstellung)

Hauptkategorien	Subkategorien
Soziales Netzwerk	– Soziale Unterstützung – Belastungen für Angehörige – Entlastungen für Angehörige – Freunde – Nachbarn – Reaktionen aus der Umwelt – Keine Belastung für andere sein
Schlaganfallfolgen	– Konflikte – Finanzen – Frustration – Krankheitsgewinn – Kompetenzgewinn Angehörige
Institutionen und Organisationen	– Beratungsstellen – Rente und Pension – Ämter SGB und BGB – Selbsthilfegruppen – Krankenkassen
Subjektorientierung	– Verbesserungsstrategien Gesundheit – Subjektive Bewältigung
Therapie und Beratung	– Empfehlung an Kliniken – Allgemein – Soziale Arbeit – Therapeutische Berufe – Pflege – Medizin
Partizipation	– In einer Körperposition verbleiben – Hausarbeiten – Mahlzeiten – Stress und andere psychische Anforderungen – Einstellungen – Körperfunktionen – Häusliches Leben – Routine – Sprechen – Lesen – Kommunizieren – Physikalische Umwelt – Essen und Trinken – Erholung und Freizeit – Kleiden und Waschen – Abhängigkeit und Autonomie – Mobilität – Erwerbsarbeit – Unbezahlte Tätigkeiten

7 Ergebnisse

7.1 Darstellung der Stichprobe

Die Stichprobe ergibt sich aufgrund der genannten Samplingstrategie (vgl. Kapitel 6.2.3.2.). Zur Übersicht werden die Personen mit Schlaganfall und die Angehörigen getrennt dargestellt. Die Namen, genauen Altersangaben und Berufsbezeichnungen sind anonymisiert worden, die jeweiligen Abkürzungen sind für die Zuordnung der Textpassagen und Ankerbeispiele bei der späteren Vorstellung der Ergebnisse relevant. Daneben werden auch die medizinischen Diagnosen und gegenwärtigen sozialrechtlich kodifizierten Leistungen wie Heil- und Hilfsmittelversorgung vorgestellt. Es findet sich eine schulische und berufliche Qualifikationsvarianz, allerdings war keine der befragten Personen ohne Qualifikationsabschluss.

Das arithmetische Mittel des Alters bei den Schlaganfallpatientinnen und -patienten betrug 61,7 Jahre und der Median 62,5 Jahre zum Zeitpunkt der Befragung. Anamnestisch lagen die Akutereignisse zwischen einem und siebzehn Jahren zurück. Nur zwei Personen fanden wieder zurück in das Erwerbsleben und vierzehn Betroffene erreichten den Schwerbehindertenstatus. Bei dreizehn Betroffenen sind die therapeutischen Berufe Physiotherapie, Logopädie und Ergotherapie die kontinuierlichsten professionellen Unterstützungspersonen im Rahmen der häuslichen Versorgung. Von den acht Personen mit Pflegestufung nach SGB XI erhielten zwei Sachleistungen, die anderen beziehen Geldleistungen im Zusammenhang mit den erbrachten Leistungen der Angehörigen.

Das arithmetische Mittel des Alters betrug 58,8 Jahre (Median=61 Jahre) bei den Angehörigen. Aktuell war nur eine Angehörige gesetzliche Betreuerin mit dem Aufgabenfeld der Gesundheitsfürsorge, im Verlauf der Gesamterkrankung wurden befristet drei gesetzliche Betreuungen durch die zuständigen Amtsgerichte eingesetzt.

Tabelle 9: Stichprobe Schlaganfallpatientinnen und -patienten (eigene Darstellung)

	Name (Pseudonyme)	Alter	Beruf + Schulabschluss	Diagnose + Jahr	SGB V	SGB VI	SGB IX	SGB XI	BGB	Rehaklinik und Dauer: BAR Phase
1.	Herr Am1 Ahlmann	71	Rentner, davor Außendienstmitarbeiter, Volksschule	Mediainfarkt rechts Februar 2012	Ergotherapie Logopädie Physiotherapie Hausarzt	Altersrente	beantragt	Eileinstufung PS II	Ehefrau: Gesundheitssorge	C 6 Wochen
2.	Frau Aw2 Bertram	64	Chefsekretärin	Hirninfarkt rechts 2003/2008 Re Infarkt	Physiotherapie	EU Rente	100% aG	PS II → PI Klage vor SG	Keine Bt	Phase B 6 Wochen
3.	Herr Am3 Cordsen	61	Schlachtermeister Realschule	Hirnblutung nach Aneurysmaruptur 1995	Ergotherapie Physiotherapie	EU Rente plus Privat-Versicherung	100% G	PS I	Keine Bt	Phase C 12 Wochen
4.	Herr Am4 Dorn	52	Gärtner und Landwirt, selbstständig	Hirnblutung 2002, Sehstörungen, motorische Aphasie, epileptische Anfälle	Logopädie		50%	PS 0		Phase C 4 Wochen
5.	Frau Aw5 Erdmann	52	Reiseverkehrskauffrau, Lehrerin Grund-/Hauptschule Frühpension	Hirninfarkt 2003 Neclect, motorische Aphasie anfänglich + MammancCa 2008	Logopädie	Frühpension	60%	PS 0	Keine Bt	Phase C bis Phase D
6.	Herr Am6 Fehr	60	Polizist, Realschule	Hirnblutung 2001	Physiotherapie	Frühpension	100% aG, B	PS II Me-dicProof	2001–2002	Phase B 6 Monate bis Phase C
7.	Frau Aw7 Gerber *lebt alleine	59	Rechtspflegerin	Hirnblutung 1996, motorische Aphasie, Hemiphlegie re	Logopädie, Musiktherapie (finanziert über Stiftung)	EU Rente	100% G, B	PS I	Vollmacht Kinder	Phase B bis C

No.	Name	Alter	Beruf	Diagnose	Therapie	EU Rente	%	PS	Phase/Dauer
8.	Frau Aw8 Hollenberg	59	Laborantin Mikrobiologie	Hirnblutung 1997, Neurochirurgie OP, Kleinhirn, Shunt, schwere Dysarthrie, Rollstuhlpflichtig	Logopädie, Ergotherapie	EU Rente	100% aG, H	PS III	Phase B 5 Monate
9.	Herr Am9 Ihrenburg	68	Industriekaufmann	Hirninfarkt 1997, Dysarthrie, Hemiplegie, Rollator	Physiotherapie	EU Rente, dann Altersrente	100% G, aG, H	PS I vorher PS II, Pflegegeld	Phase B 6 Monate bis Phase C
10.	Frau Aw10 Jäger	68	Verwaltungsangestellte, Realschule	Hirnstamminfarkt 2009, leichte Hemiplegie li, Gleichgewichtsstörungen, anfänglich motorische Aphasie	Physiotherapie, Ergotherapie	Altersrente DRV	50% G	PS 0	Phase C 4 Wochen
11.	Frau Aw11 Kuhlmann	52	Diplom Sozialpädagogin, Abitur	Hirninfarkt 2009, Gesichtsfeldausfall, sensomorische Störung links, Feinmotorik, leichte Sprachstörung	Physiotherapie, Ergotherapie	berufstätig			Ambulante Rehabilitation Phase D
12.	Frau Aw13 Lahm	64	Erzieherin, Realschule	Hirnblutung rechts 2006, Neurochirurgie, Neclect, Hemiplegie links, Dysarthrie,	Physiotherapie Sprachtherapie	EU Rente DRV	90% G, B	PS I	Phase B 6 Wochen, Phase C 4 Wochen
13.	Herr Am14 Mergenthal	66	Berufsschullehrer, Agrarwissenschaftler, Abitur	Hirninfarkt 2010 nach Polyglobulie, Dysarthrie, leichte Aphasie, Hemiplegie rechts	Logopädie bis 2011	Altersrente DRV	Nie beantragt		Phase C in geriatrischer Rehabilitation
14.	Frau Aw15 Nuhr	68	Lehrerin Realschule, Abitur	Multiple Infarkte, Mediateilinfarkt 2011		Teilzeit, Wiedereingliederung	60%	Für 8 Wochen in der ersten Phase	Phase B bis C

SGB V Krankenversicherung SGB XI; Rehabilitation und Teilhabe behinderter Menschen; SGB VI Rentenversicherung; SGB XI Pflegeversicherung BGB Bürgerliches Gesetzbuch: Betreuungsrecht; PS Pflegestufe EU Rente: Erwerbsunfähigkeitsrente; DRV: Deutsche Rentenversicherung; G, aG, B: besondere Kennzeichen bei Schwerbehinderung

Tabelle 10: Stichprobe Angehörige (eigene Darstellung)

	Name	Alter	Zugehörige/r Patient/in	Beruf + Erwerbstätigkeit	Schulabschluss	BGB Betreuung
a.	Frau Bw1 Ahlmann	56	Am1	Kaufmännische Angestellte, Teilzeit im eigenen Café	Mittlere Reife	Für Gesundheitssorge
b.	Herr Bm2 Bertram	74	Aw2	Dekorateur, Altersrente	Mittlere Reife	
c.	Frau Bw3 Cordsen	66	Am3	Friseurmeisterin, Fremdsprachensekretärin	High School Kanada	
d.	Frau Bw4 Dorn	45	Am4	Postbeamtin einfacher Dienst	Hauptschule	
e.	Frau Bwt Tochter Dorn	18	Am4	Berufsfachschule Erzieherin	Realschule	
f.	Herr Bm5 Erdmann	70	Aw5 geschieden	Apotheker	Abitur	
g.	Frau Bw6 Fehr	55	Am6	Verkäuferin	Realschule	2001–2002
h.	Herr Bm8 Hollenberg	61	Aw8	Berufssoldat i.P.	Realschule	
i.	Frau Bw9 Ihrenburg	67	Am9	Laborantin	Realschule	
j.	Herr Bm10 Jäger	64	Am10	Finanzbeamter	Realschule	
k.	Herr Bm11 Kuhlmann	53	Aw11	Verwaltungswirt FH	Fachabitur	
l.	Frau Bw12 Grube	59	* Ehemann in Pflegeheim, kehrt aber 2013 zurück 2007 Hirnblutung	Technische Zeichnerin	Realschule	
m.	Herr Bm13 Lahm	69	Aw13	Ingenieur Maschinenbau i.R.	Fachabitur	Vollmacht
n.	Frau Bw 14 Mergenthal	57	Am14	Lehrerin Gymnasium	Abitur	
o.	Herr Bm 15 Nuhr	68	Aw15	Lehrer i.P.	Abendschule: Abitur	2011

7.2 Auswertung der Eco Maps

Ein Kriterium war im Sampling das Zusammenleben von Schlaganfallbetroffenen und ihren Angehörigen, um ähnliche Lebensbedingungen berücksichtigen zu können, wenn die Eco Maps ausgewertet werden. Im Folgenden
werden deshalb die jeweils erstellten Eco Maps in ihrer visualisierten Form
dargestellt, um im ersten Schritt die Struktur und inhaltliche subjektive Bewertung gegenüberzustellen und zu vergleichen. Nachdem die paarweisen Analysen erfasst sind, folgt die Gesamteinschätzung der Eco Maps hinsichtlich
auffälliger generalisierbarer Phänomene. Die Analyse erfolgte angefangen von
der Kernfamilie über weitere Beziehungen, Arbeitsprozesse und Ressourcen
bis hin zu beteiligten Institutionen und Organisationen, einschließlich von
Professionen. Die Beschreibung fokussiert zuerst die sehr starken und reziproken Beziehungen absteigend bis hin zu konfliktreichen Verbindungen. Die
eigene Bewertung der Situation anhand der visualisierten Netzwerke wird in
der Interpretation dargestellt. Nachdem die paarweisen Analysen erfasst sind,
werden in der Gesamteinschätzung der Eco Maps auffällige generalisierbare
Phänomene dargestellt. Unterscheidungskriterien bei der Gesamtanalyse sind
dann Geschlecht und familiäre Rollen als erkrankte Personen und Angehörige.

7.2.1   Familie Ahlmann

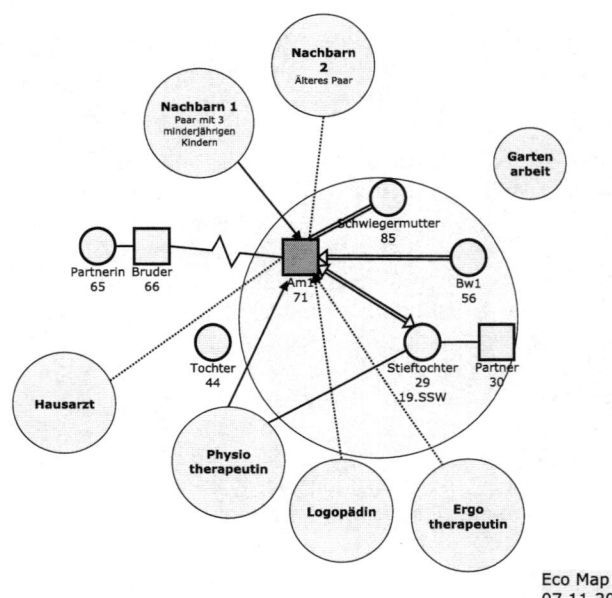

Eco Map   Am1
07.11.2012

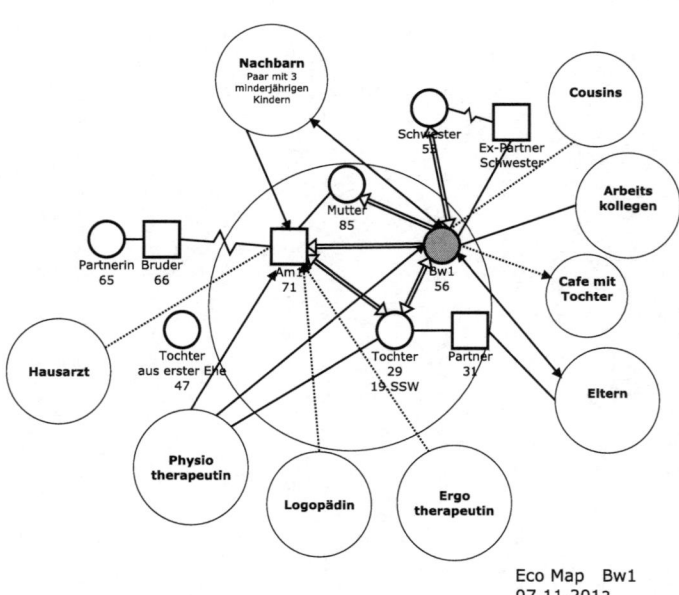

Eco Map   Bw1
07.11.2012

Kernfamilie

Herr Ahlmann: Sehr starke vertrauensvolle Verbindung zur Schwiegermutter, keine Reziprozität. Zur Schwiegertochter sehr stark und vertrauensvoll mit gegenseitigem Austausch. Zur Ehefrau ebenfalls sehr stark, aber asymmetrisch. Sie unterstützt ihren Mann.

Frau Ahlmann: Altersunterschied Ehepaar: 15 Jahre. Stabile Beziehung, aber Unterstützung in Richtung Ehemann. Einseitig gerichtete sehr starke Beziehung zu ihrer Mutter. Reziproke sehr starke Beziehung zu ihrer Schwester und zu ihrer Tochter.

Beziehungen

Herr Ahlmann: Tochter aus erster Ehe außerhalb der Kernfamilie, ohne Verbindung.

Kontakt zu Nachbarn stark, sie kümmern sich, zu anderen Nachbarn schwache Verbindung. Beide beschreiben einen Konflikt außerhalb der Kernfamilie mit dem Bruder und seiner Partnerin.

Frau Ahlmann: Tochter aus der ersten Ehe außerhalb der Kernfamilie, ohne Verbindung.

Vergleich Kernfamilie oben/unten

Herr Ahlmann: Kernfamilie gleich dargestellt.

Frau Ahlmann: Kernfamilie gleich dargestellt, gleich starke Beziehungen angegeben. Ehefrau berücksichtigt seine Beziehungen mit.

Institutionen

Herr Ahlmann: Schwache Beziehungen zum Hausarzt, Logopädie und Ergotherapie (gerichtet). Zur Physiotherapeutin einseitig gerichtete starke Beziehung, ist auch im Kontakt zur Stieftochter.

Frau Ahlmann: Gleiche Verbindung zur Physiotherapeutin, beschreibt die gleichen Verbindungen zwischen Hausarzt, Logopädie und Ergotherapie und ihrem Ehemann.

Arbeitsplatz/Kontakte zu Arbeitskolleginnen und -kollegen

Herr Ahlmann: Frühere Arbeitsbeziehungen nicht sichtbar .

Frau Ahlmann: Hat eine Erwerbstätigkeit mit privatem Kontakt zu Arbeitskollegen und betreibt zusammen mit der Tochter ein Café.

Ressourcen (Kultur, Freizeit)

Herr Ahlmann: Gartenarbeit in der Vergangenheit wichtig, aktuell nicht mehr möglich. Kontakt zu den medizinischen Therapeuten. Kernfamilie.

Frau Ahlmann: Ressourcen außerhalb durch Café mit Tochter Besonderheiten

Herr Ahlmann: Kein Kontakt zur Tochter, keine Freunde.

Interpretationen

Herr Ahlmann: Außenkontakte scheinen weggebrochen oder nicht vorhanden gewesen zu sein. Arbeit nicht erkennbar. Kann Garten nicht mehr bearbeiten. Wird von der Familie, Nachbarn und Physiotherapeutin einseitig gerichtet unterstützt, Hausarzt könnte Koordinator sein.

Frau Ahlmann: Familie scheint für sie als System „Geben und Nehmen" zu funktionieren. Überwiegend sehr starke reziproke Verbindungen in der Kernfamilie und intensive reziproke Vernetzung außerhalb. Holt sich Unterstützung. Interpretiert das Netzwerk ihres Mannes unaufgefordert größtenteils deckungsgleich.

7.2.2   Familie Bertram

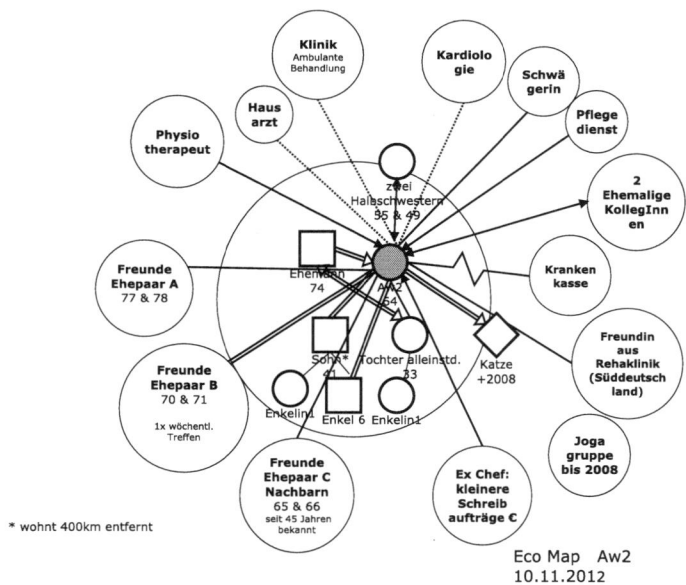

Eco Map   Aw2
10.11.2012

* wohnt 400km entfernt

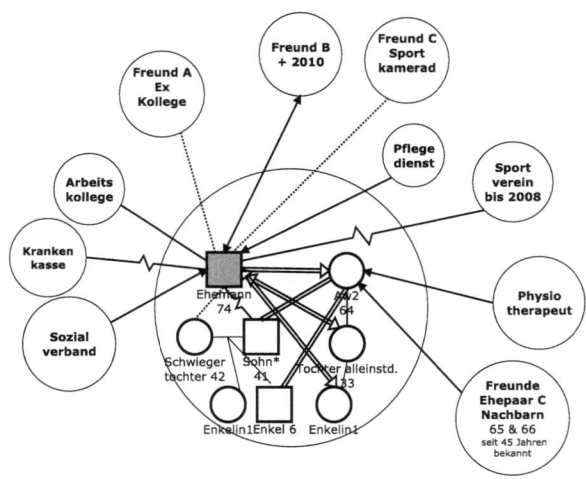

Eco Map   Bm2
10.11.2012

* wohnt 400km entfernt

Kernfamilie

Frau Bertram: Benennt sehr starke vertrauensvolle Beziehung zu ihrem Ehemann, Unterstützungsrichtung geht von ihrem Ehemann aus. Sie hat reziproke starke Beziehung zu den Halbschwestern. Sie hat eine sehr starke, aber ungerichtete Beziehung zu ihrem Sohn, der 400km weit entfernt wohnt. Relativ stabile ungerichtete Verbindung zur Tochter. Sehr starke ungerichtete Beziehung zum einzigen Enkelsohn, zu den anderen Enkeltöchtern ist keine Verbindung benannt. Verstorbene Katze als wichtiges Familienmitglied benannt.

Herr Bertram: (zehn Jahre älter). Er benennt sehr starke unterstützende Beziehung zu seiner Frau, sehr starke reziproke Beziehungen zu seiner Tochter und Enkelin. Konflikt mit seinem Sohn und schwache Bindung zur Schwiegertochter. Beschreibt keine Verbindung zu den Kindern seines Sohnes. Er schildert die sehr starke ungerichtete Verbindung zwischen Ehefrau, Sohn und Enkel.

Beziehungen

Frau Bertram: Sehr starke Verbindung zu befreundetem Ehepaar, starke reziproke Beziehungen zu ehemaligen Kolleginnen. Ungerichtete starke Beziehungen zu zwei Ehepaaren, Schwägerin und Freundin aus der Rehabilitationsklinik. Kein Kontakt mehr zu Yogagruppe.

Herr Bertram: Hatte einen guten Freund (stark und reziprok), der 2010 verstorben ist. Aktuell ein starker ungerichteter Kontakt zu Arbeitskollegen. Benennt zwei schwache Verbindungen zu ehemaligem weiteren Kollegen und Sportkameraden. Benennt eine Ehepaar, die eher starken gerichteten Kontakt zur Ehefrau haben.

Vergleich Kernfamilie

Frau Bertram: Die Beziehungsqualität zu den Kindern und Enkelkindern unterscheidet sich gegengeschlechtlich. Ein bekannter Sachverhalt, da sie unabhängig voneinander gleiche Angaben machen.

Herr Bertram: Hat seine Schwester nicht benannt, Ehefrau benennt die Schwägerin. Er hat die Frau seines Sohnes als schwache Beziehung angegeben, hier fehlt die Angabe bei der Ehefrau, obwohl die sehr starke vertrauensvolle Beziehung zum Sohn benannt ist.

Institutionen

Frau Bertram: Gibt als stark unterstützende Heilberufe Physiotherapie und Pflegedienst an. Schwache ungerichtete Verbindung zum Hausarzt, Ambulanz und Kardiologie. Konfliktreiche Verbindung zur Krankenkasse.

Herr Bertram: starker unerstützender Pflegedienst und Sozialverband. Konflikt mit der Krankenkasse und Sportverein angegeben.

Arbeitsplatz/Kontakte zu Arbeitskolleginnen und -kollegen

Frau Bertram: Bekommt kleinere Schreibaufträge durch den ehemaligen Chef (stabil und gerichtet). Wechselseitiger Kontakt zu ehemaligen Arbeitskolleginnen.

Herr Bertram: War berufstätig (sichtbar), Kontakt zu ehemaligen Kollegen schwach bis stark vorhanden.

Ressourcen (Kultur, Freizeit)

Frau Bertram: Ressourcen hauptsächlich in der Kernfamilie. Nebenverdienst über den Job. Ein befreundetes Ehepaar mit regelmäßigen Treffen.

Herr Bertram: Ressourcen hauptsächlich in der Kernfamilie. Außerhalb der Kernfamilie eher schwache und konfliktreiche Verbindungen.

Besonderheiten

Frau Bertram: Hat besondere Beziehung zum Sohn und Enkelkind.

Herr Bertram: Hat besondere Beziehung zur Tochter und zum Enkelin.

Interpretationen

Frau Bertram: Krankheitsfolgen und daraus entstandene Kontakte sind sichtbar in der Eco Map.

Herr Bertram: Sportliche und arbeitsbezogene Vergangenheit mit wenig Bekannten und Freunden.

7.2.3 Familie Cordsen

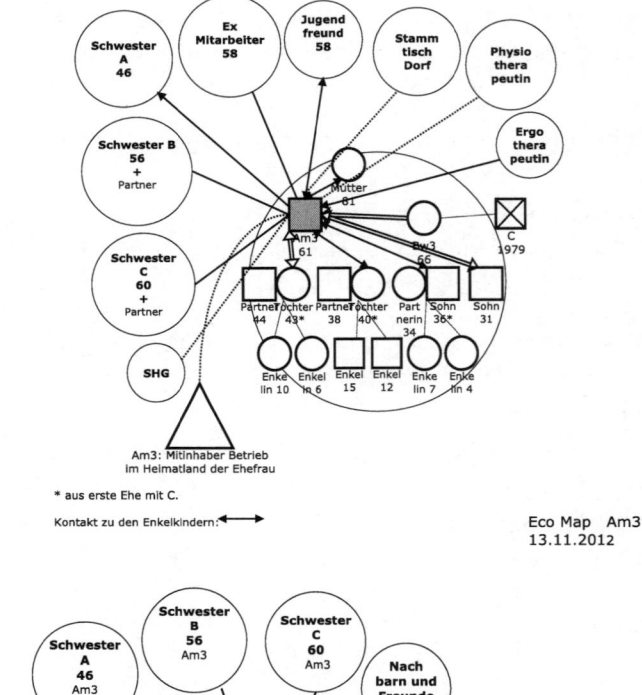

Am3: Mitinhaber Betrieb
im Heimatland der Ehefrau

* aus erste Ehe mit C.

Kontakt zu den Enkelkindern:◄──────►

Eco Map Am3
13.11.2012

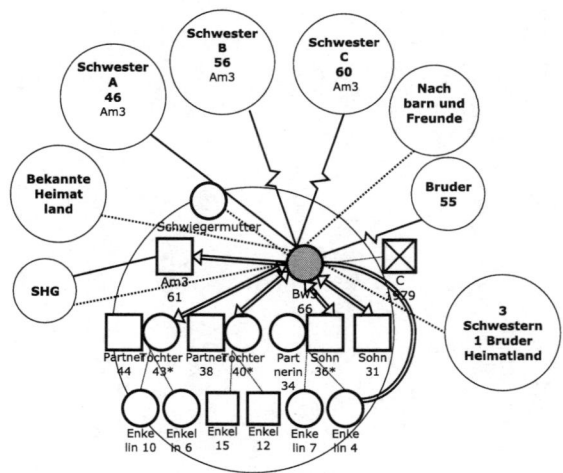

* aus erste Ehe mit C.

Kontakt zu den 5 ältesten Enkelkindern:◄──────►

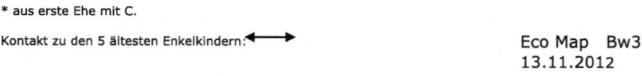

Eco Map Bw3
13.11.2012

Kernfamilie

Herr Cordsen: Ist fünf Jahre jünger als seine Ehefrau. Sehr starke einseitig gerichtete Beziehung zu seiner Ehefrau. Sehr starke reziproke Beziehung zur ältesten Stieftochter und dem jüngsten (einzigen gemeinsamen) Sohn. Starke reziproke Verbindungen zu den anderen Kindern und zu seiner Mutter. Kontakt zu den Enkelkindern hier nicht gesondert angegeben.

Frau Cordsen: Sehr starke einseitig gerichtete Beziehung zum Ehemann. Sehr starke reziproke Beziehungen zu allen vier Kindern und eine besondere starke ungerichtete Verbindung zur jüngsten Enkeltochter. Schwache Verbindung zur Schwiegermutter. Erster Ehemann verstorben.

Beziehungen

Herr Cordsen: Hat zu seinen drei Schwestern einen guten starken Kontakt. Starke reziproke Verbindung zu Jugendfreund, starker Kontakt zu ehemaligem Mitarbeiter Einbindung im Dorf über den Stammtisch.

Frau Cordsen: Starke ungerichtete Verbindung zur jüngsten Schwägerin. Schwache Verbindungen zu Nachbarn und Freunden sowie zu vier Geschwistern und Bekannten in ihrem Heimatland. Konfliktreiche Verbindungen zu zwei Schwägerinnen und ihrem ältesten Bruder.

Vergleich Kernfamilie oben/unten

Herr Cordsen: Kernfamilie gleich beschrieben. Unterstützung von Ehefrau in Richtung Patient. Sehr starke und starke Verbindungen zu allen Kindern in beide Richtungen.

Frau Cordsen: Hat nur zu einer Schwester (A) guten Kontakt.

Institutionen

Herr Cordsen: Hat zur Ergotherapie eine starke gerichtete Beziehung. Selbsthilfegruppe und Physiotherapie schwacher Kontakt, sind aber zur Unterstützung vorhanden. Keine Angabe zum Hausarzt.

Frau Cordsen: Starker ungerichteter Kontakt zur Selbsthilfegruppe.

Arbeitsplatz/Kontakte zu Arbeitskolleginnen und -kollegen

Herr Cordsen: Beruf noch sichtbar. Ist passiver Teilhaber in einem Betrieb im Heimatland der Ehefrau.

Frau Cordsen: Erwerbsarbeit nicht sichtbar.

Ressourcen (Kultur, Freizeit)

Herr Cordsen: Innerhalb der Kernfamilie und zu seinen weiteren Angehörigen die meisten starken Beziehungen. Keine weiteren Freizeitaktivitäten beschrieben. Kontakte im Heimatland der Ehefrau, geschäftlich interessiert.

Frau Cordsen: Innerhalb der Kernfamilie.

Besonderheiten

Herr Cordsen: Ehe mit einer Witwe mit drei Kindern und Migrationshintergrund in den 1970er Jahren. Hat sehr guten bis guten Kontakt zu seinen Stiefkindern.

Frau Cordsen: Migrationsstatus mit drei Kindern und Integration mit Widerständen aus der Familie des Ehemannes.

Interpretationen

Herr Cordsen: Frage bei der Auswertung: Umgang mit der Erkrankung und Krankheitseinsicht? Gut in die Familie eingebettet, Ehefrau noch mehr als der Ehemann, Kontakte über drei Generationen, unterstützen sich gegenseitig und untereinander. Intensives Familienleben.

Frau Cordsen: Scheint viel in ihre Familie zu investieren und wird von dieser Gemeinschaft getragen. Familie ist Lebensmittelpunkt. Intensives Beziehungsgefüge über mehrere Generationen, viel Unterstützungspotential.

7.2.4   Familie Dorn

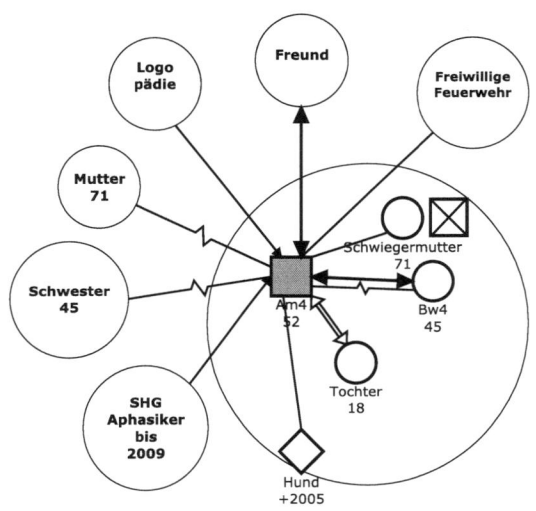

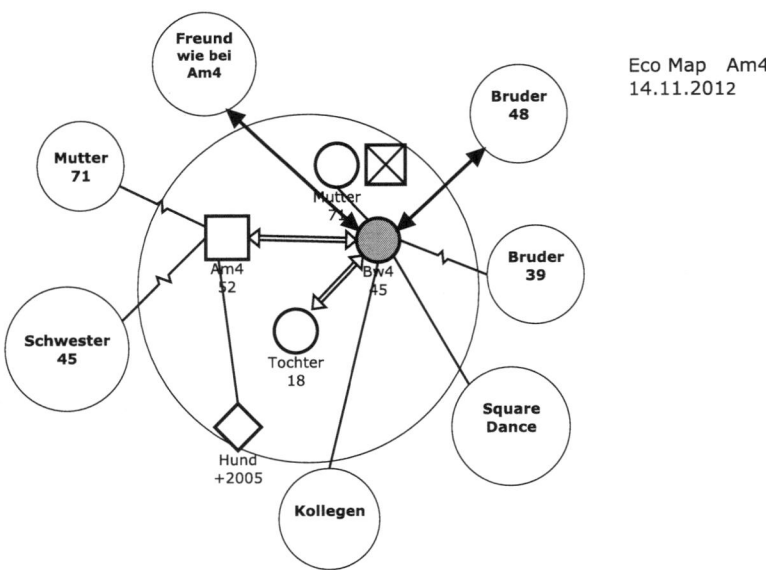

Eco Map   Am4
14.11.2012

Eco Map   Bw4
14.11.2012

139

Kernfamilie

Herr Dorn: Reziproke, starke, teilweise auch konfliktreiche Beziehung zur Ehefrau. Zur Tochter sehr starke reziproke Beziehung. Starke Beziehung zur Schwiegermutter ohne besondere Unterstützungsrichtung. Starke Verbindung zum verstorbenen Haustier.

Frau Dorn: Sehr starke reziproke Beziehungen zum Ehemann und zur Tochter. Relativ starke Verbindung zur ihrer Mutter. Sie erwähnt die Bindung des Ehemannes zum verstorbenen Hund.

Beziehungen

Herr Dorn: Starke reziproke Verbindung zu einem Freund. Konflikthafte Beziehungen zu seiner Mutter und Schwester.

Frau Dorn: Starke reziproke Verbindung zu einem Freund und ihrem älteren Bruder. Konflikthafter Kontakt zur ihrem jüngeren Bruder. Sie gibt konfliktäre Beziehungen ihres Ehemannes zu seiner Mutter und Schwester an.

Vergleich Kernfamilie oben/unten

Die Tochter ist für beide Ehepartner eine wichtige und sehr starke Beziehungsperson. Die Kernfamilie wird überwiegend auch hinsichtlich ihrer Unterstützungsrichtungen beschrieben. Die Partnerin gibt auch die Beziehungsqualitäten ihres Ehemannes an.

Institutionen

Herr Dorn: Selbsthilfegruppe war und Logopädie sind starke und gerichtete Verbindungen.

Frau Dorn: Keine Angaben.

Arbeitsplatz/Kontakte zu Arbeitskolleginnen und -kollegen

Herr Dorn: Ist in der Freiwilligen Feuerwehr als Ehrenamtlicher tätig, starke ungerichtete Verbindung. Erwerbstätigkeit nicht sichtbar.

Frau Dorn: Erwerbstätigkeit nicht benannt. Starke ungerichtete Verbindung zu Kollegen.

Ressourcen (Kultur, Freizeit)

Herr Dorn: Kernfamilie, insbesondere die Tochter. Freund und die Freiwillige Feuerwehr.

Frau Dorn: Square Dance stabile ungerichtete Beziehung, Freund als Ressource.

Besonderheiten

Ehemann sehr jung erkrankt mit 42 Jahren, Tochter vier Jahre alt, als Vater erkrankte. Beide Partner geben gemeinsamen besten Freund an. Beide haben zu den Familien der Partnerin bzw. des Partners wenig Kontakt. Der verstorbene Hund wird im Gegensatz zum Vater der Ehefrau erwähnt. Es wird keine hausärztliche Versorgung bzw. Ambulanz oder Klinik und kein Erwerbsleben benannt.

Interpretationen

Herr Dorn: Nimmt logopädische Hilfe an, Konflikt mit Ehefrau, Mutter und Schwester könnte autonomierelevant sein. Eher gute Kontakte zu Männern, vermisst seinen Hund. Hat nur eine sehr intensive Beziehung. Wenige schwache Beziehungen nach außen.

Frau Dorn: Wenig Außenkontakte, kümmert sich um ihre Familie, enger Familienbezug/Struktur, scheint sich viel um Alltagsbewältigung zu handeln. „Kommt mal raus" zum Sport Square Dance, wenig Freunde, Nachbarn, soziale Bezüge. Interview: Ideen für die Zukunft erwähnt. Engste Kontakte in der Kernfamilie und wenige schwache Beziehungen nach außen. Beide bezeichnen die Beziehungen als reziprok.

7.2.5 Familie Erdmann

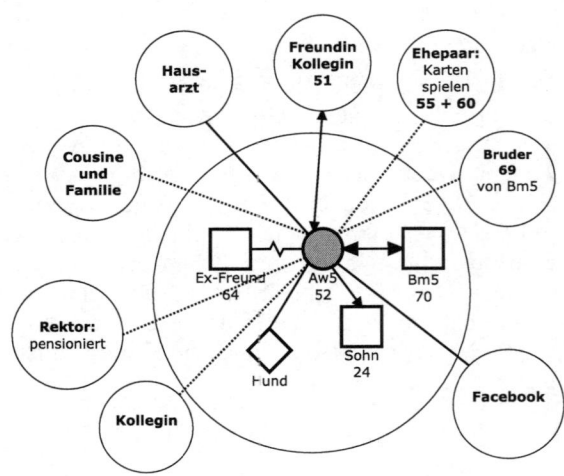

14 Jahre von Ehemann geschieden,
täglicher Kontakt

Eco Map   Aw5
19.11.2012

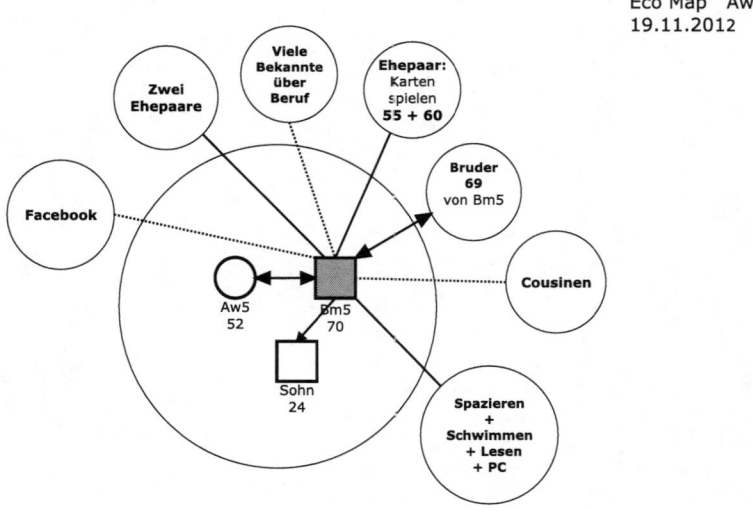

14 Jahre von Ehefrau geschieden,
täglicher Kontakt: "platonischer Kontakt"

Eco Map   Bm5
19.11.2012

Kernfamilie

Frau Erdmann: Hat eine starke reziproke Beziehung zu ihrem geschiedenen Ehemann. Relativ starke einseitig gerichtete Beziehung zu ihrem Sohn. Starke Verbindung zum Hund und konflikthafter Kontakt zu ihrem ehemaligen Freund.

Herr Erdmann: Starke reziproke Beziehung zur geschiedenen Ehefrau mit täglichem Kontakt. Relativ starke einseitig gerichtete Beziehung zu ihrem Sohn.

Beziehungen

Frau Erdmann: Starke reziproke Verbindung zu einer Freundin, die auch Kollegin war. Schwache Verbindungen zu Ehepaar, Bruder des Ehemannes und ihrer Cousine und deren Familie. starke Kontakte bei Facebook.

Herr Erdmann: Starke reziproke Beziehung zu seinem Bruder. Ungerichtete starke Verbindungen zu drei Ehepaaren. Schwache ungerichtete Beziehungen zu Cousinen und vielen Bekannten, die er über seine berufliche Tätigkeit kennengelernt hat. Ebenso schwache Kontakte bei Facebook.

Vergleich Kernfamilie oben/unten

Zum Sohn beschreiben beide Partner eine relativ starke einseitige Beziehung. Die Patientin erwähnt einen starken Bezug zum Hund, der Mann nicht.

Institutionen

Frau Erdmann: Zum Hausarzt wird eine ungerichtete starke Verbindung beschrieben, keine Selbsthilfegruppe, Kontakte über Facebook.

Arbeitsplatz/Kontakte zu Arbeitskolleginnen und -kollegen

Frau Erdmann: Beruf ist ersichtlich, schwache ungerichtete Verbindung zum pensionierten Rektor der Schule und zu Arbeitskolleginnen.

Herr Erdmann: Viele schwache soziale Beziehungen über den Beruf.

Ressourcen (Kultur, Freizeit)

Frau Erdmann: Stabile Kontaktpflege über Facebook, Community, Kartenspiel mit Ehepaar.

Herr Erdmann: Pflegt Hobbys: regelmäßig spazieren, schwimmen, lesen, PC, Facebook, Kartenspiel mit Ehepaar.

Besonderheiten

Geschiedener Ehepartner ist 18 Jahre älter als Patientin, Exfreund zwölf Jahre älter als Frau Erdmann. Keine weiteren medizinischen Berufsgruppen als der Hausarzt sind erkennbar. Keine sehr enge Verbindung zu Sohn von beiden Partnern.

Interpretationen

Frau Erdmann: Hat keine sehr starken Beziehungen und Krankheitsfolgen sind nicht ersichtlich. Eher schwache Außenbeziehungen und Kontakte über das Internet. Trotz Scheidung hat sie einen regelmäßigen und stabilen Kontakt zum geschiedenen Ehemann, gemeinsam teilen sie das Kartenspiel mit einem befreundeten Ehepaar. Beide fokussieren nur ihre eigenen Beziehungen. Scheint introvertiert, wenig direkte soziale Einbindung/Kulturveranstaltungen etc. Geschiedener Ehemann ist wichtigster Interaktionspartner.

Herr Erdmann: Keine sehr engen Freundschaften. Eher Hobbys, die alleine ausgeübt werden können, wichtigste Interaktionspartner sind seine geschiedene Ehefrau und sein Bruder. Beide haben somit keine sehr starken und reziproken Verbindungen.

7.2.6   Familie Fehr

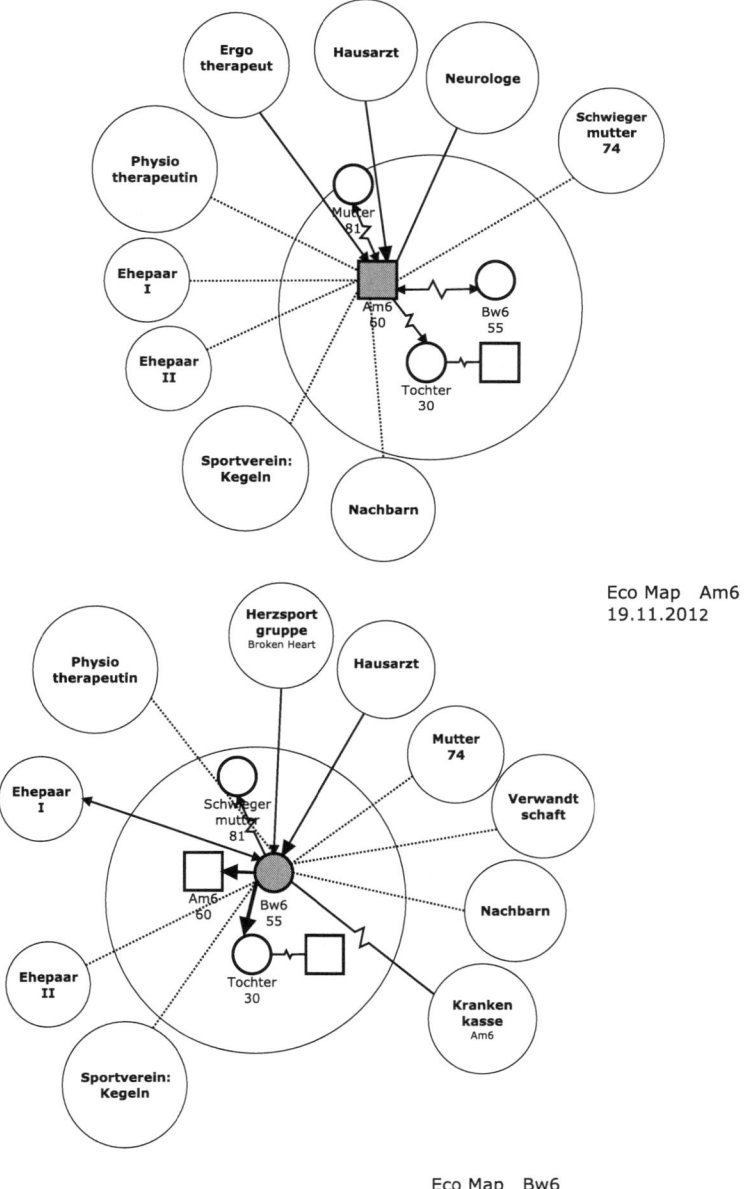

Eco Map   Am6
19.11.2012

Eco Map   Bw6
19.11.2012

145

Kernfamilie

Herr Fehr: Drei (alle) konfliktreiche Beziehungen innerhalb der Kernfamilie zu seiner Ehefrau und Mutter (beidseitige Richtung) sowie zur Tochter. Kontakt zum Schwiegersohn ist nicht näher bezeichnet.

Frau Fehr: Starke einseitig gerichtete Beziehung zu Ehemann und Tochter, konfliktäre Verbindung zur Schwiegermutter. Frau Fehr beschreibt die Beziehung ihrer Tochter zu deren Partner als konfliktreich.

Beziehungen

Herr Fehr: Kennzeichnet die Verbindungen zu seiner Schwiegermutter, zwei Ehepaaren, dem Sportverein und den Nachbarn als schwache ungerichtete Verbindungen. Außenkontakte distanziert und schwach.

Frau Fehr: Relativ starke reziproke Beziehung zu einem Ehepaar, ansonsten schwache Verbindungen zur eigenen Mutter, Nachbarn, ihrer Verwandtschaft, einem zweiten Ehepaar und dem Sportverein.

Vergleich Kernfamilie oben/unten

Die Einschätzung der Paardyade unterscheidet sich deutlich. Zur Mutter des Patienten haben beide eine konfliktreiche Beziehung. Die Beziehungsqualität unterscheidet sich zur Tochter.

Institutionen

Herr Fehr: Starker gerichteter Kontakt zum Hausarzt und Ergotherapie, relativ starker ungerichteter Kontakt zum Neurologen, schwache Verbindung zur Physiotherapie.

Frau Fehr: Starker zu ihr gerichteter Kontakt zum Hausarzt und ihrer Herzsportgruppe. Konflikte mit der Krankenkasse des Ehemannes.

Arbeitsplatz/Kontakte zu Arbeitskolleginnen und -kollegen

Herr Fehr: Arbeit/ Kollegen nicht erwähnt.

Frau Fehr: Arbeit nicht benannt.

Ressourcen (Kultur, Freizeit)

Frau Fehr und Herr Fehr: Beide Ehepartner waren früher Kegeln, es gibt noch schwache Verbindung mit dem Sportverein/ Kegelclub.

Besonderheiten

Herr Fehr: Zur Kernfamilie ausschließlich stressvolle Beziehungen, zu den medizinischen Berufsgruppen stabile vertrauensvolle Beziehungen, ansonsten nur schwache Beziehungen.

Frau Fehr: Hat selber ein Herzleiden, deshalb Herzsportgruppe. Keine sehr starken und reziproken Beziehungen.

Interpretationen

Herr Fehr: Ausschließliche konfliktäre Beziehungen in der Kernfamilie deuten auf mögliche Folgen durch den Schlaganfall hin, Themen u.a. Fremdbestimmung und Abhängigkeit. Trotzdem zeigen sich hier reziproke Strukturen in den Dyaden. Dagegen werden die Kontakte zu den Gesundheitsprofessionen deutlich positiver und stabiler beschrieben. Es stellt sich die Frage nach der Beziehungsqualität vor der Erkrankung.

Frau Fehr: Unterstützungsleistungen gehen mehr von ihr aus, auch hier sind Kontakte nach außen zu Angeboten des Gesundheitswesens wichtig. Im Unterschied zum Ehemann sieht die Ehefrau die Beziehungen zum Ehemann und zur Tochter nicht konfliktreich (lediglich zur Schwiegermutter).

Beide Ehepartner beschreiben zu keiner Person sehr starke vertrauensvolle Beziehungen und haben überwiegend schwache Verbindungen.

7.2.7 Familie Hollenberg

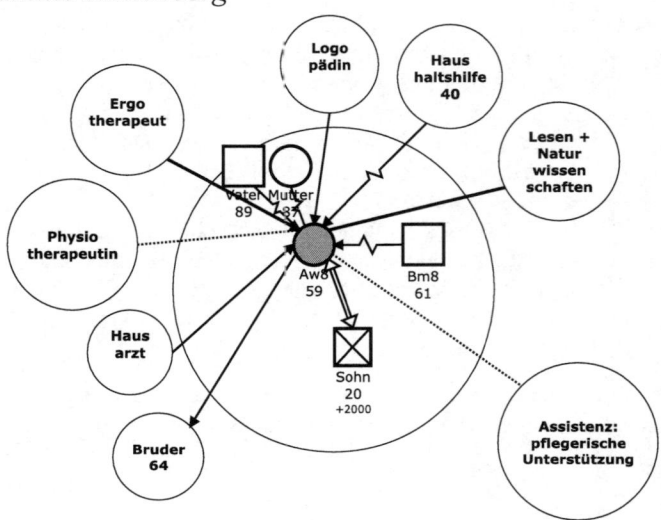

Aw8 fühlt sich von Bw8 in ihrer Autonomie eingeschränkt,
Zusammenleben nur aufgrund der Erkrankung.

Eco Map   Aw8
20.11.2012

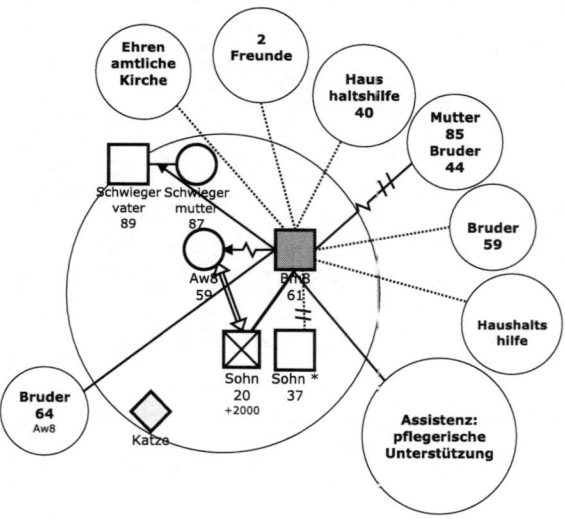

* aus erster Ehe: keinen Kontakt
Zusammenleben nur aufgrund der Erkrankung

Eco Map Bm8
20.11.2012

148

Kernfamilie

Frau Hollenberg: Sehr starke und reziproke Beziehung zu ihrem im Jahre 2000 verstorbenen Sohn. Ansonsten finden sich innerhalb der Kernfamilie nur konflikthafte Beziehungen zu ihren Eltern und ihrem Ehemann, die mit Stress verbunden sind. Sie fühlt sich in ihrer Autonomie eingeschränkt.

Herr Hollenberg: Einziger starker ungerichteter Kontakt war zu seinem verstorbenen Sohn. Er gibt die Beziehungsqualität zwischen Mutter und Sohn an. Hat keinen Kontakt zu einem weiteren Sohn aus erster Ehe. Relativ starke Verbindung zu den Schwiegereltern, allerdings zu ihnen gerichtet.

Beziehungen

Frau Hollenberg: Starke reziproke Verbindung zu ihrem Bruder. Ansonsten keine weiteren Kontakte.

Herr Hollenberg: Starke ungerichtete Verbindung zum Bruder seiner Ehefrau, schwache Verbindungen zu seinem jüngeren Bruder und zwei Freunden. Konfliktäre und unterbrochene Beziehung zu seiner Mutter und jüngsten Bruder. Katze wurde erwähnt.

Vergleich Kernfamilie oben/unten

Beide haben aktuell keine sehr starken Beziehungen und beschreiben den Konflikt in ihrer Beziehung. Zusammenleben nur aufgrund der Erkrankung der Ehefrau.

Institutionen

Frau Hollenberg: Starke und gerichtete Verbindung zum Ergotherapeuten. Relativ starke und gerichtete Verbindung zur Logopädin und zum Hausarzt. Schwache Verbindungen zu der Physiotherapie und pflegerischen Assistenz. Konflikte mit der Haushaltshilfe.

Herr Hollenberg: Starke ungerichtete Verbindung zur pflegereichen Assistenz. Zu den beiden Haushaltshilfen schwacher Kontakt, ebenso wie zu Ehrenamtlichen aus der Kirche. Therapeutische Berufe wurden nicht erwähnt.

Arbeitsplatz/Kontakte zu Arbeitskolleginnen und -kollegen

Frau Hollenberg: Erwerbsleben und Kolleginnen bzw. Kollegen nicht verzeichnet.

Herr Hollenberg: Nicht erkennbar.

Ressourcen (Kultur, Freizeit)

Frau Hollenberg: Starkes Bedürfnis zu lesen und sich mit Naturwissenschaften zu beschäftigen.

Herr Hollenberg: Angebote der Kirche.

Besonderheiten

Frau Hollenberg: Tragischer Tod ihres Sohnes mit 20 Jahren und spätere schwere Erkrankung. Thema Tod: Gibt es Kontakte zu ehemaligen Freunden vom Sohn, Kirche, Trauerarbeit, Therapeutin, befreundeten Familien? Haustier wird nur vom Ehemann benannt. Hätte sich ohne die Erkrankung von ihrem Ehemann getrennt.

Herr Hollenberg: Tragischer Tod seines Sohnes mit 20 Jahren, starke Beziehung wird benannt. Benennt keine sehr starken Beziehungen, gestörte Verbindungen in seiner eigenen Familie.

Haben gemeinsam den Bruder der Ehefrau als Unterstützer.

Interpretationen

Frau Hollenberg: Leistungen und Unterstützung scheinen nur auf die befragte Patientin gerichtet zu sein. Introvertiertes Hobby, keine Beschreibung von beruflicher Tätigkeit im Lebensverlauf. Desintegration wird deutlich. Keine Kontakte zu Freundinnen oder Nachbarn, Vereinsaktivitäten, Kulturveranstaltungen etc.

Herr Hollenberg: Nur schwache Beziehungen zu zwei Freunden. Er bekommt wenig soziale Unterstützung, hat überwiegend schwache Kontakte. Investiert auch wenig in andere Beziehungen. Erlebt viele Konflikte und Beziehungsabbrüche.

Beide Ehepartner nehmen die Beziehung zum verstorbenen Sohn als starke wahr, evtl. ist es die Trauer, die beide verbindet. Beide schätzen die Ehe als gescheitert ein. Die konflikthafte Beziehung und die Trauer könnten paradoxerweise der Zusammenhalt sein.

7.2.8   Familie Ihrenburg

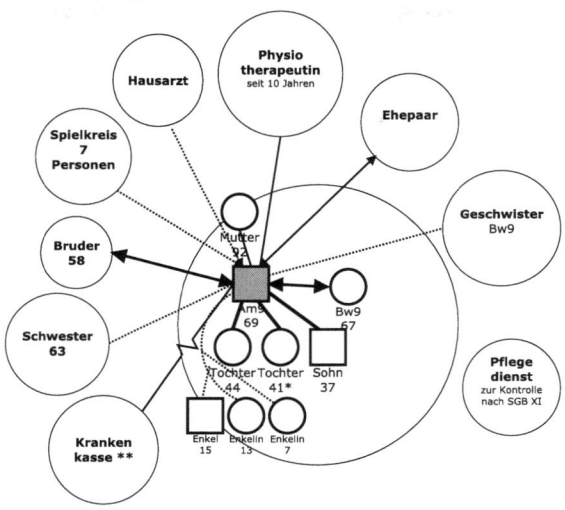

* schwerbehindert
**Konflike wg. Pflegehilfsmittel
und Rückstufung auf Pflegestufe I

Eco Map   Am9
21.11.2012

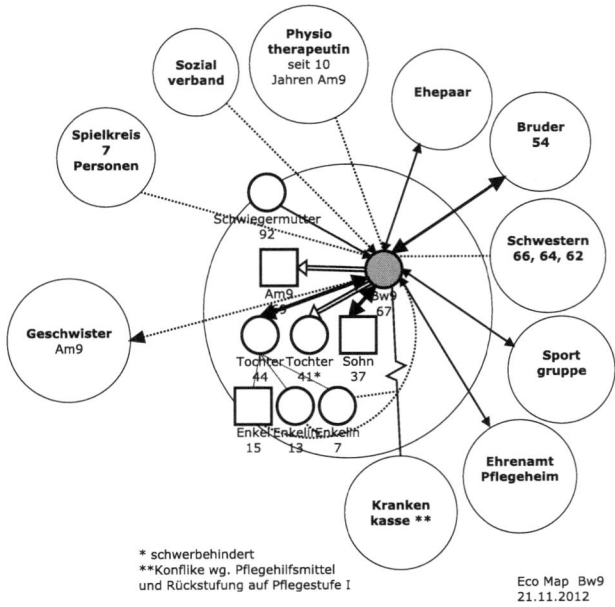

* schwerbehindert
**Konflike wg. Pflegehilfsmittel
und Rückstufung auf Pflegestufe I

Eco Map Bw9
21.11.2012

Kernfamilie

Herr Ihrenburg: Starke reziproke Beziehung zu seiner Ehefrau. Starke ungerichtete Verbindungen zu seinen zwei Töchtern und dem Sohn. Relativ starke Verbindung zur eigenen Mutter ohne Richtungsangabe. Schwache Beziehungen zu den Enkelkindern.

Frau Ihrenburg: Sehr starke gerichtete Beziehung zu ihrem erkrankten Partner und jüngeren Tochter (mit Schwerbehinderung). Starke reziproke Verbindungen zu ihrer ältesten Tochter und ihrem Sohn. Relativ stabile zu ihr gerichtete Verbindung seitens ihrer Schwiegermutter und eher schwache Beziehungen zu ihren Enkelkindern. Schwache Beziehungen zu ihren drei Schwestern.

Beziehungen

Herr Ihrenburg: Hat starke reziproke Beziehung zu seinem Bruder und eine relativ starke reziproke Verbindung zu einem befreundeten Ehepaar. Schwache Beziehungen zu den Geschwistern seiner Ehefrau, zu einem Spielkreis mit sieben Personen und seiner Schwester.

Frau Ihrenburg: Starker reziproker Kontakt zu ihrem Bruder, relativ starke Verbindungen zu dem gleichen Ehepaar, eher schwache Beziehungen zu dem Spielkreis mit sieben Personen und den Geschwistern ihres Ehepartners.

Vergleich Kernfamilie oben/unten

Herr Ihrenburg: Hat weniger Unterstützung außerhalb der Familie als seine Frau.

Frau Ihrenburg: Gibt eher die Unterstützungsleistung an ihren Ehemann an.

Institutionen

Herr Ihrenburg: Relativ starke Verbindung zur Physiotherapeutin seit zehn Jahren, schwache Verbindung zum Hausarzt ohne Richtungsangabe, keinen Kontakt zum kontrollierenden Pflegedienst (nach SGB XI), konfliktreiche Verbindung zur Krankenkasse mit der Begründung, dass Pflegehilfsmittel nicht bewilligt wurden und eine Rückstufung auf Pflegestufe I nach SGB XI erfolgte.

Frau Ihrenburg: Schwacher Kontakt zum Sozialverband und der Physiotherapeutin des Ehemannes, Konflikte mit der Krankenkasse.

Arbeitsplatz/Kontakte zu Arbeitskolleginnen und -kollegen

Herr Ihrenburg: Nicht ersichtlich.
Frau Ihrenburg: Nicht erkennbar.

Ressourcen (Kultur, Freizeit)

Herr Ihrenburg: Spielkreis.

Frau Ihrenburg: Ehrenamtliche Tätigkeit im Pflegeheim ist für sie ein starker reziproker Faktor ebenso wie der Besuch einer Sportgruppe. Eher schwache Kontakte in den Spielkreis.

Besonderheiten

Herr Ihrenburg: Er hat einen Bruder, der ihn unterstützt.

Frau Ihrenburg: Hat unabhängig davon auch einen Bruder, der sie unterstützt. Viele reziproke Beziehungen. Versorgt noch eine schwerbehinderte Tochter, zu der sie auch die stabilste Verbindung hat.

Interpretationen

Herr Ihrenburg: Der Hausarzt spielt kaum eine Rolle, die stärksten Beziehungen hat er innerhalb der Kernfamilie und zu seinem Bruder. Weniger zu anderen Personen.

Frau Ihrenburg: Gibt viel Unterstützung nach außen und erhält ebenso Unterstützungsleistungen. Es finden sich sechs wechselseitige Beziehungen, von denen sie profitieren kann. Sie ist in der Familie verankert, besitzt aber auch Außenkontakte für sich alleine. Nimmt kaum Unterstützung von Institutionen und Heilberufen in Anspruch.

7.2.9   Familie Jäger

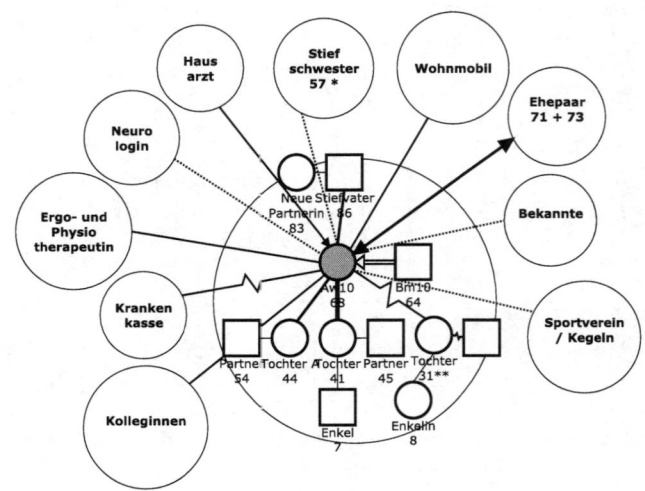

*gleiche Mutter, leibliche Eltern von Aw10 verstorben

** Ältere Töchter aus erster Ehe, jüngste Tochter von Bm10

Eco Map   Aw10
22.11.2012

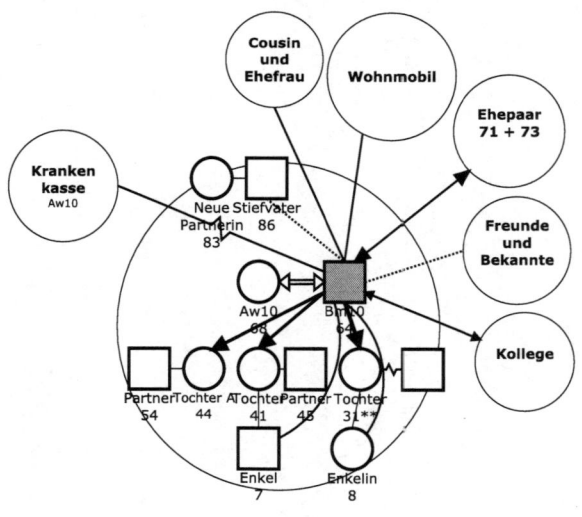

Eco Map   Bm10
22.11.2012

Kernfamilie

Frau Jäger: Sehr starke Beziehung zum Ehemann, der sie mehr unterstützt. Starke ungerichtete Beziehung zur jüngeren Tochter, relativ stabile Verbindungen zu ihrer ältesten Tochter und ihrem Stiefvater und dessen neuer Partnerin. Gestörte Beziehung zur Tochter ihres Ehemannes aus erster Ehe und dessen Lebenspartner, die auch untereinander eine konfliktreiche Beziehung führen. Die Beziehungsqualität zu den Enkelkindern ist nicht angegeben.

Herr Jäger: Sehr starke reziproke Beziehung zur erkrankten Partnerin. Starke Verbindungen zu den Töchtern seiner Ehefrau und seiner eigenen Tochter, allerdings asymmetrisch in ihre Richtung. Relativ starke ungerichtete Verbindung zu den Enkelkindern, schwache Beziehung zum Schwiegervater.

Beziehungen

Frau Jäger: Starke reziproke Beziehung zu befreundetem Ehepaar. Schwache Verbindung zu Bekannten und Menschen aus dem Sportverein (Kegeln) und zu ihrer Stiefschwester.

Herr Jäger: Starke reziproke Beziehung zu gleichem Ehepaar. Relativ starke Verbindung zu einem Cousin und dessen Frau, schwache Beziehungen zu weiteren Freunden und Bekannten.

Vergleich Kernfamilie oben/unten

Frau Jäger: Wird vom Ehemann unterstützt, benennt Ehefrau in seiner Darstellung auch als intensiven Austauschpartner. Eigene Eltern sind verstorben, trotzdem starker vertrauensvoller Kontakt zum Stiefvater, auch schwache Bindung zur Stiefschwester.

Herr Jäger: Hat keinen Konflikt mit seiner leiblichen Tochter, beschreibt aber deren Beziehungsstörung, er benennt zu allen Töchtern starke vertrauensvolle Beziehungen.

Institutionen

Frau Jäger: Relativ starke ungerichtete Verbindungen zu Ergo- und Physiotherapie und zu Hausarzt, der sie unterstützt. Konflikt mit Krankenkasse.

Herr Jäger: Konflikt mit Krankenkasse seiner Ehefrau.

Arbeitsplatz/Kontakte zu Arbeitskolleginnen und -kollegen

Frau Jäger: Kontakt zu Kolleginnen aus dem Arbeitsleben noch deutlich, relativ starke Verbindungen.

Herr Jäger: Starke reziproke Verbindung zu einem Arbeitskollegen.

Ressourcen (Kultur, Freizeit)

Frau Jäger: Hobby ist das Reisen mit dem Wohnmobil. Das ist für beide Partner selbstverständlich und wichtig.

Herr Jäger: Siehe Aussage Ehefrau.

Besonderheiten

Frau Jäger: Kontakte zu Enkelkindern nicht benannt.
Herr Jäger: Kontakte zu Enkelkindern beschrieben.

Interpretationen

Frau Jäger: Die stärksten Verbindungen finden sich in der Kernfamilie. Sie scheint vor der Erkrankung sportlich aktiv gewesen zu sein, Wohnmobil, Sportverein, Kegeln. Sie nutzt die Infrastruktur des Gesundheitswesens.

Herr Jäger: Enge Beziehung zu seiner Ehefrau, verbringen durch das gemeinsame Hobby viel Zeit miteinander auch außerhalb der Wohnung, die stärksten Verbindungen finden sich in der Kernfamilie. Hat aber auch relativ starke Kontakte außerhalb der Familie. Weniger Außenkontakte im Vergleich zu seiner Frau.

7.2.10 Familie Kuhlmann

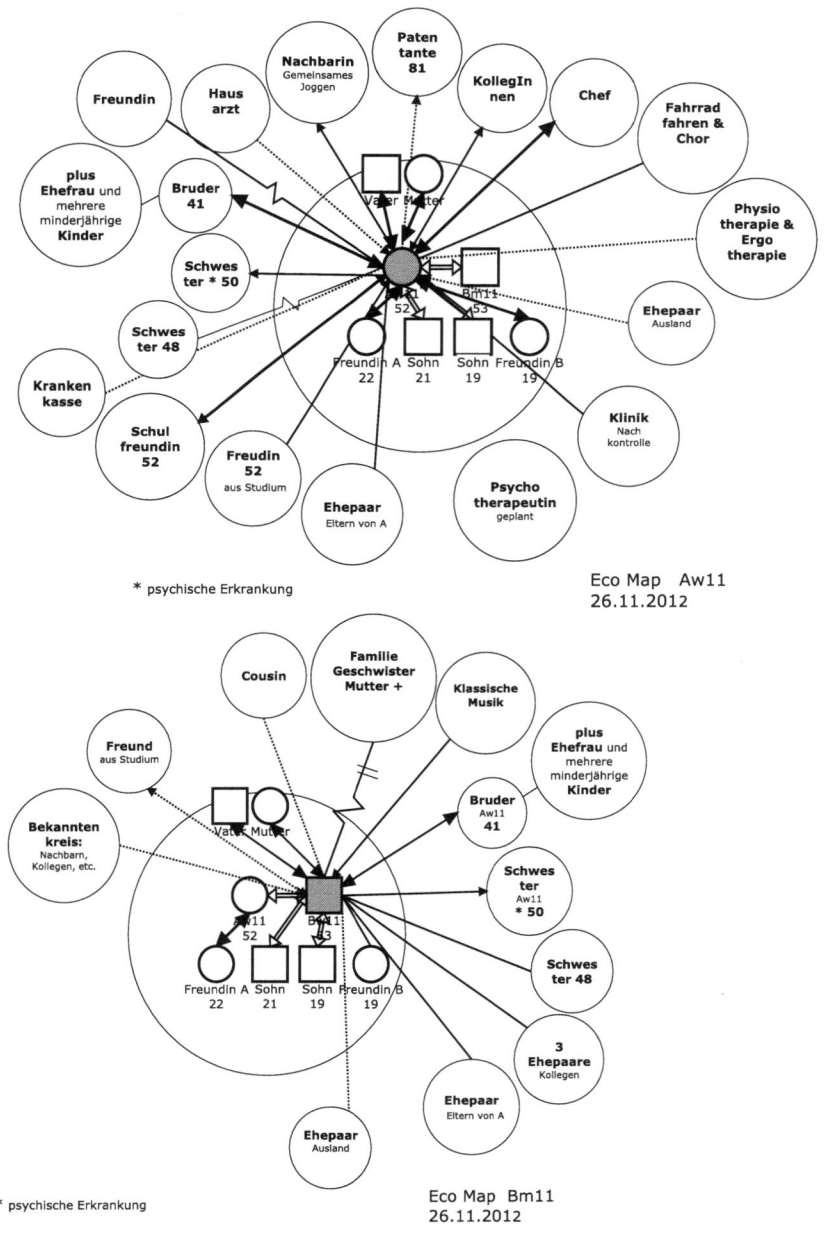

* psychische Erkrankung

Eco Map   Aw11
26.11.2012

* psychische Erkrankung

Eco Map   Bm11
26.11.2012

157

Kernfamilie

Frau Kuhlmann: Sehr starke reziproke Beziehungen zu ihrem Ehemann und beiden Söhnen. Starke reziproke Verbindungen zu ihren Eltern und den Partnerinnen der Söhne.

Herr Kuhlmann: Sehr starke reziproke Beziehungen zu seiner Ehefrau und beiden Söhnen. Starke Verbindungen zu ihren Eltern und der Freundin des älteren Sohnes, relativ starke Verbindung zu der Freundin des jüngeren Sohnes. Er beschreibt die starke reziproke Verbindung zwischen der Freundin des ältesten Sohnes und seiner Frau.

Beziehungen

Frau Kuhlmann: Starke reziproke Verbindung zu ihrem Bruder und dessen Familie. Starke reziproke Beziehung zu ihrer Schulfreundin. Asymmetrische relativ starke Verbindung zu ihrer psychisch erkrankten Schwester und einer Nachbarin, mit der sie joggt. Relativ starke ungerichtete Kontakte zur Studienfreundin und Ehepaar (Eltern der Schwiegertochter). Schwache Verbindungen zu ihrer Patentante (gerichtet) und zu einem Ehepaar im Ausland. Schwache und konfliktreiche Beziehung zur jüngsten Schwester. Konfliktäre Verbindung zu einer Freundin.

Herr Kuhlmann: Starke reziproke Beziehung zu dem Bruder seiner Ehefrau und dessen Familie. Relativ starke asymmetrische Verbindung zur älteren Schwester seiner Partnerin. Relativ starker ungerichteter Kontakt zur ihrer jüngeren Schwester, zu drei Ehepaaren aus dem Kollegenkreis und auch mit den Eltern der Schwiegertochter. Schwache asymmetrische Verbindung zu einem Studienfreund. Schwache Verbindungen zu einem Ehepaar aus dem Ausland, seinem Cousin und dem weiteren Bekanntenkreis. Konfliktreiche und abgebrochene Beziehung zu seiner Mutter und Geschwistern.

Vergleich Kernfamilie oben/unten

Frau Kuhlmann: Kaum Differenzen.
Herr Kuhlmann: Kaum Differenzen.

Institutionen

Frau Kuhlmann: Starke Verbindungen zur Physiotherapie und zur Klinik (Nachkontrolle). Schwache Verbindungen zur Ergotherapie, Krankenkasse und zum Hausarzt. Geplant ist eine Psychotherapie.

Herr Kuhlmann: Nichts benannt.

Arbeitsplatz/Kontakte zu Arbeitskolleginnen und -kollegen

Frau Kuhlmann: Starke reziproke Verbindung zum Vorgesetzten. Relativ starke reziproke Verbindung zu den Kolleginnen und Kollegen.

Herr Kuhlmann: Benennt Kontakt zu Kollegen über die relativ starke Verbindung zu drei Ehepaaren.

Ressourcen (Kultur, Freizeit)

Frau Kuhlmann: Starke gerichtete Verbindung zur Nachbarin, mit der sie joggt. Sechs starke Verbindungen zu Freunden und Freundinnen in Verbindung mit Hobby und Sport. Fahrradfahren und Chorsingen werden als Hobbys benannt.

Herr Kuhlmann: Hört gerne klassische Musik.

Besonderheiten

Frau Kuhlmann: Pflegt überwiegend reziproke Beziehungen. Hat viele Kontakte auch außerhalb der Kernfamilie. Intakte Nachbarschaftsbeziehungen.

Herr Kuhlmann: Hat keinen Kontakt zu seiner Familie und starke Beziehungen zu der Familie seiner Ehefrau.

Interpretationen

Frau Kuhlmann: Scheint sehr kommunikativ zu sein, pflegt ihre Beziehungen. Sie ist sehr gut integriert. Sie ist im Beruf gut aufgestellt. Offener Umgang mit professioneller Hilfe und Unterstützung. Klare, auch auf die Zukunft bezogene Zielsetzungen (Psychotherapie). Physiotherapie und Kontakt zur Klinik zur Nachkontrolle laufen sicher und stabil.

Herr Kuhlmann: Beide pflegen unabhängig voneinander eigene Kontakte und Hobbys. Viele Gemeinsamkeiten in der Lebensführung.

7.2.11 Familie Lahm

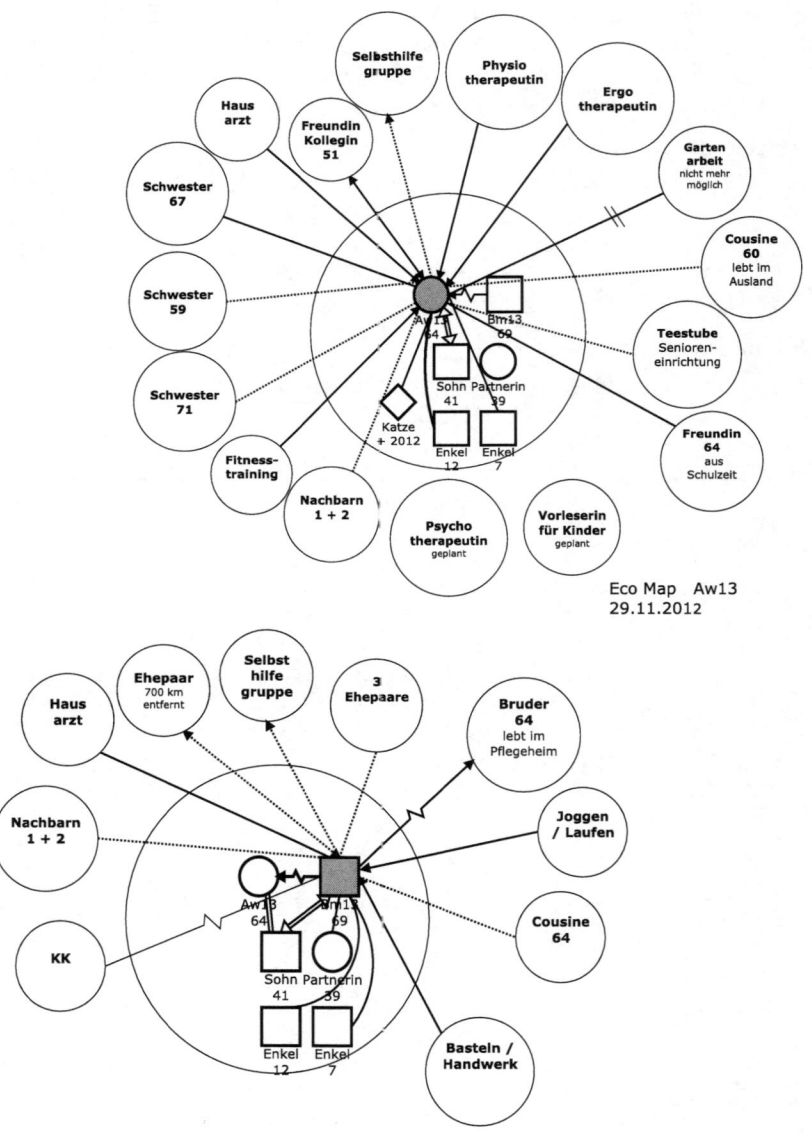

Eco Map Aw13
29.11.2012

Eco Map Bm13
29.11.2012

Kernfamilie

Frau Lahm: Sehr starke reziproke Beziehung zu ihrem Sohn. Starke unge-richtete Beziehung zu ihrem ältesten Enkelsohn und relativ un-gerichtete Beziehung zu jüngeren Enkelsohn. Starker Kontakt zur Katze, die im Jahre 2012 verstorben ist. Die Beziehung zum Ehepartner wird als konfliktreich und asymmetrisch unterstützend wahrgenommen. Keine Aussage der Beziehungsqualität zur Part-nerin ihres Sohnes.

Herr Lahm: Sehr starke reziproke Beziehung zu seinem Sohn. Starke Verbin-dungen zu der Partnerin seines Sohnes und seinen beiden Enkel-söhnen. Konfliktreiche und asymmetrische Beziehung zu seiner Ehefrau. Die Katze wird nicht erwähnt. Benennt die sehr starke Verbindung seiner Partnerin zu dem gemeinsamen Sohn.

Beziehungen

Frau Lahm: Hat zu einer Freundin, die auch Kollegin war, eine starke rezi-proke Verbindung. Starke ungerichtete Verbindungen zu ihrer zweitgeborenen von vier Schwestern und einer Schulfreundin. Schwacher Kontakt zu den beiden anderen Schwestern und einer im Ausland lebenden Cousine.

Herr Lahm: Hat schwache reziproke Verbindung zu einem Ehepaar, die weit weg wohnen. Schwache Beziehung zu drei Ehepaaren, seiner Cousine und zwei Nachbarn. Konfliktreiche gerichtete Beziehung zum eigenen Bruder, der im Pflegeheim lebt.

Vergleich Kernfamilie oben/unten

Eheleute haben unterschiedliche Beziehungsintensität in ihrer konflikthaften Beziehung beschrieben, beide haben sehr starken Kontakt zum Sohn und sta-bile Kontakte zu den Enkelkindern.

Institutionen

Frau Lahm: Starke gerichtete Verbindung zu ihrem Hausarzt, der Physiothe-rapeutin, Ergotherapeutin. Die Krankenkasse wird nicht erwähnt. Schwache von ihr ausgehende Verbindung zu einer Selbsthilfe-gruppe. Geplant ist eine Psychotherapie.

Herr Lahm: Starke Verbindung zum Hausarzt, leichtere Konflikte mit der Krankenkasse, schwache von ihm ausgehende Verbindung zu ei-ner Selbsthilfegruppe. Physiotherapie und Ergotherapie der Ehe-frau sind nicht benannt.

Arbeitsplatz/Kontakte zu Arbeitskolleginnen und -kollegen

Frau Lahm: Starke reziproke Verbindung zu einer Kollegin, die gleichzeitig Freundin ist (siehe unter Beziehungen).

Ressourcen (Kultur, Freizeit)

Frau Lahm: Das Fitnesstraining und die Gartenarbeit ist für sie bedeutsam, die allerdings wie früher nicht mehr möglich ist. Plant Vorleserin für Kinder zu sein. Schwache Verbindung zur Teestube in einer Senioreneinrichtung.

Herr Lahm: Die Hobbys Laufen bzw. Joggen sowie Basteln und Handwerken sind wichtige Ressourcen.

Besonderheiten

Beide Ehepartner sind in der Selbsthilfegruppe aktiv und haben kreative Hobbys. Identische Beziehungsbeschreibung.

Interpretationen

Frau Lahm: Ist auf der Suche nach Anregungen und Ideen, plant weitere Maßnahmen zum besseren Wohlergehen wie z.B. Psychotherapie und Aktivität als Vorleserin. Die stabilsten Beziehungen finden sich in der Kernfamilie, aber nach außen zu Freundinnen und den beteiligten Gesundheitsfachberufen. Konflikt mit Ehemann als Folge des Schlaganfalls durch Autonomieverlust. Der emotionale Bezugspunkt Katze fehlt ihr. Immer auf der Suche nach Anregungen und Ideen. Zur verstorbenen Katze stabile Bindung.

Herr Lahm: Hat die stärksten Beziehungen zu der Familie seines Sohnes. Nutzt eigene Zeitfenster durch die Ausübung seiner Hobbys. Ansonsten eher schwache Außenkontakte, außer zum Hausarzt. Drei konfliktreiche Kontakte als Stressfaktoren.

7.2.12 Familie Mergenthal

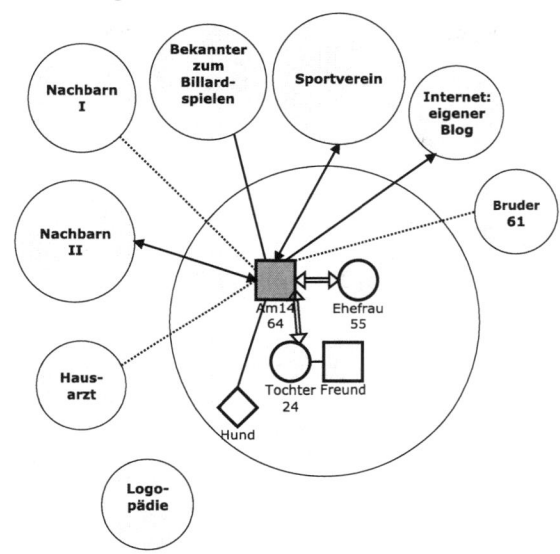

Eco Map Am14
07.12.2012

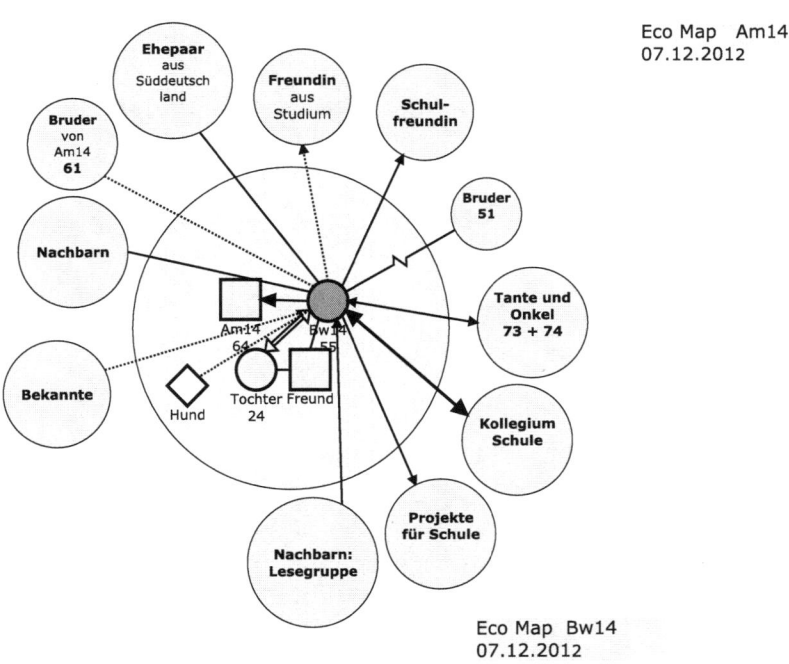

Eco Map Bw14
07.12.2012

163

Kernfamilie

Herr Mergenthal: Benennt sehr starke reziproke Beziehungen zu seiner Frau und zu seiner Tochter. Starker Kontakt zum Hund. Die Beziehungsqualität zum Partner der Tochter wird nicht benannt.

Frau Mergenthal: Sehr starke reziproke Beziehung zu ihrer Tochter. Hat eine relativ starke, aber asymmetrische Beziehung zu ihrem Ehemann. Relativ starke Verbindung zum Partner der Tochter, schwache Verbindung zum Hund.

Beziehungen

Herr Mergenthal: Starke reziproke Verbindungen zu einem Nachbarn. Starke Verbindung zu einem Bekannten, mit dem er Billard spielt. Schwache ungerichtete Verbindung zum Bruder und weiteren Nachbarn.

Frau Mergenthal: Relativ starke reziproke Beziehung zu ihrer Tante und ihrem Onkel. Relativ starke asymmetrische Verbindung zu einer Schulfreundin und ungerichtet zu Nachbarn und einem Ehepaar aus Süddeutschland. Schwacher gerichteter Kontakt zu einer Studienfreundin, ungerichtet zum Bruder ihres Ehemannes und einer Bekannten. Konfliktreicher Kontakt zu ihrem eigenen Bruder.

Vergleich Kernfamilie oben/unten

Die Beziehungsqualität des Paares wird deutlich unterschiedlich eingeschätzt.

Institutionen

Herr Mergenthal: Schwache Verbindung zum Hausarzt, Kontakt zur Logopädie wird nicht deutlich. Keine weiteren Heilmittelangebote.

Frau Mergenthal: Keine relevanten Institutionen, Organisationen oder Berufsgruppen benannt.

Arbeitsplatz/Kontakte zu Arbeitskolleginnen und -kollegen

Herr Mergenthal: Keine Verbindung in das Erwerbsleben erkennbar. Ist pensioniert.

Frau Mergenthal: Steht im Berufsleben. Starke reziproke Verbindungen zum Kollegium ihrer Schule.

Ressourcen (Kultur, Freizeit)

Herr Mergenthal: Starke reziproke Verbindungen zu Mitgliedern seines Sportvereins. Betreibt ein Internet Blog, der ihm wichtig ist.

Frau Mergenthal: Impulse durch Projekt für ihre Schule und Lesegruppe mit weiteren Nachbarn.

Besonderheiten

Herr Mergenthal: Eher häuslicher Wirkungskreis.

Frau Mergenthal: Größeres soziales Netzwerk als ihr Mann und mit wechselseitiger Unterstützung. Andere Einschätzung der Paarbeziehung. Erwerbsleben ist sehr deutlich.

Interpretationen

Herr Mergenthal: Scheint ein häuslicher Mensch zu sein mit Kontakten aus der Zeit vor der Erkrankung. Stärkste Beziehungen in der Kernfamilie.

Frau Mergenthal: Der Wirkungskreis ist eher nach außen gerichtet. Starke Beziehungen auch außerhalb der Kernfamilie.

7.2.13 Familie Nuhr

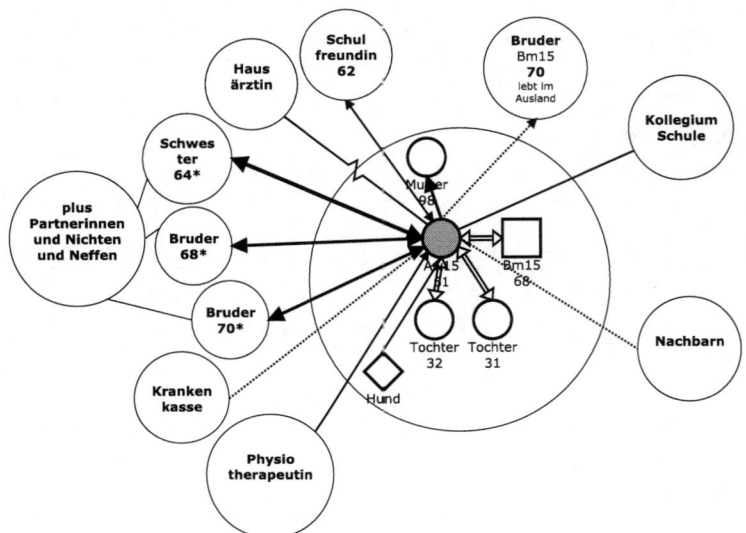

*Geschwister leben verstreut in Deutschland

Eco Map   Aw15
12.12.2012

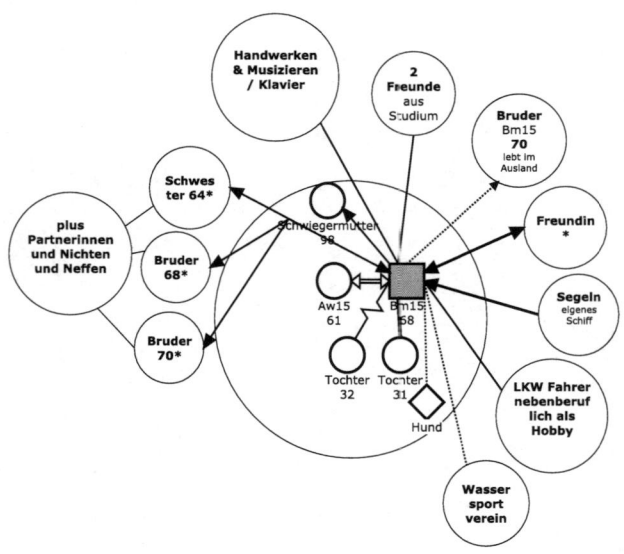

*frühere Affäre,
Kontakt zur Ehefrau:"Zufriedenheitsehe"

Eco Map   Bm15
12.12.2012

Kernfamilie

Frau Nuhr: Sehr starke reziproke Beziehungen zu ihrem Ehemann und den beiden Töchtern. Starke asymmetrische Verbindung zu ihrer Mutter und relativ starke ungerichtete Verbindung zu ihrem Hund.

Herr Nuhr: Sehr starke reziproke Beziehung zur Ehefrau, starke ungerichtete Verbindung zu seiner jüngeren Tochter. Es zeigt sich ein relativ starker asymmetrischer Kontakt zu seiner Schwiegermutter und konfliktreiche Beziehung zu seiner ältesten Tochter. Schwache Verbindung zum Hund.

Beziehungen

Frau Nuhr: Starke reziproke Beziehung zu ihren zwei Brüdern und ihrer Schwester und deren Familien, einschließlich der Nichten und Neffen. Relativ starke reziproke Verbindung zu einer Schulfreundin, schwache asymmetrische Verbindung zum im Ausland lebenden Bruder des Ehemannes, schwacher Kontakt zu den Nachbarn.

Herr Nuhr: Starke reziproke Beziehung zu einer Freundin, mit der er früher eine Affäre hatte. Relativ starke reziproke Verbindungen zu den Geschwistern und deren Familien der Ehefrau. Relativ starke ungerichtete Kontakte zu zwei Studienfreunden.

Vergleich Kernfamilie oben/unten

Die Verbindungen zu den Kindern unterscheiden sich in der Qualität deutlich.

Institutionen

Frau Nuhr: Relativ starke asymmetrische Verbindung zur Physiotherapeutin, schwacher Kontakt zur Krankenkasse, leicht konfliktäre Verbindung zur Hausärztin.

Herr Nuhr: Gesundheitsfachberufe bzw. Institutionen nicht angegeben.

Arbeitsplatz/Kontakte zu Arbeitskolleginnen und -kollegen

Frau Nuhr: Relativ starke ungerichtete Verbindungen zum Kollegium.

Herr Nuhr: Verbindet Hobby mit Nebenjob als LKW Fahrer.

Ressourcen (Kultur, Freizeit)

Frau Nuhr: Gibt keine besonderen Hobbys und Interessen an.

Herr Nuhr: Starkes Interesse am Segelsport, er besitzt ein eigenes Boot. LKW Fahren und Wassersport sowie Handwerken und Musizieren.

Besonderheiten

Frau Nuhr: Arbeitet noch an der Schule.

Herr Nuhr: Ehemalige Affäre als jetzige Vertrauensperson. Viele Hobbys.

Interpretationen

Frau Nuhr: Hat viele sehr starke und starke reziproke Verbindungen in die Kern- und Herkunftsfamilie über mehrere Generationen. Auch außerhalb der Familie gibt es reziproke Verbindungen. Kaum Unterstützung über Gesundheitsfachberufe.

Herr Nuhr: „James Bond Typ". Positive Selbstdarstellung, Eigenständigkeit und Unabhängigkeit scheinen eine Rolle zu spielen. Viele Hobbys mit hoher Außenwirkung, er braucht Außenkontakte und schätzt die Familienstruktur seiner Ehefrau. Herr Nuhr nimmt keine professionellen Unterstützungsangebote in Anspruch.

7.2.14 Einzelpersonen

Frau Gerber

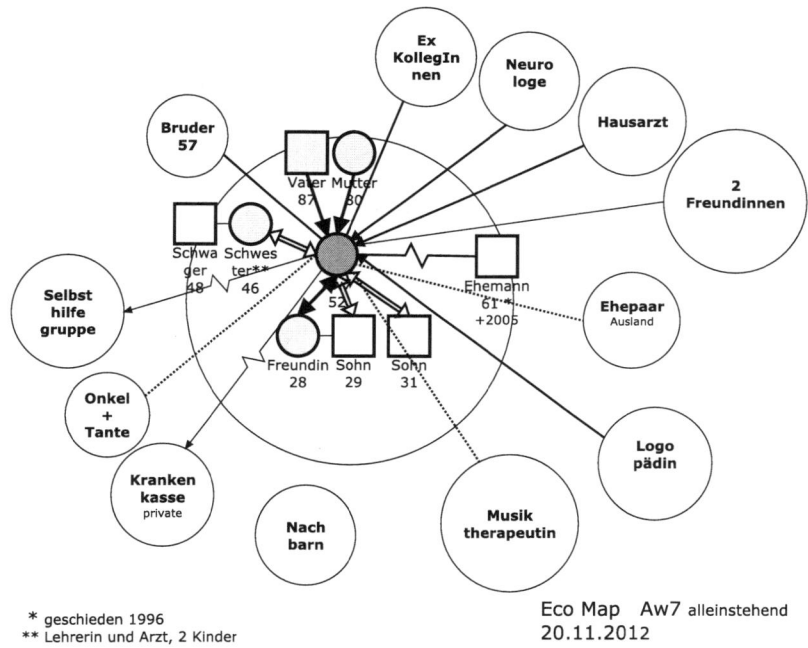

* geschieden 1996
** Lehrerin und Arzt, 2 Kinder

Eco Map   Aw7 alleinstehend
20.11.2012

Kernfamilie

Sehr starke reziproke Beziehungen zu ihren beiden Söhnen und ihrer Schwester sowie ihrem Schwager. Starke reziproke Verbindung zu der Freundin des jüngeren Sohnes. Starke asymmetrische Beziehung zu ihren Eltern. Zu dem verstorbenen Ehemann hatte sie eine konfliktreiche Beziehung.

Beziehungen

Relativ starke ungerichtete Verbindung zum Bruder und zwei Freundinnen. Schwacher ungerichteter Kontakt zu einem Ehepaar, das im Ausland lebt.

Bruder außerhalb der Kernfamilie platziert, starke Beziehung benannt, aber ohne Austausch (Pfeile fehlen). Schwache Verbindung zu Onkel und Tante, keine reziproken Austauschbeziehungen. Relativ starker Kontakt zu zwei Freundinnen. Der Kontakt zu den Nachbarn ist nicht näher beschrieben.

Institutionen

Starke asymmetrische Verbindungen zu ihrer Logopädin, Hausarzt und Neurologen. Schwacher Kontakt zur Musiktherapeutin. Konfliktäre Verbindungen zu der Krankenkasse und Selbsthilfegruppe, in der sie aktiv ist.

Arbeitsplatz/Kontakte zu Arbeitskolleginnen und -kollegen

Relativ starker ungerichteter Kontakt zu ehemaligen Kolleginnen.

Ressourcen (Kultur, Freizeit)

Sind nicht benannt.

Besonderheiten

Drei Generationen, die stabile vertrauensvolle Beziehungen pflegen. Bezieht ihre Schwester und deren Familie in ihre Kernfamilie ein.

Interpretationen

Frau Gerber hat viele Unterstützungsleistungen für sich aktiviert und investiert in Beziehungen, insbesondere in der Kernfamilie. Nutzt die professionellen Angebote des Gesundheitssystems.

Frau Grube

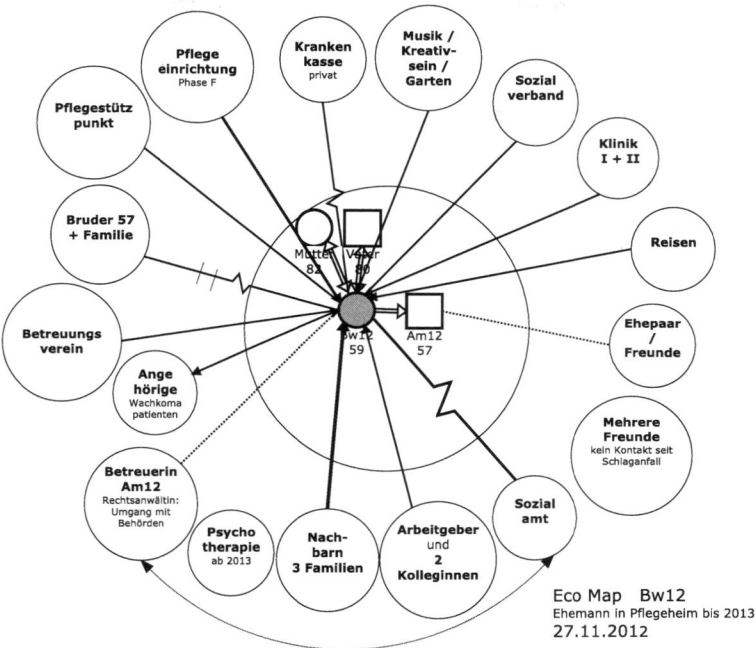

Pflegestütz punkt

Pflege einrichtung
Phase F

Kranken kasse
privat

Musik / Kreativ-sein / Garten

Sozial verband

Klinik I + II

Bruder 57 + Familie

Reisen

Mutter 81

Vater 80

Bw12 59

Am12 57

Betreuungs verein

Ehepaar / Freunde

Ange hörige
Wachkoma patienten

Mehrere Freunde
kein Kontakt seit Schlaganfall

Betreuerin Am12
Rechtsanwältin: Umgang mit Behörden

Psycho therapie
ab 2013

Nach-barn 3 Familien

Arbeitgeber und 2 Kolleginnen

Sozial amt

Eco Map   Bw12
Ehemann in Pflegeheim bis 2013
27.11.2012

171

Kernfamilie

Sehr starke reziproke Beziehung zu ihren Eltern und sehr starke asymmetrische Beziehung zum erkrankten Ehemann. Keine Kinder vorhanden.

Beziehungen

Starke gerichtete Verbindungen zu drei Familien in der Nachbarschaft. Schwache Beziehungen zu einem Ehepaar, die der Ehemann kennt. Kontaktabbruch zu mehreren Freunden seit dem Schlaganfall. Konfliktreiche Beziehung mit Kontaktabbruch zum Bruder und dessen Familie.

Institutionen

Starke gerichtete Verbindung zu der Pflegeeinrichtung, in der der Ehemann momentan lebt. Relativ starke reziproke Kontakte zu anderen Angehörigen von Wachkomapatientinnen und -patienten. Relativ starke ungerichtete Verbindungen zu einem Betreuungsverein, Pflegestützpunkt und Sozialverband. Schwache Verbindung zur gesetzlichen Betreuerin (Rechtsanwältin) des Ehemanns. Aufgabengebiet: Umgang mit Behörden. Konfliktreicher Kontakt zur Krankenkasse und sehr konfliktreich zum zuständigen Sozialamt. Psychotherapie geplant.

Arbeitsplatz/Kontakte zu Arbeitskolleginnen und -kollegen

Relativer asymmetrischer Kontakt zu dem Arbeitgeber und zwei Kolleginnen.

Ressourcen (Kultur, Freizeit)

Interpretation: Findet Zeit für ihre Kreativität, kann sich ablenken und nicht nur mit der Krankheit beschäftigen (Musik, Garten und Reisen).

Besonderheiten

Viele Kontakte zu Institutionen und Personen des Sozial- und Gesundheitssystems.

Interpretationen

Frau Grube hat überwiegend Kontakte zu professionellen Beratungs- und Behandlungsstrukturen. Sie versucht sich, Unterstützung zu holen. Dabei hat sie nur wenige reziproke Kontakte. Die Einbindung der Betreuerin im Zusammenhang mit Leistungen des Sozialamtes deuten auf negative finanzielle Folgen für sie hin. Sie hat nur wenig private Außenkontakte seit dem Schlaganfall. Die Hobbys könnten helfen, die schwierige Lebensphase besser zu bewältigen. Die Rückkehr in die Häuslichkeit des Ehemannes ist im Jahre 2013 geplant.

7.3   Gesamtanalyse

Die Systematik der Analyse umfasst die Vergleiche zwischen erkrankten Personen und Angehörigen sowie zwischen Frauen und Männern. Dazu wurden tabellarisch die jeweiligen Analysepunkte erfasst und nach übereinstimmenden bzw. trennenden Gesichtspunkten betrachtet.

Kernfamilie: Die Kernfamilie schließt nach den Aussagen der befragten Personen die jeweiligen Partnerinnen und Partner, die gemeinsamen Kinder und maximal die Enkelkinder mit ein, gelegentlich sind auch die eigenen Eltern aufgeführt. Eigene Geschwister und weitere verwandte Personen befinden sich i.d.R. außerhalb der definierten Kernfamilien. In den achtundzwanzig erstellten Eco Maps zeigen sich Ähnlichkeiten in der Bewertung der jeweiligen Dyaden in den Kernfamilien. Einerseits sind dort größtenteils die stärksten Beziehungen zu finden, andererseits auch die häufigsten konfliktären Verbindungen. Am stärksten sind die Beziehungen zwischen den Ehepartnerinnen und –partnern und zu den eigenen Kindern. Es finden sich überwiegend Übereinstimmungen von Schlaganfallbetroffenen und ihren Angehörigen bei der Beschreibung ihrer Beziehungen. Darin eingeschlossen sind starke, aber auch weniger starke und konflikthafte Beziehungen, schwache Verbindungen kommen nicht vor. Die Unterstützungsrichtung wird von Angehörigen häufiger als asymmetrisch und von ihnen ausgehend beschrieben. Auffällig ist die grundsätzlich hohe Bedeutung der jeweiligen Kernfamilie in den Eco Maps.

Beziehungen: Häufigkeit und Intensität bei den Freundschaften unterscheiden sich geschlechtsspezifisch im jeweiligen Vergleich bei Schlaganfallbetroffenen und Angehörigen. Weibliche Angehörige geben stärkere und reziproke Freundschaften an. Dazu gehören Personen, zu denen schon seit Schul- bzw. Ausbildungszeiten oder aus dem Arbeitsleben enge Verbindungen bestehen. Auch sind paarweise Freundschaften häufiger benannt, die zu beiden Lebenspartnerinnen und –partnern bestehen. Männliche Angehörige haben unterschiedliche Beziehungen von überwiegend relativ stark absteigend bis hin zu schwach aufgezählt, allerdings haben sie insgesamt mehr Verbindungen, z.B. zu ehemaligen Arbeitskolleginnen und kollegen und Mitgliedern in Sportvereinen. Bei den Schlaganfallbetroffenen ist die unterschiedliche Beschreibung von Freundschaften noch deutlicher. Frauen geben noch öfter stärkere Beziehungen bei Freundschaften an als Männer, die deutlich seltener intensive Kontakte zu Freundinnen und Freunden beschreiben. Die Verbindung zu Nachbarn wird ähnlich beschrieben. Auch hier fällt auf, dass erkrankte und angehörige Frauen häufiger stärkere Beziehungen in der Nachbarschaft pflegen als Männer, die entweder keine Angaben machen oder schwache Beziehungen beschreiben.

Institutionen: Erkrankte Frauen sind inhaltlich öfter involviert als erkrankte Männer, wenn es um Konflikte mit Krankenkassen geht. Die Korrespondenz und Auseinandersetzung mit Krankenkassen erfolgt in der Praxis nicht über die Schlaganfallbetroffenen, sondern eher über die Angehörigen. Die Beschreibung der Kontakte zwischen betroffenen Männern und weiblichen Angehörigen ist häufig nicht deckungsgleich. Insgesamt fällt auf, dass Hausärztinnen und Hausärzte eher patientinnen- bzw. patientenorientiert in die häuslichen Versorgung eingebunden sind. Überwiegend sind es dann Frauen, die regelmäßige Kontakte angeben. Angehörige sind hier kaum involviert. Alle Frauen beschreiben im Gegensatz zu den Männern vorhandene Verbindungen zu Personen und Organisationen des Gesundheitswesens. Die pflegerische Versorgung bei erkrankten Männern erfolgt ausschließlich über die Ehefrauen, bei erkrankten Frauen sind häufiger ambulante Pflegedienste eingeschaltet. Keine der männlichen Angehörigen erwähnen Kontakte zu therapeutischen Berufen, nur weibliche Angehörige geben Kontakte zu Heilberufen an. Überwiegend haben Frauen mit einem erlittenen Schlaganfall relativ starke Beziehungen zur Physiotherapeutinnen bzw. -therapeuten. Angehörige werden durch die Heilberufe kaum aktiv einbezogen. Festzustellen bleibt, dass Selbsthilfegruppen von Schlaganfallbetroffenen und Angehörigen kaum in Anspruch genommen werden. Nur Frauen geben an, dass sie psychotherapeutische Hilfen nutzen bzw. deren Inanspruchnahme beabsichtigen.

Ressourcen (Freizeit und Kultur): Grundsätzlich sind Angehörige aktiver als Schlaganfallbetroffene. Die Außenaktivitäten reduzieren sich bei den erkrankten Personen mit Zunahme der Funktionseinschränkungen; so sind gemeinsame Freizeitaktivitäten mit anderen Menschen außerhalb der Wohnung ab Pflegestufe II nicht mehr existent. Angehörige unterscheiden sich hinsichtlich der Geschlechter, da Frauen eher in Gruppenkonstellationen oder ehrenamtlich aktiv sind, Männer suchen eher sportliche und handwerkliche Freizeitaktivitäten.

7.4 Auswertung der problemzentrierten Interviews

Die Auswertung der problemzentrierten Interviews führt zu unterschiedlichen Aspekten, die Einfluss auf die Ausprägungen der sozialen Teilhabe bei Schlaganfallbetroffenen nehmen. Im Folgenden werden die in Tabelle 9 aufgeführten Haupt- und Subkategorien näher ausgeführt. Am Anfang steht jeweils eine deskriptive Beschreibung der Häufigkeiten der zugeordneten Textpassagen, um die Relevanz zwischen Schlaganfallbetroffenen und ihren Angehörigen unterscheiden zu können. Daraus resultiert die Reihenfolge der Darstellung und wenn es erkennbare unterschiedliche Themenschwerpunkte bei Schlaganfallbetroffenen und Angehörigen gibt, werden diese differenziert dargestellt. Nach den jeweiligen Ergebnisdarstellungen folgen Ankerbeispiele aus den Interviews. Redundanzen bestimmter Themen wie z.B. soziale Unterstützung sind der Komplexität sozialer Teilhabe geschuldet, werden aber den jeweiligen Kategorien in ihrem Kontext untergeordnet.

7.4.1 Dimension soziales Netzwerk

Die Auswertung der Eco Maps gibt fallbezogen einen Einblick in die egozentrierten Netzwerke von Schlaganfallbetroffenen und ihren Angehörigen. Bei der themenorientierten Auswertung der problemzentrierten Interviews zeigt sich, dass auch hier die soziale Netzwerksituation sehr häufig benannt wird (vgl. Abbildung 18). Insbesondere die Beziehungen in den Familien und Aspekte sozialer Unterstützung stehen neben den geäußerten Belastungen von Angehörigen im Vordergrund, die sich aus der Erkrankung und daraus resultierenden Netzwerkmodifikationen ergeben. Die Fokussierung auf die Lebenswelten in der Ausprägung egozentrierter Netzwerke führt zu der Erkenntnis von Integration oder Desintegration (vgl. Kapitel 4.5.1.2). Dadurch ergeben sich Hinweise auf die Bedeutungen der Netzwerkmitglieder und potentielle Unterstützungsquellen (vgl. Kapitel 4.2.3) zur Erlangung sozialer Teilhabe und weitere Aspekte wie Beziehungsqualitäten, Belastungen und Reaktionen im sozialen Umfeld. In dieser Kategorie lassen sich folgende ICF Codes integrieren:

- d710: Elementare interpersonelle Aktivitäten,
- d750: Informelle soziale Beziehungen,
- d760: Familienbeziehungen,
- d770: Intime Beziehungen,
- e310: Engster Familienkreis,
- e315: Erweiterter Familienkreis,
- e320: Freunde,
- e325: Bekannte, Seinesgleichen (Peers), Kollegen, Nachbarn und andere Gemeindemitglieder.

Abbildung 18: Soziale Netzwerke (eigene Darstellung)

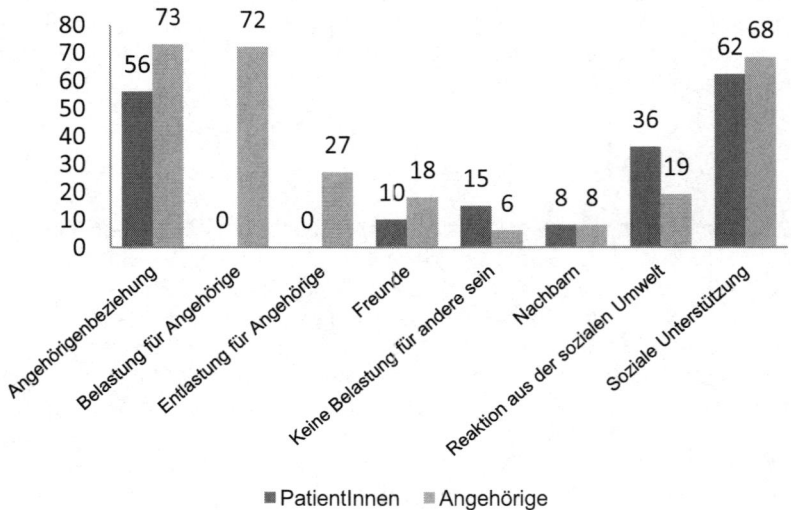

7.4.1.1 Angehörigenbeziehungen

Die Qualität der Beziehungen zwischen den familiären Netzwerkmitgliedern wurde häufig erwähnt. Es haben sich drei Aspekte bei der Analyse der Interviews herauskristallisiert, die insbesondere in den Kernfamilien zu finden sind:

a) Rollenveränderungen innerhalb der Familie
Die Erkrankung hat Einfluss auf die bisherigen Rollen in der Familie. Besonders Angehörige benennen veränderte Aufgaben und Tätigkeiten, die sie im weiteren Verlauf übernommen haben. So sind geschlechtsspezifische Rollenstereotypen notwendigerweise innerhalb der Familien aufgeweicht, da einerseits Männer hauswirtschaftliche Tätigkeiten übernehmen und Frauen sich um Dinge wie Einkommen und Vermögen kümmern. Auch hierarchische Strukturen in Familien können sich dadurch ändern, dass die Entscheidungsbefugnisse sich auf die Angehörigen mit Einfluss auf die Beziehungen innerhalb der Familien verlagern. Die Übernahme weiterer Rollen kann zur Überforderung führen, da z.B. die bisherigen Aufgaben nicht mehr im gleichen Umfang ausgeführt werden können.

Denn mein Mann hat nie gekocht. Er hat zwar alles was so an Sachen im Haushalt wie Fenster putzen und so, das hat er immer gemacht. Aber Kochen und Einkaufen das war gar nicht seine Welt. [...] Also das muss er jetzt alles alleine machen. Waschen und Bügeln (Aw2: 80).

Ich muss mich also beugen oder [...] ja man kann mich allerdings auch links liegen lassen, das geht auch (Am6: 76).

Und mein Mann sagt noch kommen wir doch so klar. Er macht das alles, aber ich möchte gerne dass er etwas entlastet ist (Aw10: 86).

Und der Tochter, wie gesagt, da hatte ich ein schlechtes Gewissen in den Weihnachtsferien, da war sie immer nur 1–2 Nächte zu Hause und dann wieder zu Opa und Oma. Weil ich ja auch in den Ferien arbeiten musste. [...] Dann sagte sie Mama ich habe keine Lust mehr. Ich sagte ich weiß, ich kann es aber nicht ändern. Ja ich weiß ja Mama. Aber da hatte ich ein ganz schlechtes Gewissen gegenüber (Bw4: 24).

[I: Das heißt, Sie machen jetzt die Sachen die er vorher gemacht hat?] Mehr oder weniger. Viel haben wir ja auch zusammen gemacht, aber das gleicht sich so ein bisschen wieder an weil ich ihn mehr einbeziehe. Da sage ich komm wir machen mal. Ich sage nicht ich mach mal oder so. Das finde ich nicht so gut (PZI Angehörige\Interview Bw9: 15–16).

Hat sich gedreht. Ich habe das praktisch übernommen jetzt [...] Das gehört dazu. Ein Geben und ein Nehmen. Das Kochen habe ich nicht übernommen. Ich mache nur Hilfeleistung. Ich putze ein bisschen Gemüse und das machen wir schon, bedingt durch das Wohnmobil. Da geht man Hand in Hand, weil das ist auf engstem Raum wo das zu machen ist und das schweißt zusammen das Wohnmobil in dem man einem auch im Haushalt hilft (Bm10: 10).

b) Veränderte Qualität der Beziehungen

Durch die Erkrankung erleben Schlaganfallbetroffene und Angehörige eine Intensivierung der Beziehungen in der Kernfamilie. Damit verbunden erhöhen sich die Zeitfenster für gemeinsame Aktivitäten, die durch den jeweiligen Gesundheitszustand definiert sind. Die stärkere Beziehung wird begründet mit der gemeinsamen belastenden Erfahrung und der Erkenntnis, dass Gesundheit keine Selbstverständlichkeit ist. Schlaganfallbetroffene wissen sehr zu schätzen, was ihre Angehörigen an Unterstützung leisten. Die Beziehungen werden dann übereinstimmend positiv bewertet, wenn es nicht zu einseitigen Machtverschiebungen innerhalb der Partnerschaft kommt und somit Reziprozität noch möglich ist. Die Einbeziehung der erkrankten Person bei Entscheidungen führt auf Seiten von Betroffenen und Angehörigen zu subjektiv erlebter Zufriedenheit.

Ja. Er hat immer gesagt in guten und in schlechten Zeiten (Aw10: 78).

Also ich brauch nicht mehr Unterstützung eigentlich. Ich hab sie durch meine Familie. Also wenn mein Mann nicht da wäre, wäre das ganz schlimm (Aw13: 46).

Ich würde sagen mal meine Frau, die mich ja voll unterstützt. Eigentlich das Leben das wir ja zusammen machen, Leben miteinander (Am3: 40).

Es ist sehr enger geworden, weil wir... dieser Punkt waren wir... wir sind also sehr stark zusammengewachsen und halt auch sehr [...] stark geworden (Am4: 32).

Was ich auch schön finde, also mein Mann kommt jetzt jeden Tag auch praktisch noch mir raus und bringt mich fast zum Auto oder steht in der Tür vielleicht und guckt mir hinterher. Das ist also schon auch eine intensivere Beziehung geworden in der Hinsicht. Und jetzt, gerade wo es glatt ist draußen, bin ich dann auch manchmal froh wenn [...] ich mich vielleicht noch an jemand festhalten kann im doppelten Sinne (Aw15: 2).

Also dass wir uns da bewusst noch viel bewusster als früher darüber klar sind, es ist nicht selbstverständlich (Aw15: 2).

Ja und dass Füreinander. Dass man irgendwann dem hinterher weint vielleicht wenn sowas nochmal... Man hat nochmal eine zweite Chance gekriegt (Bm11: 32).

c) Rückstellung eigener Bedürfnisse der Lebenspartnerinnen und -partner
Seitens der Angehörigen wird die familiäre Situation weniger positiv geschildert. Die Beziehung zu den erkrankten Personen ist gekennzeichnet durch die Angst vor einem erneuten Schlaganfall. Zu Veränderungen im Intimleben äußerten sich zwei weibliche Angehörige und ein männlicher Schlaganfallbetroffener im Verlauf der Gesprächsnachbereitung und hatten den Wunsch, die Erfahrungen nicht aufzuzeichnen. Übereinstimmend wurde diesbezüglich von einem Verlust ihrer Lebensqualität berichtet. Die Verfügbarkeit eigener Zeitfenster müssen aufgrund der permanenten Verfügbarkeit zurückgestellt werden. Einige Aussagen lassen auch die Beschäftigung mit dem Thema Trennung erkennen.

Dieses Ganze... die... ich muss mich voll auf sie einstellen. Dass ich dadurch weniger Freizeit für mich persönlich habe. Das Einzige was ich mir nehme, das ist gerade mal der Mittwoch (Bm2: 2).

Das ist eine Möglichkeit mal raus (Herzsportgruppe) zu kommen ja [...] Dass man auch mal was anderes sieht, weil ich muss ehrlich sagen, mein Mann hat auch ein kindhaftes Verhalten. Also dieses, wenn ich weg bin, eine Stunde später geht das Handy wo bist du (Bw6: 126).

Und meistens bin ich ja derjenige, falls das mal klappert, der den Rückzieher dann macht. Der dann klein bei gibt oder so (Bm8: 40).

Und der hat schon ein paar Mal an Trennung gedacht und mit dem tausche ich mich auch sehr eng aus. Der wohnt zwar in der Nähe von Großstadt C, aber das ist auch sehr vertrauensvoll. Da habe ich gedacht, das ist auch kein Modell. Wenn der Partner sozusagen schwach wird, dann stoß ich ihn ab (Bw14: 77).

7.4.1.2 Soziale Unterstützung

Integration in Lebenswelten ohne soziale Unterstützung erscheint nicht möglich (vgl. Kapitel 4.2.). Die Aussagen von Schlaganfallbetroffenen und ihren Angehörigen zeigen die hohe Relevanz bei der Beurteilung sozialer Teilhabe. Innerhalb der Familien findet schwerpunktmäßig wahrgenommene emotionale und erhaltene instrumentelle Unterstützung für die Schlaganfallbetroffenen statt. Informationelle Unterstützung leisten eher Institutionen und Organisationen wie Beratungsstellen und Selbsthilfegruppen. Für Schlaganfallpatientinnen und -patienten ist die kontinuierliche Motivation durch ihre Angehörigen sehr wichtig, die tägliche Unterstützung wird in der Regel von den Partnerinnen und Partnern geleistet.

Ich würde sagen mal meine Frau, die mich ja voll unterstützt. Eigentlich das Leben das wir ja zusammen machen, Leben miteinander (Am3: 40).

Es müssen ja nicht viele sein, aber einige Menschen die [...] einen unterstützen und einem was auch zutrauen, dass man vorankommt und dass Dinge wieder möglich sind und auch das akzeptieren, dass auch manche Sachen sich verändern und dass es dann trotzdem [...] funktionieren kann (Aw11: 48).

Mein Gefühl ist jetzt so, sie haben mich einfach auch nicht losgelassen, sonst wäre ich vielleicht nicht mehr da (Aw15: 70).

Naja, würde ich eigentlich mal gar nicht sagen, weil alle wollen immer ihn fordern und fördern. Alle möchten dass er immer dabei ist und dass er unter uns ist (Bw1: 10).

Und da sagte er nein ich kann das nicht [Gehen]. Kannst du nicht von mir verlangen, ich kann das nicht. Und ich habe gesagt, du kannst das und schmeiß das weg. Wir sind hier, du kippst nicht um, du fällst nicht runter weil wir sind da und wir helfen dir (Bw3: 20).

Für die Ehepartnerinnen und -partner ergeben sich etwas andere Bewertungen sozialen Unterstützung (vgl. Kapitel 3.2). Zum einen fühlt sich ein Teil der Angehörigen oft nicht unterstützt von weiteren Familienangehörigen und andererseits nehmen sie nur in sehr begrenztem Umfang Hilfen an. Andere befragte Angehörige nehmen Unterstützung von außen an und vernetzen sich aktiv in Familie, Freundeskreis oder in noch vorhandene berufliche Strukturen.

Ich fühle mich glaube ich eigentlich von allen was mich um herum so passiert optimal unterstützt, was natürlich [...] nicht heißt dass es ganz viele Sachen gibt die ich natürlich irgendwie trotzdem alleine bewältigen muss (Bw1: 12).

[I: Das heißt, die Unterstützung von außen ist eher gering].Die ist sehr gering ja (Bm2: 30-31).

Wie gesagt, es genügte ein Anruf und meine Eltern waren da. [...] Und mein Bruder, auf den... auf beide Brüder zu dem Zeitpunkt konnte ich mich auch verlassen. Sind da gewesen und haben unterstützt, haben geholfen (Bw4: 20).

Nein, unterstützt fühle ich mich nicht. Also höchstens... weiß ich nicht. Ich kann zu den Ärzten gehen und sagen so und so, aber so unterstützt, nein (Bw6: 40).

[I: Das heißt, für Sie selber fällt wenig ab wie ich das so raus höre, an Unterstützung von außen]. Ich wüsste nicht, wer mich da unterstützt. Ich muss da schon selber mit klar kommen (Bm8: 31–32).

Sofort ja, die [Arbeitgeber] haben sofort mehr Freiräume zur Verfügung gestellt. [...] Es war auch natürlich eine sehr gute Erfahrung, weil wir heutzutage zum Teil was man erlebt sonst in der Berufswelt. Wenn du nicht mehr funktionierst, dann kommst du ganz schnell... wirst du auf eine Schiene ein bisschen abseits, aha... war da überhaupt nicht, sondern also von meinem Vorgesetzten an, von wirklich ganz oben bis in die mittlere Ebene sofort (Bm11: 39–40).

Ja weil da ist es eben Klasse bei meinem Job, weil die Kollegen die sind sehr liebevoll und fragen nach und... Auch wenn ich mal einen Tag fehle oder zwei, dann kriege ich schon eine E-Mail was ist los und so. [...] Das ist gut ja (Bw14: 89).

7.4.1.3 Belastung und Entlastung für Lebenspartnerinnen und -partner

Lebenspartnerinnen und -partner beschreiben unterschiedlichste Belastungen, die auf sie als wichtigste Unterstützungsperson zukommen (vgl. Kapitel 4.2.5). Dazu gehören die Unabkömmlichkeit und die eigene Anpassung an die Bedürfnisse der Schlaganfallbetroffenen. Zu beachten sind auch die in Kapitel 7.4.2.1 beschriebenen negativen Folgen, die teilweise als Belastungsursachen interpretierbar sind.

Ja was hat sich verändert? Grundsätzlich alles. Ich habe die gesamte Pflege für meine Frau übernommen. Ich muss sehen dass ich für sie da bin rund um die Uhr von morgens bis abends. Ich kann sie also [...] eigentlich überhaupt nicht alleine lassen (Bm2: 2).

Ich muss ja den ganzen Alltag [...] übernehmen. Kochen, waschen (Interview Bm2: 9).

Ich hatte damals eine Zahnärztin [...] sie war eine sehr gute Freundin von mir damals und [...] ich habe... ich weiß nicht was eine Depression ist, aber ich... damals habe ich gedacht das muss irgendeine Depression sein dass ich traurig bin. Und sie hat gesagt, bevor du irgendwie mit so eine... doch eine echte Depression bekommst, gehe mal zur Apotheke kauf dir Johanniskraut und nehme das regelmäßig und das wird dir helfen (Bw3: 18).

Oh ja, ganz gewaltig. Noch schlimmer wurde das als er dann seine drei epileptischen Anfälle innerhalb von zwei Stunden hatte. [...] Danach ein Jahr kein Auto fahren. Und die Tochter hatte da noch ganz stark mit Asthma zu tun. Ich bin voll berufstätig. Die Lungenarzttermine. [...] Das alles mit rein, ja war interessant(Bw4: 6).

Ich war auch am Ende. Bin in Psychotherapie gegangen und bin die Zeit über krankgeschrieben gewesen (Bw6: 88).

Also ich würde auch sagen das wichtigste ist die Einschränkung in der Kommunikation. [...] Und die Umstellung auch bei einem selber. Man entwickelt ja auch [...] auch gerade in der Partnerschaft wenn man so lange gute Erfahrungen hat, entwickelt man ja auch so ein Anspruchsding. [...] Und [...] dann muss man was runter schrauben und das ist blöd (Bw14: 77).

Gleichwohl sind Entlastungsmöglichkeiten benannt, die Angehörige nutzen, um die an sie gestellten Anforderungen zu bewältigen. Zeitfenster für eigene Interessen und Freizeitaktivitäten sind wichtig. Die offene Kommunikation über die veränderte Lebenssituation in der Familie und der Glaube bzw. die Religiosität werden als hilfreiche Bewältigungsstrategien benannt.

Dann bin ich dann mal für eine Stunde in der Schwimmhalle. Das heißt, dass ich dann einmal in der Woche wirklich stramm eine Stunde schwimme. [...] Das ist die einzige Entlastung oder für mich auch wo ich mich dann selber so ein bisschen fit halte (Bm2: 7).

Ich glaube sehr an Gott und an die Madonna und da habe ich immer gebetet und gesagt hilf mir weiterzukommen und dass ich alles regeln kann. Aber ich weiß ich bin nicht alleine, du bist immer bei mir und du bist... du wirst mich beschützen (Bw3: 16).

Was mir damals sehr viel gebracht hat, darüber zu reden. Mit anderen... Da habe ich mit der Familie drüber gesprochen, mit den Kollegen. Drüber zu reden, so habe ich das verarbeitet. [...] Ganze Geschichte. Drüber zu reden (Bw4: 24).

Ja sie (Tochter) kommt eigentlich. Wir telefonieren viel und sie kommt sehr häufig am Wochenende wenn es geht. Und wir unternehmen auch was zusammen (Bw14: 29).

Das war für mich auch sowas [...] ich bin dann manchmal 2 Stunden als 8-Jährige mit dem Hund spazieren gegangen. Ich hatte das Telefon von meinem Vater zwar mit, das Handy, aber es ist schon für ein 8-jähriges Mädchen 2 Stunden mit dem Hund zu gehen, ist das schon ganz schöner Ritt und auch nicht ganz ungefährlich. Aber ich hatte eben halt meinen Hund dabei und ich habe... dadurch habe ich eben halt es auch verarbeitet (Bw4T: 6).

Ich habe Sport gemacht nachdem ich 2005, ja 25 kg abgenommen gehabt. Da wog ich auch fast so viel wie jetzt, noch ein bisschen mehr. Und dann war ich bei den Weight Watchers und [...] dann ging es mir auch ganz gut (Bm8: 8).

Ein weiterer Entlastungspunkt ist die kontinuierliche Verbesserung des Gesundheitszustandes der erkrankten Person mit wiederkehrenden Fähigkeiten, die z.B. zu vermehrter Mitarbeit im Haushalt führen.

Er hatte wohl die Ergotherapeutin... hat er mir erzählt. Die hat ihn wohl mal gefragt was er gerne noch machen möchte und da habe ich noch gearbeitet und da hat er gesagt er würde mir gerne mehr in der Küche helfen und da haben die trainiert. Da habe ich mich richtig doll drüber gefreut (Bw9: 57–58).

Dann kocht sie. Ist für mich natürlich sehr schön, dann kann ich weiter draußen etwas machen was ein bisschen mehr Zeit in Anspruch nimmt (Bm13: 2).

7.4.1.4 Freunde, Nachbarn und Reaktionen aus der Umwelt

Beschrieben wird die Reduzierung der Freundschaftsintensität nach der Erkrankung. Überwiegend wird der Rückzug von Freunden und das eigene Isolationsverhalten thematisiert. Es wird auch Verständnis für die Kontaktreduzierung von Freunden geäußert.

Ja. Auf alle Fälle. Man hatte damals einen Bekanntenkreis. Damals hat man gesagt, Freundeskreis. Heute sagt man ganz einfach das war ein Bekanntenkreis, nichts anderes (Am4: 11).

Ja, ich hatte früher eine Freundin. Wir hatten eigentlich ein sehr vertrautes Verhältnis zueinander. Und sie hatte mich zu ihrem 40. Geburtstag eingeladen und auch zur Hochzeit. Aber ich meide auch Gesellschaft, weil ich eben nicht so richtig hören kann (Aw8: 72).

Aber sonst kann ich sagen ich muss mich irgendwie auf mich selbst verlassen. Also Freunde direkt kann man abschreiben (Bm2: 29).

Also das hat sich heraus kristallisiert wer uns unterstützt hat. Also wir hatten einen ziemlich großen Freundeskreis und haben uns hier getroffen. Sind tanzen gegangen und [...] alles... Also eigentlich viel was man so freizeitmäßig macht, gemeinsam. Da haben sich doch etliche Freunde von uns abgewendet nach dem Schlaganfall und das fand ich sehr traurig (Bw9: 22).

Vielleicht war das auch gar nicht böser Wille oder so. In meinen Augen ist so was immer ein bisschen Hilflosigkeit von den Leuten, weil die nicht wissen wie sie damit umgehen sollen (Bw9: 24).

Die dann übrig gebliebenen Personen werden mit wahrer Freundschaft assoziiert, da sie auch in der schwierigen Lebenssituation für die Familie den Kontakt nicht abgebrochen haben. So finden sich Hinweise auf tragfähige Freundschaften, die sogar intensiver geworden sind und konkrete Unterstützung leisten.

Also die Kontakte die wir hatten vorher sind auch jetzt noch da (Bw1: 4).

Ja waren Einige. Und da haben sich erst die... haben wir dann gesagt, da haben sich die wahren Freunde erstmal heraus kristallisiert und die haben uns nachher auch geholfen (Bw9: 28).

Das heißt durch Gespräche. Sei es durch körperliche Hilfe. [...] Das Fahren zum Arzt mit dem Auto wie ich noch nicht im Ruhestand war. Erledigungen von [...] einzelnen Sachen. Kannst du mal... Ich bin ja auch mal durch irgendwelche Termine verhindert und wenn meine Frau einen Termin hat, ist es ein

Anruf oder zwei Anrufe kannst du mal. Selbstverständlich dann kommen die
Freunde und greifen ein (Bm10: 33–34).
  Und das ist eigentlich bis heute auch so geblieben. Also auch wir sehen
uns ja nun wenn ich Schule habe auch jeden Tag und von meinen Kindern sind
auch beide eigentlich von Bedeutung gewesen. Also auch jetzt in der Kranken-
hausphase waren die auch sehr viel da (Aw15: 18–20).

Die Verbindung zu den direkten Nachbarn ist geprägt durch die schwache Ver-
bindungsintensität, die zumindest in der ersten Zeit der häuslichen Versorgung
intensiviert werden kann. Teilweise übernehmen Nachbarn eine Funktion der
Aufsicht, wenn die Angehörigen berufstätig oder anderweitig verhindert sind.
Sie erhalten Einblick in die häusliche Versorgungsstruktur und sind über den
Gesundheitsstatus der Schlaganfallbetroffenen informiert.

Das mit den Nachbarn das ist also noch enger geworden alles (Am1: 6).
  Ja, ich war ja tagsüber alleine. Er war ja zum Dienst. Dann haben die
Nachbarn immer geguckt. Drei Schlüssel haben wir verteilt und er hat natür-
lich in Ängsten gelebt, dass mir was passieren könnte (Aw10: 8).
  Oder meine Nachbarin eben hat mich auch manchmal irgendwo zu Termi-
nen gefahren. Da bin ich gefahren worden (Aw11: 20).
  Ja. Und ich bin... wenn ich nicht hier bin sind eben die Nachbarn hier.
Gut, er ist immer mal für 1 1/2 Stunden oder so hier alleine, aber er leidet da
glaube ich keine Not. Glaube ich nicht. Er hat einen Notrufknopf nach drüben.
Er kann immer drauf drücken dann kommt jemand rüber gerast (Bw1: 28).
  Einmal das tägliche Umfeld wie ich noch im Dienst war. Musste ja im-
mer einer aufpassen. Alleine die Treppe hoch ging nicht. Meine Frau hat sich
überwiegend hier im Wohnzimmer aufgehalten und die Nachbarn haben ja
permanent geguckt. Ich habe hier in der Nachbarschaft 5 Schlüssel verteilt,
dass wenn irgendwas ist jeder hier reinkommt (Bm10: 90).

Trotz der Unterstützungsangebote von Nachbarn sind die erkrankten Personen
und ihre Angehörigen bemüht, diese Hilfen nicht zu strapazieren (vgl. Kapitel
4.2.3). Als Begründung wird häufig angegeben, dass die Betroffenen niemanden zur Last fallen wollen und möglichst autonom bleiben möchten (vgl. Kapitel 7.4.6.2.).

Ich muss da schon zu sehen, dass ich das so niedrig halte wie möglich. Auch
mit den Nachbarn (Am1: 146).
  Also das Bitten fällt mir nicht schwer, aber ich möchte nicht immer ande-
ren Leuten zur Last fallen (Aw2: 10).
  Ja, es sind immer tausend Gründe die da auch wieder für jeden sprechen.
Wenn man sagt die haben alle ihr eigenes Leben und jeder muss das... Ich will
da auch keinen mit belasten. [...] Ich glaube weil ich merke wie das ist wenn
immer jemand irgendwie kommt und sagt kannst du mal. Also ich verkneife mir
das (Bw6: 68).

Dass ich nicht mehr so unterstützt werde liegt daran, dass ich einiges wieder kann und eben selbst gucke, dass ich zurechtkomme. Wenn ich Hilfe brauche ist sie da, wird mir gewährt. Aber nicht dass mich hinsetze und ich bin eben krank und mach mal so, das geht nicht (Am9: 44).

Also mit den Nachbarn ja auch. Ja, aber nicht so [...] das thematisieren wir schon. Also die Nachbarn sagen das auch. [...] Aber bis zu einer bestimmten Grenze und da ist da glaube ich so ein Tabu erreicht wo er dann auch sagt, ja das kann ich eben nicht besser oder so (Bw14: 23).

Reaktionen aus der Umwelt sind abstrakter geschildert worden und beinhalten besonders von Schlaganfallbetroffenen alltägliche Diskriminierungserfahrungen, die mit fehlgedeuteten Symptomen verbunden sind. Die finden zum Teil in der im Berufsleben statt oder bei Aktivitäten, die in der Öffentlichkeit erfolgen.

Und dann sind meine Kolleginnen beauftragt worden mich zu mobben [...] Also sie durften mir keine Unterstützung geben wenn ich irgendwelche Fragen hatte. Und mit so einem Schwerbehinderten könnte man nicht arbeiten (Aw2: 4–6).

Und wie ich schon sagte, wenn man im heutigen Deutschland [...] mit einer Krücke geht oder mit dem Rollstuhl kommt, ist sofort alles klar. Wenn man nur eine Wahrnehmungsschwierigkeit oder Sprachschwierigkeiten sind, das wird irgendwie als, ja als Dummheit hingestellt (Am4: 4–5).

Ja es gibt also Sportkollegen die haben die erste Zeit die Straßenseite gewechselt, wenn meine Frau mit dem Rollstuhl über den Weihnachtsmarkt in X Stadt geschoben hat (Am6: 34).

Dann waren da Jungs 12, 13, 14, 15 Jahre alt: Guck mal, da geht der Besoffene. Hat mich zuerst natürlich tierisch aufgeregt (Am6: 150).

Er hat sich eigentlich kurz nach dem Schlaganfall auch gesträubt mit dem Rollstuhl auf die Straße zu gehen. Das mochte er nicht dass die Leute auf ihn runter gucken [...] Das war da ganz schrecklich (Bw9: 2–4).

Ja, die wollten uns lieber dann nicht sehen. Aber das ist auch ein Phänomen das [...] muss ich auch so sagen. Auch meine Schwiegermutter hat gesagt du kannst mit ihm nicht in die Stadt fahren. Ich sage wieso, er muss doch raus. Nein, im Rollstuhl nicht. Das reicht... Setz ihn ins Auto und fahr da zum Wald und dann fahrt ihr da ein bisschen (Bw6: 18).

Missachtung und fehlende Wertschätzung führen zu erheblichen Kränkungen. Vorhandene Kompetenzen werden somit unterschätzt.

Aber die Ärzte und Busfahrer und, und, und, ich habe immer erstmal erkläre ich, ich bin nicht bescheuert. Ich bin intelligent, aber... und das ist so ein [...] schwierige Möglichkeit das so (Aw7: 46).

Ich dachte wenn es wieder passiert ich würde nicht mehr selbst anrufen, ich würde jemanden bitten anzurufen. Ich denke mein Problem war, dass ich ja klar und normal sprechen konnte und die ganze Zeit ganz präsent war. Und dass das deswegen vielleicht nicht ernst genug genommen geworden ist (Aw11: 90).

Stimuliert werden. Dass die nicht nur vor sich hin dösen irgendwo. Und auch vielleicht, dass die [...] Ja, man sollte auch ruhig den Ärzten mal sagen, mein Mann hatte zwar... oder auch den Schwestern. Mein Mann hatte zwar einen Schlaganfall, aber im Kopf ist er noch ganz richtig. Weil oft wird mit denen auch umgegangen als ob es Deppen sind plötzlich (Bw6: 176).

7.4.2 Dimension Schlaganfallfolgen

Die beschriebenen Konsequenzen bedingt durch den Schlaganfall werden insgesamt von Angehörigen häufiger benannt (vgl. Abbildung 19). Insbesondere entstehende Konflikte, finanzielle Folgen und spezifisch angehörigenrelevante Aspekte sind hier zu nennen. Unterschieden werden in den qualitativen Aussagen jeweils negative und positive Konsequenzen. Insbesondere zu folgenden ICF Codes können Verknüpfungen erstellt werden:

- e165: Vermögenswerte,
- d850: Bezahlte Tätigkeit,
- d870: Wirtschaftliche Eigenständigkeit,
- d760: Familienbeziehungen,
- e310: Engster Familienkreis,
- d770: Intime Beziehungen,
- e355: Fachleute der Gesundheitsberufe,
- e570: Dienste, Systeme und Handlungsgrundsätze der sozialen Sicherheit,
- e575: Dienste, Systeme und Handlungsgrundsätze der allgemeinen sozialen Unterstützung,
- e580: Dienste, Systeme und Handlungsgrundsätze des Gesundheitswesens.

Abbildung 19: Schlaganfallfolgen (eigene Darstellung)

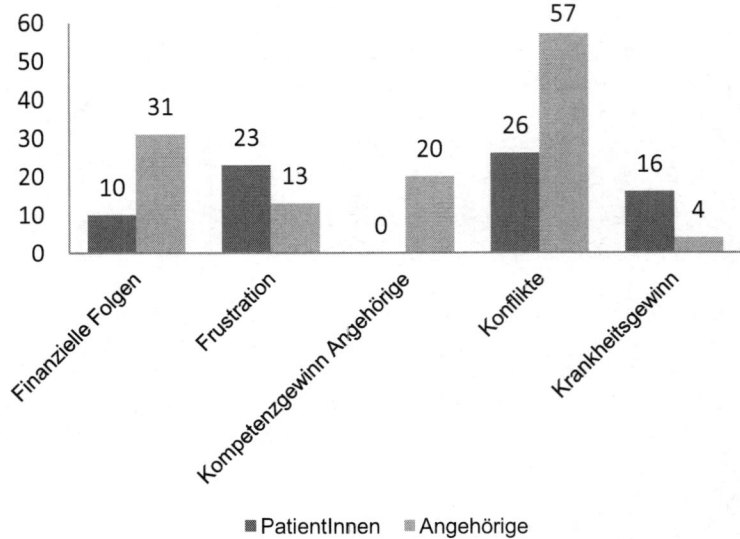

■ PatientInnen ■ Angehörige

7.4.2.1 Negativ bewertete Folgen

Zu den ungünstigen Folgen zählen Schlaganfallbetroffene und Angehörige hauptsächlich entstehende inner- und außerfamiliäre Konflikte, Frustrationserlebnisse und finanzielle Einschränkungen. Die beschriebenen Konflikte sind durch die unterschiedlichen Interessen sowie Positionen gezeichnet. Grundsätzlich finden sich vier Konfliktparteien: Schlaganfallbetroffene, Angehörige, Kostenträger und Leistungsanbieter inklusive ärztliches und pflegerisches Personal. Inhaltlich ergeben die Konflikte ein heterogenes Bild, folgende Konfliktthemen werden von Schlaganfallpatientinnen und -patienten benannt:

• Kontrollverlust durch die eigene Erkrankung im häuslichen Leben,
• die eigene Persönlichkeitsveränderung und erhöhte Reizbarkeit,
• die neue Dominanz der Partnerin bzw. des Partners,
• Verlust von Autorität in der Familie,
• Prognosestellung von Ärztinnen und Ärzten,
• Subjektiv erlebte Willkür von Kostenträgern.

Ja sie organisiert. Sie organisiert mehr Sachen als sie als es erwünscht wäre, wollen wir mal so sagen [...] Und da ist meine Frau dann teilweise sehr, sehr unentspannt (Am4: 40).

186

Also ich will nicht sagen unbedingt zum Negativen, aber man verändert sich doch. Vielleicht bin ich rechthaberisch geworden, ich weiß es nicht (Am6: 12).

[Das heißt, Sie haben ja hier eben gezeigt dass Sie als dominant erleben. Das heißt, wenn er dabei ist können Sie dann auch bestimmte Sachen nicht ansprechen die Ihnen wichtig wären, verstehe ich das richtig?] Ja. (Aw8: 63–64)

Ja, aber der Doktor in der Uni hat [...] Schulmedizin, hat ein bisschen Erfahrung und er hat mir gesagt, das ist ein Wunder. Und ich habe [...] Schwierigkeiten Gegenargument zu sagen. „[Herr Doktor] das ist nicht wahr" (Aw7: 100).

Ich habe jedes Wort [vom behandelnden Arzt) mitgekriegt. Aber 5–6 Monate habe ich kein Wort gesagt. Und ich habe wütendes Gefühl, habe ich gedacht dann zeige ich dir das (Aw7: 18).

Angehörige stellen häufiger als Betroffene Konflikte mit den jeweiligen Leistungsanbietern und Kostenträgern fest und thematisieren seltener die innerfamiliären Spannungen.

- Die reduzierte Alltagsgeschwindigkeit und reduzierten Fähigkeiten von Schlaganfallbetroffenen,
- unterschiedliche Bedürfnisse bei der Gestaltung der gemeinsamen Tagesstruktur,
- eigene gesundheitliche Probleme sind weniger relevant,
- zustehende Leistungen werden von Heilberufen nur unzureichend erbracht,
- Konflikte mit Ärztinnen und Ärzten über die Prognosestellung,
- Konflikte mit Krankenkassen über die Kostenübernahme bei speziellen Leistungen,
- Konflikte mit Amtsgerichten, die die Angehörigen nicht als gesetzliche Betreuerinnen bzw. Betreuer bestellen.
- Konflikt mit dem Sozialhilfeträger nach SGB XII über den Einsatz von Einkommen und Vermögen.

Das hat mich geärgert ja [die nicht ausreichende Behandlung] Es hat mich geärgert und es hat mich... Ich habe es überhaupt nicht verstanden warum man jemanden so aufgibt. Ich habe gedacht, also da lasse ich niemals locker (Bw1: 46).

Wir wollen ihnen was... aber nur so im Flur der [Doktor] zu fragen wie sieht meine Zukunft aus oder wie wird das und zu sagen, nein ihr Mann wird für immer und ewig in einem Rollstuhl sitzen. [...] Das habe ich nicht akzeptiert (Bw3: 28).

Ich habe hier einen Anwalt angerufen in Kleinstadt Y und habe gesagt so und so ist das, die haben das gemacht und die Betreuung wurde sofort wieder abgestellt damit ich das kriegte. Und der Richter, der richtige Richter der nach Kleinstadt X gehört, der hatte derzeit Urlaub. Der kam nachher nach Rehaklinik A und sagte es ist alles von der rechtlichen Seite ist es richtig gelaufen.

Aber ich habe mich damals aufgeregt und habe gesagt das kann nicht sein (Bw6: 44).

Es ist immer noch so. Ich glaube Sie merken es bei diesem Gespräch. Es ist emotional, es ist nicht verarbeitet. Irgendwo finde ich auch... ja, ein Dilettantismus von den Notrufen wenn man einfach weiß Herzinfarkt, Schlaganfall (Bm11: 100).

Ich habe mich 1 1/2 Jahre dagegen gewehrt, was mir auch gelungen ist. Aber [...] ja die Anforderung des Sozialamtes haben mich letztes Jahr im November in die Knie gezwungen und [...] meine Existenzangst ist eben so groß geworden innerhalb der letzten zwei Jahre schon, dass ich mittlerweile 1 Jahr krankgeschrieben bin (Bw12: 22).

Wenn ich jetzt sagen würde ich möchte dass du in die Kurzzeitpflege gehst und ich würde das jetzt abschließen, dann könnte es sein dass sie mir das sehr verübelt und letztendlich dann auch gegensteuert und... gefallen würde es ihr mit Sicherheit nicht. Und letztendlich dann mich dann auch für Rückschläge die sie dann erfährt, noch verantwortlich macht (Bm2: 37).

Damit muss ich dann schon selber klar kommen. Und meistens bin ich ja derjenige, falls das mal klappert, der den Rückzieher dann macht. Der dann klein bei gibt oder so. Nur damit da wieder Friede ist. Friede, Freude, Eierkuchen (Bm8: 40).

Der veränderte Gesundheitszustand mit Einbußen in den zentralen Bereichen Sprache und Mobilität bedeutet für viele Schlaganfallbetroffene das Erleben von Scham und Minderwertigkeit sowie niedrigem Selbstwertgefühl. Gleichzeitig wird der Verlust von sozialem Status und bisherigen sozialen Rollen bedauert.

Man war 100%, man war der ganz große Bringer und plötzlich ist man nichts (Am4: 48).

Vom Chef zum Bettler so halbwegs. Das ist ein gewaltiger [...] Schnitt den man dort hat ja (Am4: 54).

Also ich bin jetzt seit meinem Schlaganfall in einer schlechten Situation, in einer Negativposition (Am6: 76).

Ich muss am Abend das Gefühl haben ich habe was geschafft. [...] Sonst bin ich deprimiert (Aw13: 6).

Aw8: Ja. (Meidung von Gesellschaft) Das, weil ich da im Rollstuhl sitze, mich nicht unterhalten kann und die anderen stehen alle um mich herum [I: Dann ist das für Sie nicht so eine schöne Situation]. Das ist frustrierend (Aw8: 78–80).

Die negativen Auswirkungen erreichen zeitgleich auch die Angehörigen mit der Sorge um die eigene Lebensplanung.

Es war traurig für mich, weil es ist ja so, als das passiert ist wusste ich nicht wie meine Zukunft aussieht (Bw3: 16).

Weil ich sage mal so, ich habe mir das ein bisschen anders ausgerech-
net. Mit 54 oder 53 beim Bund Schluss und meine Frau müsste dann ja noch
ein bisschen arbeiten, da sie ja [...] in einem anderen Arbeitsverhältnis steht
(Bm8: 6).

Da haben sich doch etliche Freunde von uns abgewendet nach dem
Schlaganfall und das fand ich sehr traurig (Bw9: 22).

Finanziell ist nach der Erkrankung mit einigen Einschränkungen zu rechnen,
da zum einen Erwerbsarbeit nur noch eingeschränkt oder gar nicht möglich ist
und die Funktionseinschränkungen durch Heil- und Hilfsmittel und entsprechenden Zuzahlungen kompensiert werden müssen. Insbesondere eine vollstationäre Weiterversorgung in Verbindung mit ergänzender Sozialhilfe hat
aufgrund der Berücksichtigung des Einkommens und Vermögens gravierende
Einschnitte zur Folge. Die Teilhabe am kulturellen und gesellschaftlichen Leben ist mit erhöhtem Aufwand und zusätzlichen Kosten verbunden. Schlaganfallbetroffene und Angehörige reagieren mit Rückzug in die Häuslichkeit
zurück und meiden die aktive Teilnahme an öffentlichen Veranstaltungen.

Tanzen war dann aber auch schon nach dem ersten Schlaganfall finanziell
nicht mehr drin, weil das kostet ja auch eine Menge Geld (Aw2: 30).

Die Behandlung wird schon (gezahlt)... mit Schummeln habe ich das hin-
gekriegt (Aw2: 58).

Also die Physio bezahlen wir auf eigene Tasche (Am1: 116).

Also die Therapien wurden mir ja bezahlt, aber die Spritkosten nicht. Da-
mals war der Benzinpreis auch noch nicht so teuer (Aw5: 182).

Ja ist eine Menge Geld. [...] Und ich finde [...] jetzt könnten die... die sch-
reiben schwarze Zahlen, zahlen nichts zurück, erhöhen nur die Beiträge und
wenn man von denen was will, dann ist man... macht man so und zahlt sein
Leben lang Beiträge (Aw10: 62).

Und wenn sie zurückkommt in dieses Haus [...] muss ich umbauen. Muss
ich einen Lift einbauen, Treppenlift oder das Haus verkaufen und ebenerdig
was anschaffen. Wohnmobil verkaufen, weil sie ja nicht mehr rein kommt
durch die Behinderung (Bm10: 54).

Die waren ja sogar so kulant meinen Mann noch ein Jahr voll zu unter-
stützen. Da haben wir ja immer noch Geld gekriegt. Aber das lag an dem Arzt
der gesagt hat wir schicken ihn noch nicht in Pension, dann kriegen sie von
uns noch das (Bw6: 106).

Wir zahlen jetzt 400 Euro weniger im Monat an Krankenkassenbeitrag,
aber unsere Eigenleistung, der Anteil an der Pflege [...] wir haben ja da so
eine Selbstbeteiligung, die ist um 400 Euro gestiegen. Wir zahlen jetzt nicht
mehr 811 Euro so wie es in den letzten 2 1/2 Jahren war, sondern wir zahlen
jetzt jeden Monat 1.200 Euro (Bw12: 30).

[I: Okay. Wenn er zu Hause ist wird sich dann die Situation finanziell ver-
ändern?] Ja. Ich werde ja... Ich werde es wahrscheinlich nicht schaffen vom
Sozialamt unabhängig zu sein. Ich hoffe aber, weil eine Wachkomastation ist

das teuerste an Pflege, was es gibt. Also ich glaube das ist mit einer Intensivstation gleichzustellen (Bw12: 103–104).

7.4.2.2 Positiv bewertete Folgen

Schlaganfallbetroffen berichten auch über positive Aspekte ihrer Erkrankung. Neu gewonnene Zeitfenster und damit verbundene Möglichkeiten, das eigene soziale Netzwerk besser zu pflegen sind hier wesentliche Kennzeichen. Dieser sekundäre und tertiäre Krankheitsgewinn[38] wird deutlich erkannt und beschrieben.

Wir könnten so ins Theater gehen wenn es was gibt was wir gerne sehen wollen. Dann kriege ich einen Rollstuhlplatz. Und mein Mann als Begleiter braucht nicht zu bezahlen (Aw2: 12).

Vorher bin ich morgens zwischen 3 und 5 Uhr aufgestanden und danach, da hatte ich Urlaub (Am3: 2).

Also wenn ich mir das Leben nochmal so aussuchen könnte, so wie sich das entwickelt hat, würde ich nichts anderes wollen (Interview Am3: 6).

Und das was wir jetzt hier gemacht haben mit meinem Sohn zusammen, dass der ja die Zeit gefunden hat. Die Zeit die wir hier miteinander verbringen konnten ist mit Geld nicht abzuwiegen (Am3: 34).

[I: Das ist ja sozusagen anders als vorher. Da haben Sie ja... waren Sie ja erwerbstätig noch und sind ja sozusagen irgendwann auch pensioniert worden. Wie war denn die Umstellung?] Ach das war eigentlich eine Erholung (PZI PatientInnen\Interview Aw5: 3–4).

[I: Das heißt, die Lebensqualität für ihn...?] Ist besser (Bw3: 35–36).

Also es hat auch was... hat mir auch was Positives [...] also es war nicht nur ein schlimmes Erlebnis, das war es auch, aber es war, gerade jetzt im Rückblick betrachtet war da auch ein Stück was wo ich wirklich das Gefühl habe ich bin auch beschenkt worden (Aw11: 40).

Und er sagte nein, das ist mein Glück gewesen dass das passiert ist. Weil [...] dann hat diese schlimme Zeit aufgehört (Bw3: 2).

Angehörige übernehmen aktiv durch die Erkrankung der Partnerin oder des Partners neue Aufgaben und anerkennen die eigene Kompetenzerweiterung in unterschiedlichen Lebensbereichen. Dazu gehören neben Kenntnissen über die Erkrankung, Versorgungsstrukturen und Leistungsansprüchen auch neu erlernte Fertigkeiten in der häuslichen Versorgung und bei der pflegerischen Versorgung.

Ich habe viele Bücher gelesen. Ich lese sehr viel und ich habe mir immer Bücher und alles Mögliche das ist Schlaganfall oder irgendwie, dann habe ich

---

38 Sozial abzuleitende Vorteile, die sich für Schlaganfallbetroffene und Angehörige aus der Erkrankung ergeben (vgl. PSCHYREMBEL 2011).

immer gelesen und ich wollte wissen wie das ist [...] Ich weiß nicht ob das [...]
dass mein jüngster Sohn das erben kann oder so (Bw3: 32).

Wenn man also mit offenem Auge da sitzt und guckt was macht das Pflege-
personal, kann man sich auch einiges, was man zu Hause natürlich auch an-
wenden kann in jedem Krankheitsfall. Wie greife ich ihn wenn ich ihn umlegen
will, also umdrehen nicht umlegen? (Bm10: 124).

Ja. Wäsche und vor allen Dingen den ganzen Bürokram. Das war bis jetzt
Anfang des Jahres war das die Krankenkasse, das Amt für Soziales... Ja die
Sozialverbände, Pflegestützpunkte und ich habe eben ganz viel recherchiert
und [...] ja mich ein bisschen auszukennen. Medizinisch wie auch im sozialen
Bereich (Bw12: 6).

Ja ist lustig, wir haben gestern eine Fortbildung gehabt für unsere Kolle-
gen. Erste Hilfe. Einmal bin ich raus mit einer Kollegin und dann kam ich rein
und nach der Erfahrung sage ich sofort Schlaganfall. Sprache war nicht in
Ordnung. Ein Arm war nicht mehr okay. Und Herzinfarkt könnte ich jetzt auch
diagnostizieren (Bw14: 55).

7.4.3   Dimension Organisation und Institution

Alle Äußerungen beziehen sich die Erfahrungen mit Organisationen und Institutionen, die im Verlauf der Erkrankung für die Schlaganfallbetroffenen
und ihre Angehörigen die größte Rolle gespielt haben. Diese Dimension beinhaltet mögliche Inklusion bzw. Exklusionserfahrungen (vgl. Kapitel 4.5.1.1).
Am häufigsten wurden Krankenkassen thematisiert gefolgt von weiteren So-
zialversicherungsträgern und Amtsgerichten bezüglich gesetzlicher Betreuung
nach dem BGB (vgl. Kapitel 3). Positive Erfahrungen oder Probleme mit der
gesetzlichen Rentenversicherung wurden kaum geschildert. Folgende ICF
Codes sind koppelbar:

- e550: Dienste, Systeme und Handlungsgrundsätze der Rechtspflege,
- e555: Dienste, Systeme und Handlungsgrundsätze von Vereinigungen und
  Organisationen,
- e570: Dienste, Systeme und Handlungsgrundsätze der sozialen Sicherheit,
- e575: Dienste, Systeme und Handlungsgrundsätze der allgemeinen sozialen
  Unterstützung,
- e580: Dienste, Systeme und Handlungsgrundsätze des Gesundheitswesens,
- d870: Wirtschaftliche Eigenständigkeit.

Abbildung 20: Organisation und Institution (eigene Darstellung)

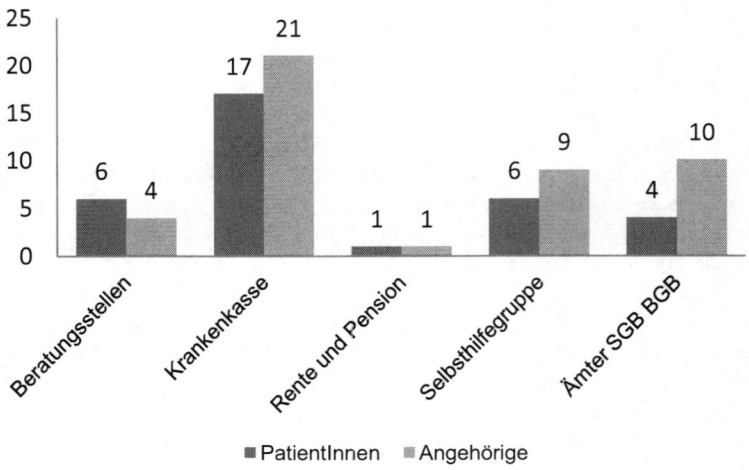

7.4.3.1 Krankenkassen

Die Verbindung zu gesetzlichen und privaten Krankenkassen ergibt sich für die meisten interviewten Personen über Leistungsansprüche, die entweder genehmigt oder abgelehnt werden. Selten werden Beratungsangebote sichtbar. Die Kostenübernahme für Heil- und Hilfsmittelversorgung ist häufig nicht nachvollziehbar und wird dann als Willkür empfunden. Hier suchen sich Betroffene dann auch einen Rechtsbeistand bzw. Unterstützung von Beratungsstellen. Andererseits wird auch die unkomplizierte Bearbeitung und Bewilligung als positiv bewertet:

Ja also da mussten wir einmal zum Rechtsanwalt gehen, weil da wollte die Privat-Krankenkasse wollte nicht mehr bezahlen so richtig und ich habe also gesagt, weil ich kannte es ja von früher her. Wenn da einmal Rechtsanwalt drüber steht ist es gut, da sagt der Sachbearbeiter ach du Scheiße jetzt kriege ich schon wieder Druck, also ad acta (Am6: 88).

Ja die Krankenkassen sind wahrscheinlich alle gleich. [...] Die haben... die sitzen ziemlich oben und sagen: „Du das geht nicht" und helfen nicht wenn es nicht unbedingt sein muss (Am9: 66).

[I: Mussten Sie selber zahlen?] Alles. Die stellen sich vielleicht an, das kann ich Ihnen sagen [...] Warum können die nicht 1% von meiner Rente fordern? Nein, vom Familieneinkommen. Das finde ich sowas von ungerecht (Aw10: 53–54/60).

Und mit dieser Rechnung bin ich dann zur Krankenkasse und wollte da einen Zuschuss. Übernahme oder Zuschuss beantragen. [...] Das wurde also

lapidar abgelehnt, man muss nicht Radfahren. [...] Also zahlen wir auch kei-
nen Zuschuss. Darüber war ich sehr erbost (Bm10: 150).

Solange man... Also bezüglich der Krankenkassen [...] solange mein Mann
den Status eines Privatpatienten hatte, hat die Krankenkasse schon die Kosten
übernommen [...] Die Rechnungen der entsprechenden Praxen oder Thera-
peuten auch. [...] Das hat solange funktioniert bis die Krankenkasse angefan-
gen hat Leistungen zu streichen (Bw12: 14).

Und die anderen Sachen die noch gemacht werden mussten, die hat die
Krankenkasse gemacht. Griffe und Einstieghilfe bei der Dusche: das wurde
gemacht. Als ich damals von der Klinik, Rehaklinik kam war... war alles fertig
(Am9: 108).

Es geht sage ich mal. Eigentlich ist die Krankenkasse ziemlich kulant.
Aber [...] die anderen, die dann für die Krankenkasse wieder, wie Sanitätshaus
oder Apotheke (Bm8: 98).

Und ich bin wirklich einmal die Woche hin gerannt zu der Krankenkasse.
Die hier in der Geschäftsstelle konnten ja auch nichts dafür. Die haben auch
mit mir gekämpft [für bestimmte Rehabilitationsleistungen] (Bw1: 46).

7.4.3.2 Ämter und Beratungsstellen

Die Erfahrungen mit zuständigen Ämtern und Behörden ist geprägt durch das
Verhältnis Anbieter und Nutzer. Es finden sich unterschiedliche Aussagen zu
den Beratungen, die darauf schließen lassen, dass es eher negative Erfahrungen mit den organisatorischen Abläufen gibt.

Da haben die gesagt die wären nicht zuständig. Bin ich in 2 oder 3 Büros
gegangen war keiner für zuständig im Endeffekt. Ich habe dann den Behinder-
tenbeauftragten angerufen [...] der hat mir auch gesagt da kümmert er sich
gleich mal drum. [...] Der hat nach einer halben Stunde angerufen dann und
dann hast du einen Termin in das und das Büro. Und das war genau das Büro
und derselbe Sachbearbeiter wo ich morgens schon mal gewesen bin. Ja, also
das war also ein Schlüsselerlebnis eigentlich [...] Verarscht. Ganz drastisch
gesagt (Am4: 24/26).

[...] war dann vom Amtsgericht so ein Schreiben gekommen wo ich Aus-
kunft geben sollte über was ich alles besitze. Da ging das darum, dass sie die
Gebühren irgendwie festgesetzt wurden die da zu zahlen waren. Und ich dach-
te, ich guck nicht richtig was ich da alles sagen sollte was ich besitze. Wie viel
Kleider, wie viel Haushaltsgegenstände usw. und ich war also total von... total
entsetzt, dass jemand diese Auskunft von mir verlangte [...] Und meine Tochter
sagte dann was meinst du was Leute alles beantworten müssen die Hartz IV
bekommen oder so (Aw15: 24).

Ich musste aber trotzdem noch wieder irgendwas ausfüllen oder Angaben
machen die ich an anderer Stelle auch schon mal gemacht habe. Und das ist
alles doppelt und dreifach und das ist nun so ein großer Verwaltungsaufwand

letztendlich auch. Den Eindruck habe ich jedenfalls. Dass das so ein großer Verwaltungsaufwand ist (Bw12: 156).

Als besonders problematisch schildert eine Angehörige die Folgen des Subsidiaritätsprinzips der Sozialhilfe, d.h. der Vermögensverlust aufgrund der Erkrankung des Partners.

Und ich fühle mich belogen, betrogen und habe überhaupt keine Handhabe gegen das Amt anzugehen (Bw12: 46).

Es gibt daneben positive Erfahrungen insbesondere mit freien Trägern und Beratungsstellen.

Und da sind wir dann hingegangen und haben uns einen Termin geholt und die juristische Beraterin die hat uns dann gesagt lassen sie mir das mal alles hier [...] Die [Mitarbeiterinnen im Sozialverband] haben uns sehr gut beraten da [...] (Aw2: 98).

7.4.3.3 Selbsthilfegruppen

Die Teilnahme an Selbsthilfegruppen wurde nicht häufig thematisiert, überwiegend nehmen Schlaganfallbetroffene und Angehörige nicht an Treffen teil. Der Vergleich der eigenen gesundheitlichen Situation mit der von anderen Teilnehmerinnen und Teilnehmern ist ein genannter Aspekt neben den Vorteilen und Belastungen, die durch eigenes Engagement in Selbsthilfegruppen entstehen.

Ich habe nur gesagt meine Frau: Lass uns da bloß nicht wieder hin. Es gibt Leute, denen geht es so schlecht, also für die ist wirklich, wie sagt man so schön, daddeldu (Am6: 138).

Es wäre wichtig, aber von dieser Aphasiegruppe bin ich immer kaputter wieder gekommen als ich da hin gegangen bin. Aber eben auch aus dem Grunde weil ich im Grunde noch zwei andere Selbsthilfegruppen bräuchte, nämlich wegen Depression und weg dem Tod unseres Sohnes (Aw8: 102).

[I: Haben Sie Kontakt zu Selbsthilfegruppen?] Nein, habe ich nicht. Wir sind mal hier nach Kleinstadt B gegangen und das hat uns beiden nicht gefallen. Mein Mann war der Jüngste. Die waren alle sehr alt die da waren und da haben wir gesagt, nein das ist nichts für uns (Bw6: 133–134).

Ja, das war gut. Das war gut. Ehrlich, es war vielleicht nicht von derjenigen die das Ganze machte [...] aber sie hat... das war in ihrem möglichen Rahmen [...] Also ich glaube auch meiner Frau hat das was gebracht (Bm8: 140).

Ich wollte mal eine Meditation mit der Gruppe machen. Das hat ein oder zwei Ehepaare verprellt, die sind nicht wiedergekommen. Die haben gedacht nun müssen sie was von sich erzählen und das wollen sie dann doch nicht so gerne. [...] Und somit ist das... Und da habe ich schon gemerkt, oha ich glaube da hast du einen Fehler gemacht. Nun sprengst du die Gruppe. Ja, das haben wir auch dann gelassen (Bm13: 37).

7.4.4 Dimension Subjektive Aspekte

Obwohl die Netzwerkperspektive verbunden mit der Fragestellung der sozialen Teilhabe im Mittelpunkt der Forschungsfrage steht, sind im Zusammenhang mit notwendigen Ressourcen zur Verbesserung der gesundheitlichen Situation und sozialen Teilhabe viele Aussagen getroffen worden, die sich thematisch den subjektiven Handlungsstrategien und Krankheitsbewertungen zuordnen lassen. Diese induktiv gewonnenen Daten geben Hinweise auf Erfahrungswerte, wie Schlaganfallbetroffen und Angehörige die Transition in den neuen Lebensabschnitt beurteilen (vgl. Kapitel 4.4.1). Folgende ICF Codes sind anwendbar:

- b180: Die Selbstwahrnehmung und die Zeitwahrnehmung betreffende Funktionen,
- d175: Probleme lösen,
- d570: Auf seine Gesundheit achten,
- e355: Fachleute der Gesundheitsberufe.

7.4.4.1 Verbesserungsstrategien Gesundheit

Als essentielle Voraussetzung der eigenen Verbesserung der gesundheitlichen Situation lassen sich in der Hauptsache drei Faktoren benennen. Die Verbesserungen sind aus Sicht der Schlaganfallbetroffenen und der Angehörigen verbunden mit intrapersonalen Ressourcen sowie sozialen und therapeutischen Unterstützungsleistungen.

a) Selbstwirksamkeit[39]
Es wird deutlich, dass die Betroffenen ihr eigenes Verhalten und ihre Motivation an dem Ziel der gesundheitlichen Verbesserung ausrichten. Damit lassen sich diese Erkenntnisse verknüpfen u.a. mit dem ICF Code b130, der *Funktionen der psychischen Energie und des Antriebs* beschreibt und auch Aspekte von Motivation und Bedürfnisbefriedigung bzw. Zielerreichungswünsche beinhaltet.

Ja das liegt alles bei mir. Da brauche ich keine anderen Menschen. Also die Therapeuten natürlich (Am1: 106).

Es ist ungefähr so, wenn man... hilf dir selbst dann wird dir geholfen quasi (Am4: 24).

Nun ein bisschen Aktivität, ein bisschen Wollen, Wollen. Ich finde das Wollen ist wichtig (Am6: 100).

---

39 Selbstwirksamkeit bzw. „self-efficacy" ist ein „verhaltensorientiertes Modell" von Albert Bandura aus den 1970er Jahren und beschreibt die „eigene Wirkungskraft" gegenüber neuen Herausforderungen, die sich für Individuen stellen können (PAULS 2011, 149).

Ja, aber 3 [...] Tage nicht üben ist Rückschritt. Also diese ganze Schlag-
anfallscheiße, diese Möglichkeit das zu üben, das ist wirklich nötig (Aw7: 6).
Das habe ich alleine gemacht. Das hat wahrscheinlich, ein großer Teil
dazu beigetragen, dass es mir jetzt ganz gut geht, weil ich alles wieder... fast
alles wieder theoretisch könnte (Am9: 54).

Also aufgegeben war sowieso nie mein Weg, aber Stagnation ist ganz
schwierig für mich. Ist egal wo, auch im Wetter. Bei mir muss Bewegung sein.
[...] und wenn keine Bewegung ist, dann mache ich sie mir (Aw13: 58).

Das war Kampf würde ich sagen. Oh da hat sie wirklich gut gekämpft
(Bm8: 46).

Sein Lebenswille. Seine positive Lebenseinstellung und einfach der Wille
wieder auf die Beine zu kommen. Und er strebt selbst soweit ich das sagen
kann, er ist geistig eingeschränkt (Bw12: 108).

b) Soziale Unterstützung
Die vorhandenen sozialen Beziehungen in den Kernfamilien und darüber hin-
aus werden als weiterer Grund für die gesundheitliche Verbesserung benannt
(ICF Code e310 bis e325). Dies schließt insbesondere die wahrgenommenen
emotionalen Unterstützungen mit ein (vgl. Tabelle 6). Die Notwendigkeit, später wieder familiäre Rollen auszufüllen, wird aber auch als Motivation und
Anforderung gesehen, die eigene gesundheitliche Situation zu verbessern.

Ich musste also irgendwo mein Leben selbst in die Hand nehmen und das ist
eben halt so gelaufen (Am4: 30).

Dadurch [durch Motivation von außen] bekommt man ja auch Mut (Aw10:
122).

Es müssen ja nicht viele sein, aber einige Menschen die [...] einen unter-
stützen und einem was auch zutrauen, dass man vorankommt und dass Dinge
wieder möglich sind und auch das akzeptieren, dass auch manche Sachen sich
verändern und dass es dann trotzdem [...] funktionieren kann (Aw11: 48).

Ich habe eine tolle Bettnachbarin gehabt, die war genauso ehrgeizig wie
ich. Wir haben uns immer angestachelt (Aw13: 32).

Aber er ist voll wieder mit drin gewesen. Er wurde auch wieder rein ge-
schubst (Bw4: 52).

Und was ich glaube und was auch viele gesagt haben, also das ist wichtig
dass der Partner dabei ist. Oder ein Angehöriger (Bw6: 78).

Also auf jeden Fall die Angehörigen einbeziehen. Das ist [...] in meinen
Augen wichtig. Weil der Patient profitiert davon (Bm 10: 140).

c) Therapeutische Unterstützung
Von den befragten Personen macht ein großer Teil auch die professionelle
symptomorientierte Therapie von allen beteiligten Berufsgruppen mit verantwortlich für die Verbesserung bzw. Stabilisierung des Gesundheitszustandes.

Insbesondere die Dauer und hohe Intensität werden als günstige Faktoren betrachtet.

Es ist schon wichtig [...] dass man zu Anfang ja ganz viel Therapie auch bekommt, weil da denke ich mal da ist ja noch die Möglichkeit, dass man also ganz viel erreichen kann (Am3: 58).

Durch Üben. [...] Mit der Therapeutin, das war ... muss ja denn (Am9: 50).

Also die Physiotherapeutin hat das regelrecht zu mir gesagt und die anderen haben immer gesagt, Geduld, Geduld, Geduld das wird wieder (Aw10: 114)

Einmal die Unterstützung in der Rehaklinik A durch die Schwestern, die waren toll, waren alle gut (Aw13: 32).

Dass ich hinterher in der Rehaklinik A den tollen Arzt hatte der immer mir Mut gemacht hat (Bw1: 32).

Die Therapien. Die sind komplett wichtig. Ohne die geht gar nichts und die müssen auch intensiv sein (Bw6: 78).

7.4.4.2   Subjektive Krankheitsbewertung und -bewältigung

Ein weiterer aus den Daten extrahierbarer Aspekt ist die jeweilige Bewertung der Krankheitsentstehung und mögliche Coping-Aspekte, die unspezifisch Einfluss auf den Krankheitsverlauf und damit auf die Entwicklung der sozialen Teilhabe genommen haben. Es zeigen sich durchaus einige positive Grundeinstellungen hinsichtlich der eigenen Auseinandersetzung mit der Erkrankung. Salutogenetische Aspekte wie das Kohärenzgefühl, die Einfluss auf die Krankheitsbewältigung haben, finden sich u.a. in Übereinstimmung mit den Ergebnissen einer Studie (vgl. Kapitel 5) von Forsberg-Wärleby et al. (2002, 128, 132). Humor wird als eine wichtige Bewältigungsstrategie benannt. Verknüpfbar ist in diesem Zusammenhang der ICF Code b126 mit der Funktion von Temperament und Persönlichkeit.

Ich habe also immer dran geglaubt, dass sich das verbessert (Am3: 92).

Bloß ich habe mich mit einem unterhalten auch, der kam auch aus Z-Stadt. Also wir haben gesagt, also wir können entweder lachen oder wir fangen das Saufen an. Und dann haben wir uns entschieden für Lachen (Am6: 62).

Ich habe heiteres Gemüt immer noch (Aw7: 42).

Also es hat auch was... hat mir auch was Positives [...] also es war nicht nur ein schlimmes Erlebnis, das war es auch, aber es war, gerade jetzt im Rückblick betrachtet war da auch ein Stück was wo ich wirklich das Gefühl habe ich bin auch beschenkt worden (Aw11: 40).

Dass ich eine ganz stabile Grundlage habe [...] schon auch meiner Kindheit oder aus der Familie, also von meiner... von meinem ganzen Werden her, dass da ganz viel [...] ja, eigentlich eine Grundsicherheit da ist (Aw11: 46).

Das habe ich ja auch gemacht, was habe ich alles verloren oh Gott, ich Arme. Sondern das ist jetzt so, so ist das und dann gucken die nächsten... was will ich erreichen (Aw13: 60).

[...] dadurch dass wir auch jetzt so in den Monaten danach eben auch sehr intensiv versucht haben, also ich vor allen Dingen, versucht haben das zu bewältigen (Aw15: 32).

Ich gehe eher positiv an Probleme ran um sie zu lösen. Ich habe schon auch eher Vertrauen als Misstrauen (Aw15: 88).

Auch die Partnerinnen und Partner beschreiben den Zusammenhang von positiver Überzeugung und Hoffnung im Zusammenhang mit der Stabilisierung des Gesundheitszustandes der Schlaganfallbetroffenen.

Ich habe immer Hoffnung hineingesetzt [...] es wird, und ich merke es wird was besser. Minimale Veränderungen, man kann sich darüber freuen (Bm2: 62).

Und [...] seine Behinderung [...] ist ihm nicht so sehr wichtig. Ich glaube ich habe noch nie gesehen dass er traurig ist weil er behindert ist. Und ich sehe keine Behinderung an ihm kann man sagen (Bw3: 4).

Auch wenn das so schwarz aussieht, aber das Licht kommt irgendwie wieder (Bw3: 26).

Man hat nochmal eine zweite Chance gekriegt (B11: 32).

Daneben gibt es Personen, die die Gesamtsituation eher pessimistisch beurteilen und sich mit der veränderten Lebenssituation schwer arrangieren können.

Ja vor dem Schlaganfall war Licht und jetzt ist Schatten (Aw5: 12).

Nun bin ich dazu verdonnert langsam alles angehen zu lassen (Aw13: 90).

Naja, ich bin schon eigentlich recht zäh und recht eigensinnig. Ich habe das also damals nicht geglaubt. Ich glaubte nicht dran (Am14: 20).

Und mir fällt es schwer solche Veränderungen zum Schwächeren, zum Negativen hin zu akzeptieren (Bw14: 5).

7.4.5 Dimension Therapie und Beratung

Schlaganfallbetroffene und ihre Angehörigen haben im Verlauf der Erkrankung in den Gesundheitssektoren (vgl. Kapitel 3) unterschiedliche Erfahrungen mit gesundheitsrelevanten Professionen gesammelt. Angehörige haben hier deutlich häufiger Stellung bezogen bis auf das Verhältnis zu den therapeutischen Berufen (vgl. Abbildung 21). Im Folgenden werden Ergebnisse der interviewten Personen zur bisherigen Zusammenarbeit vorgestellt. Im Mittelpunkt stehen ihre Empfehlungen zur Optimierung der Gesamtbehandlung in Akut- und Rehabilitationskliniken. Verknüpfungspunkte ergeben sich zu folgenden ICF Codes:

- e340: Persönliche Hilfs- und Pflegepersonen,
- e355: Fachleute der Gesundheitsberufe,
- e450: Individuelle Einstellungen von Fachleuten der Gesundheitsberufe,
- e580: Dienste, Systeme und Handlungsgrundsätze des Gesundheitswesens.

Abbildung 21: Therapie und Beratung (eigene Darstellung)

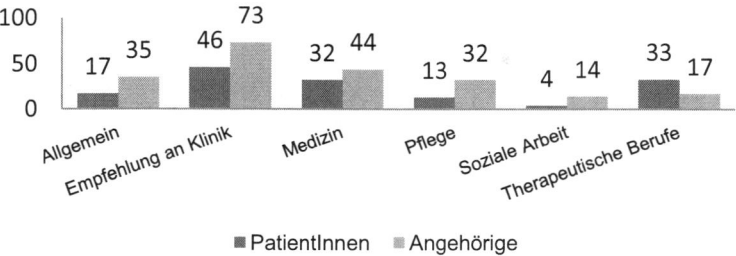

Bevor die konkreten Empfehlungen vorgestellt werden, stehen die Aussagen zu allgemeinen Behandlungserfahrungen und zu den beteiligten Berufsgruppen in Vordergrund.

7.4.5.1 Allgemein

Insgesamt werden die Akutkrankenhäuser überwiegend positiv bewertet, die Rehabilitationskliniken wurden differenzierter betrachtet. Dies bezieht sich auf die Behandlungssettings aber auch auf die vollstationäre Versorgung.

Also vom Krankenhaus usw. top. Alles gut (Am4: 24).

Ich weiß [...] Ich gehe mal davon aus, dass man auch an mir damals alles das gemacht hat was man machen konnte (Am9: 74).

I: Was hat Sie... Was hat Ihnen denn geholfen wieder so fit zu sein? Wir haben über Bewältigung gesprochen. Jetzt haben Sie ja sozusagen... Sie setzen dem entgegen und machen ja einen ganz fitten Eindruck. Aber dazu sind Sie ja... Sie sind ja da hingekommen. Es gab da einen Weg.

Naja, natürlich erstmal hier auf der Intensivstation. Da ist ganz viel Tolles passiert (Aw15: 49–50).

Ja das wurde ich. [...] Ich wurde auch... fühlte mich informiert was passiert jetzt und warum ist das so. Also das fand ich gut (Aw15: 108).

Die Schlaganfallpatientinnen und -patienten fühlen sich im Rahmen der Möglichkeiten zwar gut betreut, erkennen aber die problematische Stellensituation als Ursache für gelegentliche mangelnde Zeitfenster.

Ja, das alte Thema ist ja das Personal. Zu wenig Personal. Im Krankenhaus ist natürlich beim Schlaganfallpatienten wenn er nicht sprechen kann, schwer für Mitarbeiter des Krankenhauses mit den Patienten zu sprechen. Aber später wenn die Sprache da ist, da fehlt doch ein bisschen die Zuwendung. Das war ein Personalproblem (Bm10: 116).

Ich glaube schon ein ganz großer Faktor ist einfach das fehlende Personal und die Zeit für den einzelnen. Gespräche zu führen oder sich über Konsequenzen zu unterhalten und auch die Möglichkeiten die es im Anschluss gibt (Bw12: 142).

Zu finden sind auch negative Erfahrungen mit den unterschiedlichen Leistungsträgern. Dabei geht es um die Art und Weise der Kommunikation und konkrete Behandlungserfahrungen. Einer Betroffenen war es besonders wichtig, auf die zeitverzögerte und mangelhafte Reaktion der Erstversorger nach dem Absetzen eines Notrufes hinzuweisen. Es wird auch geschildert, dass Interessen von Betroffenen und Angehörigen keine Berücksichtigung fanden oder sogar gegen deren Willen gehandelt wurde. Die mangelnde Information über den aktuellen Sachstand wurde häufiger bemängelt.

Abgesehen von der Situation auf der Station. Es war wirklich gruselig (Aw11: 72).

I: Das haben Sie also weniger als Unterstützung empfunden im Krankenhaus, sondern Sie mussten dagegen angehen? Bw1: Ja. Im Krankenhaus im ersten und im Pflegeheim natürlich auch (Bw1: 51–52).

Also im Krankenhaus habe ich glaube ich mehr als die Hälfte der Zeit auf dem Flur gestanden. Weil er da ja auch sämtliche Krankenhausviren hatte (Bw1: 76).

Es hieß, dass die [Akutklinik] sogar gelobt wurde [...] in irgendeiner Broschüre als vorbildlich dargestellt wurde. Das sich für mich nachher gar nicht so rausstellte (Bm2: 60).

Auch vom Personal. Das wird einfach nicht so unterschieden [...] Der ist ganz normal so kopfmäßig. Geistig ist der da. Ich meine da sollte man auch mal drüber nachdenken, dass die nicht alle Deppen sind. Den Eindruck hatte ich immer, dass alle so mit Schlaganfall (Bw6: 178).

Da habe ich mehr von unserer Tochter [Infos bekommen], die machte da ja diese humanmedizinischen Seminare und Vorlesungen. Die hat sich da gleich rein gekniet. Das habe ich dann besser verstanden (Bw14: 53).

Der eigene Kommunikationsanteil als Angehörige wird durchaus reflektiert.

Auch hinterher irgendwie und ich habe immer zu mir gesagt, wie man in den Wald ruft so schallt das ja raus. Das kommt immer drauf an wie man auf die Menschen zu geht und seine Bitte vorträgt oder was man möchte (Bw9: 90).

7.4.5.2 Medizin

Die Wertschätzung gegenüber der medizinischen Profession ist hoch und vielen Betroffenen ist deren Anteil am eigenen Überleben aufgrund der hohen Behandlungskompetenzen bewusst. Die häufigsten Rückmeldungen beziehen sich auf die unterschiedlichen Kommunikations- und Umgangsstile und weniger auf die konkreten Behandlungsinterventionen. Auch mehrere Jahre nach der Akut- und Rehabilitationsbehandlung konnten sich alle befragten Personen gut an Gesprächssituationen mit Ärztinnen und Ärzten erinnern. Das aktuelle Vertrauensverhältnis zu den behandelnden Hausärztinnen und –ärzten wurde kaum thematisiert.

Was ich sehr gut fand, muss ich zumindest hier ganz einfach sagen, das war, dass die auch ganz ehrlich waren (Am4: 42).
Das waren zwei Ärzte wirklich richtig gut informiert haben. Da habe ich mich aufgehoben und sicher gefühlt [...] Angenehm war, dass eine sehr [...] gute, also intensive Zuwendung und auch sehr zugewandtes Umgehen. Also es lag vielleicht an bestimmten Ärzten (Aw11: 68/94).
Der Stationsarzt. [...] Der hat... Also der war der Hammer. Der hat mich immer... der war immer ansprechbar. Der war immer da (Bw1: 72)
Die ärztliche Betreuung ist sehr gut hier in Großstadt A, habe ich sehr gute Erfahrungen gemacht. Die waren alle sehr nett und einfühlsam (Bw12: 116).

Ein zentraler und weit verbreiteter Kritikpunkt ist die Mitteilung ärztlicher Prognosen, die zwar eingefordert aber sehr häufig als eine starke Belastung empfunden werden. Die weitere gesundheitliche Entwicklung gestaltete sich bei vielen Schlaganfallbetroffenen positiver als von Ärztinnen und Ärzten prophezeit. Das empfinden viele der befragten Personen als Demotivation.

Und die Ärzte haben wirklich mich komplett aufgegeben (Aw7: 10).
Ja, ich glaube [...] meine [...] ich habe immer den Eindruck [...] 5 Jahre Schlaganfall ist der Ofen aus (aus Sicht der Behandler). Und das ist Scheiße (Aw7: 88).
Der Neurologe hat mir ja gesagt, dass sich das nicht bessern wird. Dazu ist es schon zu lange her hat er gesagt. [...] Bei der Therapie, bei der Ergotherapie sind sie zwar anderer Meinung. Die stehen da auf dem neuesten Standpunkt, dass man bei Schlaganfall 10 Jahre noch was rausholen kann (Aw10: 10).
Naja, in der Klinik hat mir der Arzt gesagt, dass ich innerhalb von zwei Jahren sterben würde aufgrund der Diagnose, hat sich aber nicht bewahrheitet. Also jetzt geht mir das gut. Die Blutwerte sind auch ganz gut (Am14: 12).
Er [Arzt] sagt es hat sich nichts verändert. Es ist alles so geblieben. Die lügen alle. Die haben... nichts hat sich verändert. Und das Minimale hat er gar nicht mal akzeptiert so (Bm2: 62).

Ich habe gesagt was meinen sie wie es mit meiner Zukunft aussieht. Und er hat gesagt, ihr Mann wird für immer in einem Rollstuhl bleiben [...] Und ich habe gesagt Herr Doktor sagen sie mir so was nicht. Sie sind kein Gott, sie sind ein Arzt aber sie sind kein Gott (Bw3: 20).

Die Prognose war absolut nicht gut und ich bin so oft von den Ärzten [...] ja informiert worden dass er eventuell die Nacht nicht überlebt und ich musste immer mit dem schlimmsten rechnen. Dass er dann auch stirbt [...] Also das hat mich so gelähmt, dass ich handlungsunfähig war die ersten Wochen und Monate (Bw12: 118).

7.4.5.3 Pflege

Die Pflegeprofession wird insbesondere in der in den ersten Behandlungsphasen als eine zentrale Berufsgruppe wahrgenommen, wenn es um die Unterstützung bei den Aktivitäten des täglichen Lebens geht. Sie ist die Profession, die am meisten Zeit mit den Patientinnen und Patienten in der Akutphase verbringt. Auch hier ist die Kommunikation von großer Bedeutung für Schlaganfallbetroffene und Angehörige. Zeit und Zuwendung als fördernde Bedingungen in der Interaktion sind häufig benannt worden. Den positiven Einfluss von Pflegekräften auf die Motivation zur Mitarbeit der Schlaganfallbetroffenen durch Förderung und Ressourcenorientierung erleben die interviewten Personen als hilfreich.

Dann war in der Akutklinik ein sehr netter Pfleger, der hat zu den Ärzten, zu dem ganzen Gremium da gesagt, also die wird wieder. Der hat an mich geglaubt. Die muss so schnell wie möglich in die Reha [...] Ja, die Pfleger am meisten. Die Motivation (Aw10: 104/108).

Angenehm war, dass eine sehr [...] gute, also intensive Zuwendung und auch sehr zugewandtes Umgehen. Also es lag [...] aber auch das Pflegepersonal war da eigentlich sehr [...] Also es war da nicht so dieser Zeitdruck der sonst immerzu wahrzunehmen ist auf den anderen Stationen. So keine Zeit und alles schnell und dann gehen auch mal Sachen unter (Aw11: 94).

Einmal die Unterstützung in der Rehaklinik A durch die Schwestern, die waren toll, waren alle gut. Und schon den ersten Satz den sie zu mir gesagt haben, wir versprechen ihnen, wenn sie das Krankenhaus wieder verlassen, dann machen sie das auf eigenen Beinen und nicht im Rollstuhl (Aw13: 32.).

Pflegeversorgung war menschlich und gut (Bm15: 10).

Also die Pfleger und Schwestern die haben mir genau gezeigt wie ich mich anziehen muss. Das war ein langer Prozess. Haben mir abends die Sachen hingelegt und morgens immer erst mit dem kranken Fuß oder mit dem kranken Arm zuerst rein. Wie man das eigentlich bei den kleinen Kindern macht so habe ich die auch immer angezogen (Aw13: 66).

Und die [ambulanter Pflegedienst] hat immer gefragt ob alles läuft und [...] was mein Mann sonst noch haben könnte. Er brauchte vielleicht so ein De-

kubituskissen oder irgendsolche Sachen. Wo man selber vielleicht auch nicht so unbedingt drauf kommt (Bw9: 120).

Das in Kapitel 7.4.5.1 dargestellte Ergebnis mangelnder Zeit und Finanzierung bei der Versorgung von Schlaganfallpatientinnen und -patienten wird auch explizit im Zusammenhang mit der pflegerischen Versorgung benannt.

Weil es sind einfach zu wenig Leute [...] Krankenschwestern zu wenig, Pflege-personal [...] Die kommen kaum noch zur Pflege an sich am Menschen, weil die alles dokumentieren müssen (Bw12: 142/156).

Damit verbinden die erkrankten Personen und Angehörige negative Erfahrungen, die sie im Rahmen der vollstationären und ambulanten pflegerischen Versorgung gemacht haben. Detailliert werden Versorgungsfehler bis hin zu schädigenden Verhaltensweisen beschrieben, die auch nach vielen Jahren noch in der Erinnerung präsent sind.

Weil ich da auch nicht gefordert wurde. Also ich habe die ersten 2 Wochen nur im Bett gelegen und dann kriegte ich nachher einen Rollstuhl und... aber mir hat keiner gezeigt wie ich damit umgehen soll (Aw2: 70).

Also dann habe ich gefragt warum mein Mann plötzlich so schuppige Haut hätte das wäre ja viel zu trocken. Ja sie hätten keine Zeit ihn einzucremen. Ich sage ja, soll ich die Creme mitbringen oder [...] kriege ich die vom Haus, dann mach ich das. Ich habe nachher alles gemacht. Ich habe dann eben mit meinem Mann auf dem Zimmer (Rehaklinik) gegessen. Habe aber das Brot holen müssen, alles hingebracht und habe meinen Mann auch bettfertig gemacht und habe ihn nachher auch geduscht. Ich habe alles gemacht. (Bw6: 84)

Denn in Rehaklinik B, da saß meine Frau einen Tag sieben Stunden vor dem Schwesternzimmer am Tropf. Im Rollstuhl. Sieben Stunden saß sie vor dem Schwesternzimmer und hat geweint. Und die Leute gehen da alle vorbei (Bm8: 72).

Und kein Schwein reagiert. Und dann in der Nacht hat sie mal eine Nacht-schwester angeklingelt. Dann musste sie auf den Topf und da hat sie doch tatsächlich die Frechheit besessen ein Reagenzglas zu nehmen und das abzu-messen was meine Frau da gepischert hatte. Da waren das 30 ml und das hält sie ihr das Glas so hin und sagt sie wegen dem bisschen klingeln sie mich hier an. Was meinen Sie was aber passiert wäre wenn die Hose gemacht hätte. [...] Was dann denn wohl los gewesen wäre. Wie, warum machen sie denn hier ins Bett. Dann hätten sie der vielleicht noch eine Windel verpasst oder was (Bm8: 74).

7.4.5.4   Therapeutische Berufe

Die Heilberufe Physiotherapie, Logopädie und Ergotherapie sind über alle Sektoren hinweg präsent für die Schlaganfallbetroffenen. Allerdings sind deutlich mehr Erfahrungen im ambulanten Setting zu finden als bspw. mit der Pflegeprofession, da die pflegerische Unterstützung überwiegend durch die Angehörigen im häuslichen Rahmen geleistet wird (vgl. Kapitel 3.2). Die Einschränkungen in den Bereichen Mobilität und Sprache und die Hoffnung auf dementsprechende Heilbeiträge der therapeutischen Berufe führen zu einer hohen Reputation in der Bewertung von Schlaganfallbetroffenen und Angehörigen. Wie bei den Medizinern und Pflegekräften wird auch in der Zusammenarbeit mit den therapeutischen Berufen der Aspekt Ressourcenorientierung und Motivation als wichtiger Förderungsfaktor beschrieben.

Die machen wirklich schon so viel. [...] Wir hatten jetzt einen Physiotherapeuten aufgetan in [...] Y-Stadt und der hat mir sehr geholfen (Aw2: 54).

Und der (Physiotherapeut) hat also wirklich mich sehr gefördert. [...] Und gefordert (Aw2: 62).

Die Unterschiede sind ja auch Arbeitsweise von Therapeuten die Sie haben. Das wo man also doch dann [...] Jedes Mal wenn ich jetzt den Therapeuten ja gewechselt habe, hat sich wieder ein bisschen was gebessert, weil der dann wieder andere Sachen drauf aufbauen konnte (Am3: 60).

Das war wirklich ein körperlicher Schmerz, da ein ganz einfaches Bildersuchrätsel zu haben. [...] Erste Klasse oder Vorschule. Man hatte wirklich [...] Riesenprobleme. Das war wirklich... Man hat sich wie der letzte Depp gefühlt. Aber das war gut. Das war teilweise 1–2 Mal am Tag war da Logopädie und das war einfach sehr gut nach oben gehalten. Und das war also schon gut (Am4: 28).

Und dann bin ich, wie gesagt, schon nach einer Woche liegend nach Rehaklinik A transportiert worden. Und da hatte ich so tolle Therapeuten, die haben mich immer motiviert. [...] Die Physiotherapeutin hat zu mir gesagt, Frau Aw10 wenn sie hier rauskommen aus dieser Klinik, da brauchen sie keine... keinen Stock, keine Gehhilfe, kein gar nichts und das war auch so (Aw10: 106).

Also die haben mir natürlich ganz viel geholfen. Das ist aber nun auch [...] die sind ja immer wieder in der Situation dass sie Menschen bekommen die... wo alles zusammengebrochen ist und es muss wieder aufgebaut werden. Aber ganz dankbar bin ich auch dem Physiotherapeuten in Rehaklinik B. Also da fast noch mehr als den Ärzten (Aw15: 52).

Und die Therapeuten sind natürlich alle sehr engagiert die wir haben, nicht nur unsere Freundin die Physio macht, sondern auch die Ergotherapeutin und die Logopädin sind alle sehr engagiert (Bw1: 14).

Die ungünstige Prognosestellung durch Therapeuten wird deckungsgleich zu ärztlichen Aussagen als problematisch erlebt. Es besteht der Wunsch nach mehr therapeutischer Unterstützung.

Also in dem ersten Krankenhaus wo er war, wo er in der Früh-Rehaphase war im Krankenhaus. Das war schon recht schrecklich da fand ich, weil alle The-

rapeuten die wir da hatten haben alle wie sie da waren zu mir gesagt das wird im Leben nichts mehr (Bw1: 40).

Hätte vorher passieren müssen wo ich noch in der Reha-Klinik war. Da hätten sie mir wenigstens Mal das freie Gehen über ein paar Meter und eine Treppe mal gehen, beibringen müssen (Am1: 108).

7.4.5.5 Soziale Arbeit

Soziale Arbeit in Form von Sozialdiensten wird ebenfalls retrospektiv benannt. Im Gegensatz zu den anderen genannten Professionen steht hier häufig die Beratung und Informationsweitergabe im Vordergrund. Die Weiterleitung und Organisation in die jeweils nächste Versorgungsform ist den befragten Personen positiv in Erinnerung geblieben.

Das in der Reha, ja wie gesagt, das Personal und Sozialdienst waren gut (Am6: 142).

Da kamen zwei junge Leute vom Sozialdienst die haben mich dann gefragt in welche Rehaklinik ich möchte. Es gab mehrere zur Auswahl. Und dann... mein Schwiegervater war auch dort in der Rehaklinik A, hatte auch einen Schlaganfall und da konnte ich mich insofern damit... konnte mein Mann wiederum was anfangen (Aw10: 152).

Und da war in der Rehaeinrichtung oder in dieser Rehaklinik, da war die Unterstützung größer und nützlicher auch als in der Klinik. Für die sozialen Faktoren ja [...] (PZI Angehörige\Interview Bw12: 138-140).

Genau vom Sozialdienst des Krankenhauses und sagte, also sie würde denken dass es mir auch noch guttun würde eben eine Reha anschließend zu machen. Anschlussreha nannte sie das ob ich das wollte und dann habe ich gesagt, natürlich will ich das. Und sie hat das dann irgendwie organisiert. Es hieß erst Rehaklinik A, dass ich nach Kleinstadt X kommen würde. Das wollte ich auch gerne und dann kam ich nach Rehaklinik B wo ich auch sehr gut aufgehoben war. Also das war angestoßen jetzt durch diesen Sozialdienst. Das fand ich gut (Aw15: 122).

Die hat dann das organisiert, dass ich nachher nach in die AHB kam und die hat mich auch unterstützt mit diesem Schwerbehindertenausweis. Das habe ich da halt gestellt, den Antrag (Aw15: 123).

Also aus der Klinik A. Das ging um die Umbauten hier, also Duschhocker und Haltegriffe und diese ganze Sachen. Dass geguckt wurde, dass er hier im Haus zurechtkommt [...] Genau [Über den Sozialdienst]. Und dass er einen Rollstuhl kriegt einen vernünftigen. Er hatte ja in der Zeit nur Leihrollstühle als er in der Klinik war. I: War Ihnen das wichtig damals? Also rückwirkend, ist das wichtig gewesen dass Sie diese Unterstützung (durch Sozialdienst) gekriegt haben? [...] Das hätte ich alleine ja alles gar nicht gewusst. Dann kennt man sich ja mit solchen Pflegesachen und sowas ja überhaupt noch nicht aus.

Da muss man ja erst langsam rein wachsen. Da weiß man ja auch nicht an welche Stellen man sich wenden soll. [...] (Bw9: 70–76).
Der Sozialdienst hatte wertvolle Informationen für die Zeit nach Entlassung (Bm15:11).

Allerdings gab es auch Stimmen, die den Entscheidungsdruck für eine bestimmte Versorgungsform in der Krise beschreiben.

Mit den Angehörigen drüber reden was es für Einrichtungen gibt. Wo man die Kliniken auseinanderklabustert für die Reha. [...] Denn er wurde gefragt wo wollen sie hin, wir haben da, da und da einen Platz, sagen sie was. Nicht irgendwie speziell drüber gesprochen welche Klinik am besten für Schlaganfallpatienten geeignet ist, sondern einfach nur die drei Orte rein geschubst in den Raum und nun mach mal (Bw4: 62).
Entweder ging das auch um irgendeine Zahlung oder irgendwas. Und dann habe ich gesagt, das ist ja wohl unerhört. Ich sage, das können sie mir doch sagen. Nein, dazu sind wir nicht verpflichtet. [I: Also da ist auch eine Menge, ich höre da auch eine Menge Ärger raus] Ja, ganz viel Ärger [I: Weil die Informationen nicht so liefen wie Sie sie gebraucht hätten?] Genau ja. Und das fehlt. Dass man wirklich unterstützt wird. Dass wirklich gesagt wird, so denk dran das, das und das müsste man machen. Das muss sich alles sonst so selber raus finden (Bw6: 154–158).

7.4.5.6 Empfehlungen

Um die Versorgungsqualität während der Behandlungsphasen mit Blick auf die späteren Teilhabeeinschränkungen zu optimieren, wurden die Schlaganfallbetroffenen und Angehörigen nach ihren behandlungsrelevanten Wünschen und Empfehlungen befragt. Dabei werden die ersten Wochen nach dem Schlaganfall in der akuten und rehabilitativen Behandlung zentral berücksichtigt, da hier die Weichen für die künftigen Versorgungsformen gestellt werden. Die jeweiligen Perspektiven der beiden Kohorten berücksichtigt neben den grundsätzlichen Hinweisen an die Kliniken konkrete Beratungs- und Informationsbedürfnisse. Grundsätzlich lässt sich feststellen, dass sich die Empfehlungen an die Kliniken weniger auf die medizinische Behandlung beziehen, sondern auf strukturelle Verbesserungen und ganz besonders die Kommunikation zwischen den Familien und den Professionen.

a) Perspektive der Schlaganfallpatientinnen und -patienten
Ausreichende zeitliche und personelle Ressourcen für die Professionen werden als ein wichtiges Qualitätsmerkmal gesehen, denn die Schlaganfallbetroffenen geraten aufgrund der kurzen Verweildauern unter Entscheidungsdruck wegen der weiteren rehabilitativen Behandlung. Positive und negative Erfahrungen und unterschiedlichen Kliniken werden miteinander verglichen.

Aber was mir nicht gefallen hat im Krankenhaus war eigentlich, dass als es dann nachher hieß, von wegen wir haben jetzt die Freigabe, sie können eine... wir haben einen Rehaplatz für Sie [...] Sie haben die Möglichkeit in Klinik A, B oder C. Das frage ich dann meine Frau heute Nachmittag und die nein, das müssen Sie jetzt machen. Und das fand ich nicht richtig, weil wenn man jetzt sowieso [...] dort liegt [...] man ist ja selbst noch so ein bisschen down (Am4: 28).

Also die Situation die ich auf dieser Intensivstation vorgefunden habe, die hat mir so gut gefallen die würde ich mir... Also die würde ich gerne übertragen auf andere Situationen (Aw11: 92).

Schlaganfallbetroffene wünschen sich von der Klinik neben der medizinischen Behandlung eine ganzheitlichere Unterstützung, die vermehrt psychosoziale Aspekte umfasst. Die individuellen Bedürfnisse sollten mehr berücksichtig werden und dazu gehören:

• Geduld bei auch langsameren Heilungsverläufen insbesondere bei einer Aphasie,
• flexible Anpassung der Behandlung an die Bedürfnisse der erkrankten Personen,
• professionelle Begleitung beim Übergang von klinischer Versorgung in die häusliche Versorgung,
• aktive Einbindung der Angehörigen und Verbesserung der Kontaktmöglichkeiten,
• Motivation durch die Berufsgruppen und nicht schon am Anfang schlechte Prognosen stellen,
• einerseits nicht in der Therapie unterfordern und andererseits nicht in der Beratung aufgrund der eingeschränkten kognitiven Funktionen überfordern.

Ja, dass das immer thematisiert wurde. Also von verschiedenen Stellen. Da habe ich auch Reha gemacht und da wurden viele Aspekte angesprochen. Also körperlich und seelisch. Da hatte ich auch psychologische Betreuung usw. [...] Und es gibt Selbsthilfegruppen und... Ja, wissen Sie ja selbst (Aw5: 144).

Dadurch [durch Motivation von außen] bekommt man ja auch Mut (Aw10: 122).

Bezogen auf die Berücksichtigung der späteren sozialen Teilhabe geben Schlaganfallbetroffene einen deutlichen Beratungs- und Informationsbedarf an.

• Die individuellen Alltagsbedingungen sollten abgeklärt werden, damit eine Rückkehr besser möglich wird, insbesondere bei alleinstehenden Schlaganfallpatientinnen und -patienten,
• informelle Unterstützung in mündlicher und schriftlicher Form über die Krankheit, notwendiges Verhalten, Nachsorgemöglichkeiten und psychosoziale Begleitung,

- Berücksichtigung der psychischen Belastung in der akuten Situation,
- Aktiver Zugang auf die Patientinnen und Patienten mit Verständnis für die neue Lebenssituation,
- Begleitung beim Wechsel in den neuen Lebensabschnitt und Aufklärung über die Perspektiven,
- Einbeziehung der Angehörigen bei eigenen kognitiven Einschränkungen,
- Einbindung von Sozialdiensten.

Wenn dort auch einer wäre der gleich auf die Betroffenen hin gehen würde und die Situation mal abklären würde. [...] Man muss... Man ist dann nachher doch... anschließend doch sehr, sehr... man muss wieder ins [...] in den Alltag wieder zurück mehr oder weniger und dann ist natürlich auch die Zeit, finde ich, um dort sich über diese ganzen Sachen informieren zu lassen (Am4: 48).

Also es wurden immer nur die körperlichen Aspekte berücksichtigt, aber nicht die emotionalen (Aw5: 124).

Ja die (Patienten) sollten auf jeden Fall aufgefangen werden. [...] Also man könnte Gespräche führen natürlich (Aw5: 184).

Und wer da nicht weiß an wen er sich wenden kann ist da natürlich, denke ich, [...] ja, drauf angewiesen zu... ja, das zu nehmen was erstmal sich bietet. [...] Und da eine gute Beratung... Also an wen man sich wenden kann oder wer da eine gezielt... (Aw11: 60).

b) Perspektive der Angehörigen

Die Kliniken sollten mehr Personal zur Verfügung stellen. Eine Folge aus dem Personalmangel ist für die Angehörigen die erlebte standardisierte Behandlung für alle Patientinnen und Patienten. Somit ergibt sich der Wunsch nach maßgeschneiderter individueller Therapie unter Einbeziehung der Angehörigen.

Ja es hätte anders sein können, dass sie auch mehr auf die Angehörigen zugehen und sagen das und das. Man muss ja selber hinter den Ärzten her laufen und immer erfragen. Immer dieses, was ist, was wird jetzt gemacht, warum dies (Bw6: 108).

Die Empfehlungen seitens der Angehörigen beinhalten folgende Punkte:

- Kliniken sollten Angehörige vorsichtig mit schlechten Prognosen konfrontieren, eher optimistisch aber realistisch sein und Mut machen.
- Mitarbeiterinnen und Mitarbeiter sollten sich aktiv um Angehörige bemühen und sie nicht in die Situation bringen, immer um Ansprechpersonen zu bitten. So sollte es feste kontinuierliche Beratungsangebote geben.
- Es sollte berücksichtigt werden, dass Angehörige häufig Laien sind und somit angemessen und verständlich informiert sein möchten.
- Es sollte über langfristige Nachsorgeoptionen beraten werden.

Optimismus. Ein bisschen mehr Optimismus und nicht die Angehörigen immer so schocken. Das ist ja... Man wird da ja auch rein geworfen. (PZI Angehörige\ Interview Bw1: 64)

Also der war der Hammer. Der hat mich immer... der war immer ansprechbar. Der war immer da. Den konnte man jederzeit auf dem Flur treffen und alles fragen und der hat einem immer eine Antwort gegeben und der hat immer zu mir gesagt, das wird wieder mit ihrem Mann. Da bin ich ganz sicher (Bw1: 72).

Ja es hätte anders sein können, dass sie auch mehr auf die Angehörigen zugehen und sagen das und das. Man muss ja selber hinter den Ärzten her laufen und immer erfragen. Immer dieses, was ist, was wird jetzt gemacht, warum dies (Bw6: 108).

Da würde ich mir wünschen, dass Ärzte ein bisschen mehr [...] unser deutsches Vokabular nutzen um Angehörige zu informieren oder mit denen auch Gespräche zu führen, einfach wegen des Verständnisses (Bw12: 118).

Die konkreten Empfehlungen mit Blick auf den Beratungs- und Informationsbedarf der Angehörigen lassen sich folgendermaßen zusammenfassen:

- Angehörige sollten nicht alleine gelassen werden und fachlich hinsichtlich der möglichen Veränderungen in dem gemeinsamen Leben mit Schlaganfallbetroffenen begleitet werden.
- Es sollten vermehrt Beratungen über die jeweiligen Leistungsansprüche erfolgen.
- Die Handlungsoptionen für Angehörige sollten klar sein, damit sie die häusliche Versorgung meistern können.
- Die Angehörigen sollten über die Krankheit in verständlichen Worten aufgeklärt werden.
- Perspektiven sozialer Teilhabe sollten thematisiert und Entlastung für Angehörige geschaffen werden.

Sowas wie eine Beratungsstelle die einem auch weiterhelfen und auch sagen wie man [...] zu irgendwelchen Unterstützungen kommt. Jetzt wo ich z.B. auch weiß ich könnte [...] mal eine Auszeit nehmen und das ist ja alles auch organisiert schon. Ich könnte eine Auszeit nehmen, sagen wir mal für 14 Tage, mache einen Urlaub [...] um mich zu erholen. (PZI Angehörige\Interview Bm2: 70).

Ich habe damals mir gewünscht, dass die Leute die mit dieser Krankheit zu tun hatten mit meinem Mann und der Arzt oder so, mir sagen würde Frau Bw3 haben sie Zeit, können sie zu mir in die Praxis kommen oder hier im Krankenhaus, wir wollen was erklären (Bw3: 28).

Was könnte man verbessern? Gespräche führen auf jeden Fall. Was die Familie machen kann, die Unterstützung von der Familie. Denn die Angehörigen, so wie wir auch, wir standen auch wie ein Ochs vor dem Berg davor (Bw4: 62).

Ich persönlich würde es auch noch wichtig finden so Seminare zum Thema Schlaganfallfolgen, Folgeerkrankungen und vielleicht dort eben halt auch das Verhalten der Angehörigen mit rein zu bauen. Weil es ist für die Angehörigen auch ein großer Schritt sich so zu verhalten, dass der Patient, der Schlaganfallpatient sich trotzdem noch geborgen und verstanden fühlt. Und trotzdem noch das Gefühl hat ich bin etwas von einem Ganzen (Bw4T: 34).

Dass man ein bisschen mehr Infos kriegt über den... Ja gut, es wird gesagt der kommt als Pflegefall nach Hause, ja fertig. [...] Erstmal in die Reha. Aber da wird sich nicht viel tun und dann kommen eben die... aber doch diese Fortschritte. Dass man das nicht mehr berücksichtigt oder dass auch die Ärzte das mehr unterstützen (Bw6: 108).

Aber wenn Sie als Ottonormalverbraucher dahin kommen und werden auf einmal vor so eine Situation gestellt, sind Sie einfach überfordert (Bm8: 130).

Ja dass wir mehr Anlaufstellen haben wo man anrufen kann. Es gibt zwar Pflegestützpunkte und solche Sachen, das kenne ich ja alles. Kann ich Ihnen zusammen mit Ordner alles geben, habe ich alles da. Aber [...] spezifisch Schlaganfall [...] kommt man da nicht weiter (Bm13: 41).

7.4.6 Dimension Partizipation

Die deduktiv entwickelte Hauptkategorie Partizipation (vgl. Kapitel 6.2.3.9) berücksichtigt neben den erwarteten Aspekten sozialer Teilhabe auch die induktiv ermittelten Bereiche *Körperfunktionen* und *Umweltfaktoren*. Die Fragestellung in den Leitfäden fokussierte neben der konkreten sozialen Unterstützung auch die Alltagsgestaltung der interviewten Personen. In diesem Zusammenhang wurden eben auch körperliche und psychisch-kognitive Einschränkungen benannt, die Einfluss auf die Tagesstruktur haben. Die Subkategorien Abhängigkeit und Autonomie, Körperfunktionen und Mobilität inklusive weiterer eingeschlossener Subkategorien sind insgesamt am häufigsten benannt worden und von den Schlaganfallbetroffenen häufiger als von den Angehörigen (vgl. Abbildung 22).

Abbildung 22: Verteilung Partizipation (eigene Darstellung)

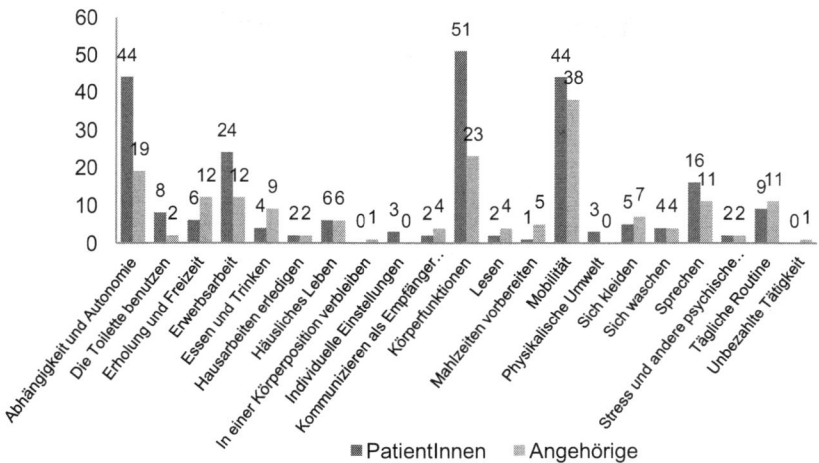

7.4.6.1   Koppelung Subkategorien mit der ICF

Im nächsten Schritt sind die genannten Kategorien nach Häufigkeit der Nennung gewichtet und mit dem entsprechenden ICF Code des umfassenden ICF Core Sets für Schlaganfall mit einer Langzeitperspektive verknüpft (vgl. Tabelle 11).

Tabelle 11: Koppelung Subkategorien mit ausführlichem ICF Core Set
Schlaganfall (eigene Darstellung)

Subkategorie	ICF Code	Häufigkeit
Abhängigkeit und Autonomie	d 940, Leitlinie ICF	63
Mobilität	Kapitel 4	50
Erwerbsarbeit	d 850	36
Sprechen	d 330	27
Tägliche Routine	d 230	20
Orientierung und Bewusstsein	b 114	18
Temperament und Persönlichkeit	b 126	16
Essen und Trinken	d 550	13
Emotionale Funktionen	b 15	12
Häusliches Leben	d 6	12
Sich kleiden	d 540	12
Sich in verschiedenen Umgebungen fortbewegen	d 460	12
Gehen	d 450	11
Die Toilette benutzen	d 530	10
Die Selbstwahrnehmung und die Zeitwahrnehmung betref-fende Funktionen	b 180	8
Erholung und Freizeit	d 920	8
Sich waschen	d 510	8
Mahlzeiten vorbereiten	d 630	6
Lesen	d 166	6
Kommunizieren als Empfänger gesprochener Mitteilungen	d 310	6
Körperfunktionen	Kapitel 1–8	5
Funktionen der kardiorespiratorischen Belastbarkeit	b 455	5
Kultur	d 920	5
Hausarbeiten erledigen	d 640	4
Stress und andere psychische Anforderungen	d 240	4
Aufmerksamkeit und Konzentration	b 140	4
Ein Fahrzeug fahren	d 475	4
Mit Geräten/Ausrüstung fortbewegen	d 465	4
Individuelle Einstellungen (Familienkreis)	e 410	3
Gedächtnis	b 144	3
Physikalische Umwelt	e 1550	3
Urlaub	d 920	3
Funktion des Sehens	b 210	2
Tanzen	d 920	2
Funktionen der Kontrolle von Willkürbewegungen	b 760	1
Sich auf andere Weise fortbewegen	d 455	1
Unbezahlte Tätigkeit	d 855	1
In einer Körperposition verbleiben	d 415	1

Die Möglichkeit, die ICF Codes über Code-Memos mit den Subkategorien zu verbinden zeigt, dass alle genannten Punkte zugeordnet werden können. Im Folgenden werden die teilhaberelevanten Subkategorien in ihren jeweiligen Ausprägungen vorgestellt.

7.4.6.2 Abhängigkeit und Autonomie

Es wird deutlich, dass bei differenzierter Darstellung der Subkategorien inhaltlich die Themen *Abhängigkeit und Autonomie* im Zusammenhang mit sozialer Teilhabe zentral benannt werden (vgl. Kapitel 3.2.1 und 4.4.1). Die subjektiven Beschreibungen von Schlaganfallbetroffenen und Angehörige lassen nicht immer eine konkrete Verknüpfung mit dem ICF an dieser Stelle zu. Relevant ist das Thema *Menschenrechte*, für die die ICF den Code d940 vorsieht. Ein weiterer Hinweis findet sich in den ethischen Leitlinien der ICF. Hier wird explizit der Begriff *Selbstbestimmung* benannt. Allerdings erscheint dieser Code nicht im o.g. Core Set. Für die Schlaganfallpatientinnen und -patienten lassen sich unterschiedliche Bewertungen ihrer eingeschränkten Autonomie ermitteln.

[...] und immer auf Hilfe angewiesen bin und nicht mehr selbstständig [...] Das ist eigentlich das Schlimmste [...] Ich muss um alles fragen [...] und bitten (Aw2: 10).

Ich muss immer Jemanden... Also mein Mann muss immer mit mir da hin fahren oder das machen (Aw2: 50).

[...] 70% oder was weiß ich wie viel Verantwortung abgeben konnte. Also die auf einmal, von einem auf den anderen Tag weg war. Da war ja nicht mehr so viel mit Verantwortung wie vorher (Am3: 24).

Also mir fehlt im Grunde die Eigenständigkeit. Also ich finde es absolut nicht gut weil ich früher ein sehr selbstständiger Mensch war (Aw8: 56).

Auch Angehörige thematisieren grundsätzlich die Autonomieeinschränkung ihrer erkrankten Ehepartnerinnen bzw. Ehepartner.

Er ist natürlich mehr abhängig von allen, aber er wird überall mit eingebunden [...] Für alles habe ich ja vom Gericht einen Beschluss, dass ich das alles entscheiden darf (Bw1: 4; 93).

Also ich sehe mich hier gezwungen Entscheidungen zu treffen [...] für meine Frau (Bm2: 37).

Und ich denke das ist auch nicht schön wenn man immer so eingeschränkt ist. Also das was ich finde. Er kann ja nicht so agieren wie er gerne möchte vielleicht wie er es früher gemacht hat [...] Also im Grunde ist er von mir auch ein bisschen abhängig (Bw6: 2).

Die Einbindung und Förderung der erkrankten Partner in den gemeinsamen Alltag wird durchaus positiv bewertet. Damit ist verbunden, die Selbstbestimmung zu erhöhen und die Lebensqualität für das Paar zu verbessern (vgl. Kapitel 4.6). Gleichzeitig vergrößert sich die Sensibilität für die Bedürfnisse von erkrankten und behinderten Personen in der täglichen Wahrnehmung.

Ja. Durch solche Sachen [Mitwirkung im Haushalt]. Weil das ja auch das Selbstwertgefühl steigert, das er irgendwas jetzt geleistet hat (Bw9: 59-60).
  Man achtet im täglichen Leben mehr auf Behinderte. [...] Wenn man durch die Stadt geht, man ist geneigt hilfsbereiter zu sein als vorher [...] Obwohl die Behinderten das selbst gar nicht wollen, dass man ihnen hilft. Da muss man sehr vorsichtig sein (Bm10: 24).

Schlaganfallbetroffene beschreiben den Aspekt der Fremdbestimmung während der Behandlungsprozesse in Akut- und Rehabilitationskliniken.

Jedes Mal (wurde über meinen). Also manchmal... Meine Schwester hat das begleitet und, und, und. Aber [...] mich zu verstehen ist nicht. Ein Ohnmachtsgefühl immer noch (Aw7: 38).
  Worunter ich eigentlich sehr gelitten habe war, ich wollte immer aufstehen. Mit der einen Seite ging es. Das Bett war ja vergittert. Ich wollte mich daran hochziehen und das durfte ich nicht, sollte ich nicht und dann haben sie mich fixiert. Das war sehr unangenehm. Ich habe ja alles mitgekriegt. Ich konnte nur nichts sagen und schreiben (Aw10: 126).

Aber auch zurück in der Häuslichkeit werden die Autonomieeinschränkungen dargestellt.

Also das war schon manchmal so ein bisschen eine erschreckende Erfahrung was man da macht. Was man da gemacht hat, weil das schon so ein bisschen... man war nicht selber so [...] Das war eigentlich so ein bisschen unheimlich, ohnmächtig darüber (Am4: 4).
  Die Frau hat da sehr viel übernommen [...] vom Management, vom Familienmanagement [...] war im Nachhinein richtig, aber es war natürlich in dem Moment war es eine ganz gewaltige Sache die einem doch so ein bisschen weh getan hat (Am4: 4).
  I: Das heißt Sie konnten Ihre Interessen gar nicht durchsetzen weil Sie nicht sprechen konnten oder wie muss ich das verstehen?   Ja (Aw7: 35).
  [...] dann bin ich froh wenn mein Mann dann manchmal mit mir zum Supermarkt fährt und... Also ich sage mal, ich bin nicht 100% so eigenständig wie ich das vorher war (Aw15: 16).

Die verlorene Eigenständigkeit bei der Entscheidung, Orte zu wechseln wird von den Patientinnen und Patienten im Zusammenhang mit der eingeschränkten Mobilität gesehen.

Die Eigenständigkeit ja und die fehlt mir auch heute noch. Das ist für einen Dementen so ganz normal hier lang gehen zu können. Und das ist für mich schon ein großes Hindernis, ein großes Handicap [...] Ich bin total abhängig von anderen Menschen (Aw8: 52).

Und ohne fremde Hilfe ging dann da gar nichts. Das ist Gott sei Dank nicht mehr so. Ich kann alleine die Treppe runter gehen (Am9: 48).
I: Hat das Ihren Radius verändert? Aw10: Ja natürlich. Meine ganze Selbstständigkeit. [...] (Aw10: 23–24).
Fahrradfahren 3 1/2 Jahre nicht gewesen bin. Ist so. [...] Da fühle ich mich ein bisschen selbstständiger. Also meine Lebensqualität ist größer geworden dadurch. [...] (Aw10: 38).
Eindeutig, auf jeden Fall. Ich bin durch ganz Europa gefahren mit dem Wohnwagen und das ist vorbei. Also ich kann nicht mehr Auto fahren (Am14: 48).

Die eigenständige Zeiteinteilung als Kennzeichen von Selbstbestimmung wird deutlich im nächsten Zitat.

[Vor dem Schlaganfall]. Ja, da habe ich mir die Zeit nicht einteilen lassen. Da habe ich einfach getan was mir Spaß bringt und das bis die Arbeit erledigt war oder bis ich nicht mehr konnte (Aw13: 10).

Thematisiert wurde die unterschiedliche Wahrnehmung der Selbständigkeit von Schlaganfallbetroffenen und ihren Angehörigen.

Die wirklich realistisch auch sehen. Mein Mann der bremst mich häufiger, das schaffst du noch nicht. Ich sage lass mich probieren. [...] Und dann schaffe ich das auch (Aw13: 62).
Alleine durfte sie ja nicht. [...] Ich sagte du gehst nicht alleine raus, nur mit Unterstützung und wenn einer dabei ist (Bm10: 100).
Die Frau hat da sehr viel übernommen [...] vom Management, vom Familienmanagement [...] war im Nachhinein richtig, aber es war natürlich in dem Moment war es eine ganz gewaltige Sache die einem doch so ein bisschen weh getan hat (Am4: 4).

7.4.6.3 Mobilität

Die Einschränkung der Bewegungsfähigkeit (vgl. Kapitel 2.3) wird als ein bedeutender Faktor gesehen, der Einfluss auf die soziale Teilhabe hat. Verbunden ist damit häufig eine Reduzierung des Aktionsradius der Schlaganfallbetroffenen mit direkter Folge für Lebenspartnerinnen bzw. -partner. Die allgemein beschriebenen Einschränkungen finden sich eher in der Subkategorie Mobilität, konkreter werden Mobilitätsveränderungen in den Subkategorien *Sich in verschiedenen Umgebungen fortbewegen; Gehen; Ein Fahrzeug fahren; Sich auf andere Weise fortbewegen* und *In einer Körperposition verbleiben* beschrieben, die in diesem Kapitel eingebunden sind. Der Mobilitätsverlust erscheint in der subjektiven Bewertung als gravierendes Problem.

Beweglichkeit, also dass ich selbst mobiler werde. Das fehlt mir schon sehr [...] Mobilität ist das Schlimmste (Am1: 64, 89).

Das Schlimmste ist eben, dass ich so ans Haus gebunden bin und immer auf Hilfe angewiesen bin und nicht mehr selbstständig oder alleine raus gehen kann (Aw2: 10).

Ich fahr kein Auto mehr. [...] Das ist schwer. Es dauert alles sehr lange, wesentlich länger (Am6: 28).

Also einen Tag schwer beschädigt, lahmarschig, nicht rennen und manchmal fliege ich hin oder... es ist immer spannend schwerbeschädigt zu sein (Aw7: 6).

Zum Friedhof oder man kann ja auch nicht überall mit dem Rollstuhl fahren. Das kommt allein immer auf den Untergrund an. Z.B. war oft dann Kopfsteinpflaster. Total... das kann man eigentlich vergessen (Aw8: 60).

[...] aber ich habe eben das Gefühl ich bin betrunken. Ich gehe immer so torkelig. Ich muss mich ganz doll konzentrieren, dass ich einigermaßen gerade gehe. Also volle Konzentration den ganzen Tag (Aw10: 18).

Neben der eigentlichen Mobilitätseinschränkung ist es auch die Angst vor Stürzen und Kontrollverlust, die Schlaganfallbetroffene und ihre Angehörigen beschäftigt.

Drei Schlüssel haben wir verteilt und er [Ehemann] hat natürlich in Ängsten gelebt, dass mir was passieren könnte. Vor allen Dingen... aber jetzt eigentlich noch viel mehr, weil ich diesem Jahr schon dreimal hingefallen bin durch das fehlende Gleichgewicht und im April habe ich mir bei dem Sturz den zweiten Lendenwirbel abgesplittert (Aw2: 8).

Aber er kann eigentlich auch jetzt schon laufen. Er ist nur unheimlich ängstlich. Er hat immer Angst, er fällt um (Bw1: 99).

Die Erfahrungen der Lebenspartnerinnen und -partner zeigen, dass sie als Unterstützungspersonen gerade bei stärker ausgeprägten Mobilitätseinschränkungen gebraucht werden.

Ich muss sie im Rollstuhl schieben [...] und das [...] ist natürlich ein Erschwernis (Bm2: 4).

Diese Seite war viel zu schwer und diese Seite, natürlich ich habe ihn so fest und dann sind wir umgekippt. [...] und lagen in dieser kleinen Ecke (Bw3: 22).

Also nachdem was ja noch alles sehr frisch war, ich mit ihr tatsächlich anfangen musste laufen zu lernen (Bm11: 24).

Ich muss ihn überall hinfahren mit dem Auto. [...] Und wir haben ja noch... er hat ja noch seinen Faltrollstuhl (Bw9: 100).

Als Verbesserung ihrer Lebensqualität sehen Schlaganfallbetroffene wie auch Angehörige die Besserung der Mobilität an. Die Fortschritte werden im Zusammenhang mit dem eigenen kontinuierlichen Training gesehen.

Das habe ich antrainiert oder das hat sich wieder eingestellt genau [...] Ja, vielleicht liegt das auch daran, dass meine Beweglichkeit, mein Behinderungsgrad jetzt ja ich glaube soweit wieder hingestellt ist, dass ich doch eigentlich [...] einigermaßen mobil wieder geworden bin (Am3: 48; 76).

Ich sagte schmeiß den Stock weg du kannst wieder laufen (Am3: 88).

Was neu ist, ich habe jetzt ein Fahrrad, ein Dreirad und da kann ich sehr gut mit fahren. So ein Fahrrad mit Akku. Mein Mann hat sich auch gleich eins mit gekauft. Zwar kann ich nicht überall damit fahren, aber das ist eine große, große Hilfe [...] Bin an Orte gekommen jetzt wo ich schon ewig nicht mehr war (Aw10: 36).

Ich fahr so unglaublich gerne Fahrrad. Das ist für mich wirklich ein großes Stück Lebensqualität [...] Das ist ganz wichtig. Also die Bewegung, frische Luft und so (Aw11: 18).

Sie zieht sich dann an dem Geländer hoch, kann also rückwärts auch wieder runter gehen (Bm2: 62).

Die Subkategorie *Sich in verschiedenen Umgebungen fortbewegen* beinhaltet Beschreibungen, wie Betroffene von der Wohnung bspw. zu Therapieanwendungen in andere Orte mit dem öffentlichen Nahverkehr fahren bzw. von ihren Angehörigen gefahren werden. *Gehen* wird konkret ebenso wie die verbleibenden Subkategorien als funktionale Fähigkeit beschrieben.

Körperlich hatte sie am Anfang, hatte sie nur ganz leicht Lähmung auf der einen Seite. Das hat sich aber relativ schnell gebessert. Also sie konnte nicht geradeaus laufen, sondern hat dann eine Kurve gedreht (Bm5: 6).

7.4.6.4   Erwerbsarbeit

Da viele der Betroffenen erkrankten, als sie noch erwerbsfähig waren, finden sich auch zum Thema Erwerbstätigkeit einige Aussagen. Dabei wird das tägliche Arbeiten überwiegend vermisst und es zeigt sich, dass die Bedeutung über die rein ökonomische Notwendigkeit weit hinausgeht und bspw. Wertschätzung eine wichtige Rolle spielt.

Ganz bedeutsam war, dass ich nicht mehr zur Arbeit gehen konnte (Aw2: 2).

Die Bestätigung durch die Klasse. Ich wurde sehr gemocht. Ich war 100%ige Lehrerin, 150%ige Lehrerin und da hatte ich die Zusammenarbeit mit den Kindern, das war sehr schön. [...] Ich konnte keine Klasse mehr übernehmen und das war für mich sehr deprimierend (Aw5: 18; 88).

Ich bin in meiner Arbeit kann man so sagen aufgegangen (Am6: 20).

Die Beschäftigung fehlt mir. Also diese Arbeit. Jetzt nicht mehr, aber die erste Zeit (Am6: 52).

Scheiße. Ich habe jetzt immer noch Scheiße. Also ich habe richtig Lust auf Arbeiten (Aw7: 8).

Und was ihm ganz massiv natürlich gefehlt hat ist die Arbeit (Bw6: 30).

Daneben gibt es aber auch Interviewpartnerinnen und -partner, die die Lebens-situation vor der Erkrankung im Hinblick auf Erwerbsarbeit rückblickend als Belastung beurteilen.

Das hat mich teilweise auch gestresst ja (Aw5: 10).

Ich bin schon immer ein alter Pedant gewesen, ich weiß es. Als Beispiel nur, es ging bei mir auf der Arbeit kein Vorgang vom Tisch den ich wiederge-kriegt habe. Das ist alles also 120% (Am6: 18).

Weil er hatte die Arbeit hat ihn kaputt gemacht. [...] Er hatte sehr viel Stress. Sehr viel Verantwortung, eine große Verantwortung gehabt. Hat nur gearbeitet ohne Ende (Bw3: 2).

Mit der Beendigung nach einem Schlaganfall sind Sorgen verbunden, wie künftig das Familieneinkommen gesichert sein kann.

Es war traurig für mich, weil es ist ja so, als das passiert ist wusste ich nicht wie meine Zukunft aussieht. Das war ein Geschäft und ich habe gedacht was mache ich dann jetzt. [...] Wie regel ich alles. Ich war sehr traurig (Bw3: 16).

Vor allen Dingen er hat dann sich auch auf Annoncen die in der Zeitung waren, die seinen Fähigkeiten arbeitsmäßig entsprachen beworben, immer wieder und kriegte immer wieder Absagen. Bis er dann einmal angerufen hat. Ja, sie sind zu alt und das mit 42. [...] Kriegte er immer wieder die Antworten sie sind zu alt (Bw4: 10).

7.4.6.5   Sprechen

Sprechen als Kommunikationsmittel zur sozialen Interaktion ist häufig bei Schlaganfallbetroffenen eingeschränkt (vgl. Kapitel 2.3: Tabelle 2). Damit ist eine Teilhabereduzierung verbunden.

Aber alles andere nachher war eigentlich, zumal wenn man [...] jetzt sich nicht richtig artikulieren kann, ist das eben ... ist man aufgeschmissen (Am4: 24).

Ja, ich konnte ja nicht mehr sprechen. Ich konnte mich nicht mehr aus-tauschen. [...] Und dadurch war das schon erschwert die Kontaktaufnahme (Aw5: 24).

Ich bin immer noch sprachlich nicht in der Lage und das ist [...] schwierig (Aw7: 34).

Ich weiß ja, dass es schwer ist mich zu verstehen. Aber es ist genauso schwer für mich [...] langsam zu sprechen. Ich habe es... Ich merke es nicht, dass ich schnell spreche und dann geht es los [...] kommt es vor, dass ich schneller spreche wollte als geht und dann kommt eben ... Dann kommt gar nichts raus. Es ist komisch (Am9: 24).

Und da war es eben halt und kann ich mir gut vorstellen, dass da bei ihm dann halt auch ein Schamgefühl dann steht. Ich kann nicht sprechen. Ich halte

*mich komplett raus. Und gerade dies sollte man [...] ja versuchen zurückzu-
bilden (Bw4T: 38).*

Wie Gesprächspartnerinnen und -partner in der Situation reagieren, wird durch
mehrere Aussagen deutlich. Die Reaktionen aus der Umwelt kann Schlaganfallbetroffene verunsichern.

Mir wird auch so gesagt, dass ich z.B. schlecht spreche (Am6: 12).
*Und komischer Weise hängt das auch oft davon ab, mit wem ich spreche.
[...] Ich... Manchmal habe ich den Eindruck, dass die Leute die mich kennen,
verstehen eher als Leute die mich nicht kennen (Am9: 26).*
*Er sagt er ist unsicher mit dem Sprechen. Dass die anderen Leute ihn nicht
verstehen (Bw14: 19).*

7.4.6.6 Tägliche Routine

Hier schildern die befragten Personen ihre Alltagsstrukturen. Der Tag wird
einerseits bestimmt durch wenig außerhäusliche Aktivitäten und andererseits
durch die stattfindenden ambulanten Therapien.

*Mein Alltag ist ganz ruhig. [...] Also ich stehe entspannt auf um 9 Uhr, früh-
stücke dann, gehe mit meinem Hund und dann koche ich. [...] Bereite mein
Mittagessen zu und dann daddel ich am Computer und dann gehe ich nochmal
mit dem Hund und dann nochmal Computer oder Zeitung lesen oder [...] weiß
ich nicht (Aw5: 2).*
*Und ansonsten Fernsehen, Schlafen. [...] Das ist langweilig geworden
(Am6: 2).*
*Und dann gibt es eben den Fernseher ganz klar, der ist auch dabei. Und
Besuch ist [...] kaum (Am9: 4).*
*Und dann 3–4 Stunden Physiotherapie [...] Die logopädische Schule, also
3–4 Stunden weg im Bus (Aw7: 2).*
*Meistens ist es dann Zeit für die erste Therapie [nach dem Frühstück]
(Aw13: 2).*
*Ich muss sehen dass ich für sie da bin rund um die Uhr von morgens bis
abends. Ich kann sie also [...] eigentlich überhaupt nicht alleine lassen. Ich
muss mit ihr zu den Therapien fahren (Bm2: 2).*

7.4.6.7 Körperfunktionen

Bezogen auf den Alltag und die soziale Teilhabe schildern Schlaganfallbetroffene und Angehörige körperliche und psychische Aspekte, die Einfluss auf
die Tagesstruktur haben. Hier werden überwiegend kognitive und emotionale
Aspekte neben der hirnorganischen Schädigung beschrieben. Die folgenden
Ankerbeispiele beinhalten die in Tabelle 11 dargestellten ICF Codes, die mit

dem Buchstaben b[40] beginnen. Ein häufiges Thema war der Zusammenhang zwischen Schlaganfall und kognitiven Leistungen sowie Orientierung und Bewusstsein. Die komatöse Phase sowie die Sedierung durch Medikamente sind hier häufig begleitende Faktoren.

Also fünf Stunden habe ich (nach Schlaganfall) gelegen und diese ganze Hirnhälfte ist komplett vernarbt (Aw7: 10).

Das Denken ist zwar da, aber das Denken läuft manchmal sehr konfus im Kopf (Am4: 28).

Die erste Zeit bist Du sowieso nicht klar im Kopf muss ich ganz ehrlich sagen. Ich weiß es jetzt, bist du nicht klar im Kopf (Am6: 54).

Also am Anfang ist ja wirklich die gelähmte Seite wie tot. Wie ein Teil der nicht zu einem gehört [...] Da habe ich das Gefühl gehabt da liegt neben mir im Bett ein toter Knüppel oder so, ein Ast. Ich habe gefühlt mit der rechten Hand, das war nicht mein Arm. Es war was Fremdes war das (Aw13: 80).

Da haben sie mich ja auch mit [...] diesen Pflastern und Medikamenten so unter Dampf gesetzt, ich habe ja richtig gesponnen. War im Kopf überhaupt nicht klar (Am1: 128).

Das hat sich auch in der Rehaklinik A schon verändert, weil sie da natürlich irgendwann das Morphium mal abgesetzt haben. Da wurde er dann langsam klarer (Bw1: 36).

Es verändert sich das eigene Körperbild durch die Erkrankung mit der Folge, dass die Selbstwahrnehmung an die neue Situation angepasst werden muss.

Aber ich habe mich so fremd gefühlt, dass ich... Meine Wahrnehmung war, jeder muss doch merken mit der stimmt irgendwas nicht. Also vom Kopf her wüsste ich genau es ist nicht so, aber es fühlte sich so an (Aw11: 22).

Und das Schlimme ist ja beim Schlaganfall oder bei mir, ich denke ja immer das alles was ich konnte, das kann ich noch. Das ist noch gar nicht in meinem Bewusstsein drin, dass das nicht mehr geht (Aw13: 68).

Als gravierender Wandel werden veränderte emotionale Zustände sowie bisher unbekannte Seiten des Temperaments und der Persönlichkeit beschrieben, die Einfluss auf die Interaktionen in der Familie haben. Dabei variieren die Veränderungen von emotionalem Rückzug bis zu aggressiven Ausbrüchen der erkrankten Personen.

Ja vor dem Schlaganfall war Licht und jetzt ist Schatten. [I: Und der Schatten sieht wie aus?]   Ja, indem ich eben keine Höhepunkte mehr erlebe (Aw5: 12–14).

Vielleicht bin ich rechthaberisch geworden, ich weiß es nicht [...] und auch so, dass mein Wesen ist halt anders geworden (Am6: 12).

---

40 Body structures and functions.

*So war sie früher. Und dann hatte sich nach dem Schlaganfall war sie
also viel zahmer. Das hatte sich also da deutlich verändert [...] Naja sie war
ein bisschen jähzornig früher und das ist aber auch deutlich besser geworden
(Bm5: 12).*

*Weil mein Mann wurde nach dem Schlaganfall ziemlich aggressiv. Er
war... er hatte... vielleicht hat er gar nichts gemerkt, vielleicht erinnert er sich
gar nicht, aber er war aggressiv so ein bisschen. [...] Alles hat ihn gestört und
irgendwie. Und dann ist... als ich dachte... ich war traurig ihn so zu sehen. Ich
habe gedacht das kann nicht sein dass er Choleriker wird oder so (Bw3: 18).*

*Was sich seit dem Schlaganfall verändert hat, er fährt schneller aus der
Haut. [...] Er regt sich schneller auf, was vorher nicht der Fall war. Da war er
also ruhiger und jetzt fährt er ganz schnell aus der Haut. Das ist [...] anstren-
gend, aber man lebt damit (Bw4: 2).*

7.4.6.8 Selbstversorgung

Schlaganfallbetroffene und ihre Partnerinnen bzw. Partner berichten von alltäglichen Problemen bei der Selbstversorgung. Dazu gehören alle Bereiche,
die in Tabelle 11 mit dem ICF Code d5 beginnen: *Essen und Trinken; Sich kleiden; Die Toilette benutzen* und *Sich Waschen*. Mögliche Schluckbeschwerden
und unkoordinierte Bewegungsabläufe sind beim Essen und Trinken auch
nach außen sichtbar und werden insbesondere von Angehörigen als unangenehm bewertet.

*Dann konnte man... musste sie ja gefüttert werden zuerst. Und irgendwann
hatte ich mal zu ihr gesagt ich weiß nicht in welcher Situation, nun nimm doch
mal selber den Löffel in die Hand und iss mal selber. Dann ging das auch
(Bm5: 8).*

*Ich habe mit meinem Mann alleine gegessen abends das Abendbrot. Er
sollte im Essensraum essen. Das konnte er nicht, weil er gesehen hat... man-
chen läuft es dann ja auch aus dem Mund, der Speichel und ja... Ich habe dann
eben mit meinem Mann auf dem Zimmer (Rehaklinik) gegessen (Bw6: 84).*

*Sobald Sie das schneller machen, dann verträgt der Magen das nicht mehr
und dann rebelliert er und dann kotzt er da alles raus (Bm8: 44).*

Beim Kleiden und Waschen werden technische Aspekte relevant, die im ge-
sunden Zustand keine Rolle gespielt haben.

*Dafür gibt es ja Sachen ohne Knöpfe und Schuhe mit Schleife, das gibt es ja
auch alles ... Also es gibt ja genügend Hilfsmittel mit denen man unbesorgt
durchs Leben kommt (Am3: 42).*

*Also die Pfleger und Schwestern die haben mir genau gezeigt wie ich mich
anziehen muss. Das war ein langer Prozess. Haben mir abends die Sachen
hingelegt und morgens immer erst mit dem kranken Fuß oder mit dem kranken*

Arm zuerst rein. Wie man das eigentlich bei den kleinen Kindern macht so habe ich die auch immer angezogen. [...] Und nicht aufgeben (Aw13: 66).

Das ging um die Umbauten hier, also Duschhocker und Haltegriffe und diese ganze Sachen. Dass geguckt wurde, dass er hier im Haus zurechtkommt (Bw9: 72).

Als sehr unangenehm wird die Einschränkung bei Toilettengängen beschrieben. Das umfasst neben der Abhängigkeit von anderen Personen auch die Nutzung von Hilfsmitteln.

Das Schlimmste was dann ist, dass du nicht auf Toilette gehen kannst und dass du mit der Pfanne und so was zu tun hast. Das war schon schwierig (Am3: 20).

Ich bin der Mensch, also sobald ich klar denken kann und muss diese Bettpfanne z.B. haben, mag ich nicht (Am6: 120).

I: Was bedauern Sie? Aw8: [...] Ganz einfach, allein auf Toilette gehen zu können. Also die ersten Jahre waren sehr schwer für mich (Aw8 49–50).

Man muss doch überlegen [...] Zum Einkaufen z.B. Wo gehen wir einkaufen? Wo ist eine Toilette in der Nähe? Meine Frau braucht ja öfter mal eine Toilette und das ist schon ein Handicap. Man muss schon die Kaufhäuser kennen, die Einkaufszentren wo ist eine Toilette, wo können wir hin gehen (Bm10: 14).

7.4.6.9 Erholung und Freizeit

Die in Tabelle 11 erwähnten Subkategorien mit der Ziffer/Zahl-Kombination d9x beinhalten Teilhabeaspekte im Freizeitbereich. Dabei spielen sportliche Aktivitäten, Hobbys, kulturelle Veranstaltungen wie Theater oder Konzerte und Reisen eine wichtige Rolle. Die fehlende Möglichkeit wird von Schlaganfallbetroffenen als Teilhabeverlust erlebt.

Ja, also ich habe relativ viel (vor der Erkrankung) gemacht. Vor allen Dingen Sport (Interview Aw8: 58).

Und ich hatte auch mit der Stimme insofern nicht Probleme, aber ich habe dann irgendwann gemerkt da ist was gewesen weil ich... Also bin eigentlich Chorsängerin und ich konnte also nicht mehr so singen wie vorher (Aw15: 64).

Naja wir sind vorher regelmäßig ins Theater gegangen und so. Das geht jetzt natürlich sozusagen auch nicht (Am1: 76).

Wir haben früher getanzt. [...] Bei Tanzschule B waren wir immer zum [...] in so einem Tanzkreis. Das ging eben auch nicht mehr (Aw2: 26).

Aber auch die Lebenspartnerinnen und -partner müssen aufgrund der Erkrankung ihre eigenen Freizeitaktivitäten reduzieren und erleben das als Belastung.

Das ist so, dass man doch in vielen Bereichen dann auch eingeschränkt ist. [...] Früher auch Kraftsport gemacht, das entfällt auch (Bw6: 2).

Was wir natürlich nicht mehr machen können, wir können nicht mehr 8 Mal im Jahr ins Theater gehen [...] Das ist natürlich weggefallen (Bw1: 4).

Das sind so Dinge die kulturellen Veranstaltungen [...] zwar auch einge-
schränkt. Hier war es auch, dass wir ein Premieren Abo für die Oper hatten
und fürs Theater hatten, Schauspiel usw. (Bm2: 35).
Ich hätte so gern mal wieder eine Kreuzfahrt gemacht oder so. Aber Sie
können sich ja vorstellen mit dem Rollstuhl muss ich mich immer erstmal [...]
um behindertengerechte Hotels oder so was alles umschauen (Bm2: 4).

7.5 Zusammenfassung der Ergebnisse

Die Komplexität sozialer Teilhabe wird in den unterschiedlichen Kategorien deutlich, die sich in den Aussagen von Schlaganfallbetroffenen und ihren Angehörigen wiederfinden. Zwei Analysewege bei der Verwendung der Eco Maps geben einen Einblick in subjektive Einschätzungen zum aktuellen Stand und möglichen Veränderungen sozialer Teilhabe: die fallbezogene Auswertung der Eco Maps mit Vergleich der Paare und einer Gesamtanalyse der Netzwerke. Dabei fällt besonders auf, dass die stärksten Beziehungen und Unterstützungsleistungen von den Partnerinnen bzw. Partnern geleistet werden, daneben sind noch die eigenen Kinder involviert. Regelmäßige und relativ starke Kontakte gibt es in die Nachbarschaften und die Verbindungen zu Hausärztinnen und Hausärzten und Pflegediensten sind schwach ausgeprägt. Die einzige Profession, die stärkeren Kontakt zu den erkrankten Personen entwickelt, ist die Physiotherapie, allerdings weitgehend ohne Einbindung der Angehörigen. Selbsthilfegruppen spielen bei den Schlaganfallbetroffenen und Angehörigen nur eine untergeordnete Rolle.

Die problemzentrierten Interviews mit Orientierung an dafür erstellte Leitfäden für Schlaganfallbetroffene und Angehörige generieren unterschiedliche Themen. Neben den Kategorien *soziales Netzwerk* und *Partizipation* (vgl. Abbildung 23), die durch Passungsoption mit der ICF deduktiv entstanden sind, zeigen sich neue Aspekte, welche ebenfalls Einfluss auf die soziale Teilhabe nehmen.

Abbildung 23: Hauptkategorien (eigene Darstellung)

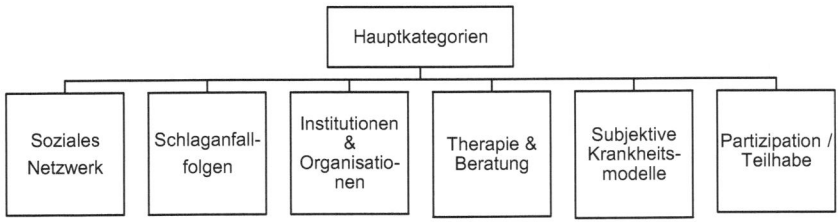

7.5.1 Veränderungen im sozialen Netzwerk

Ausgehend von den Leitfragen (vgl. Kapitel 6.2.1.) lassen sich nach Auswertung der problemzentrierten Interviews folgende Ergebnisse zusammenfassen. Die konkrete Lebenswelt von Schlaganfallbetroffenen ist ebenso durch Veränderungen nach dem Schlaganfall gekennzeichnet wie bei den unterstützenden Angehörigen. Es zeigt sich, dass die veränderten egozentrierten sozialen Netzwerke wesentlich bei der Einschätzung sozialer Teilhabe von Schlaganfallbetroffenen sind. Geschlechtsspezifische familiäre Rollen ändern sich und werden teilweise getauscht durch die notwendige Kompensation der Funktionseinschränkungen nach dem Schlaganfall. Damit sind hierarchische Neujustierungen in den Familien zu beobachten. Die Intensivierung der starken Beziehungen in den Kernfamilien wird von erkrankten Personen und Angehörigen positiv bewertet, wenn Reziprozität in der Partnerschaft noch möglich ist. Angehörige berichten häufiger über die negativen Konsequenzen dem Verlust eigener Zeitfenster und Lebensqualität, z.B. durch fehlendende Sexualität. Zu weiteren Belastungen gehören auch die Anpassung an die Bedürfnisse der erkrankten Personen und die damit verbundene Unabkömmlichkeit. Als entlastend empfinden sie die Möglichkeit, eigene Interessen zeitlich verfolgen zu können und Menschen im Umfeld zu haben, mit denen man über die spezifische Lebenssituation sprechen kann. Als weiterer wichtiger Aspekt wird eine Entlastung durch die kontinuierliche gesundheitliche Verbesserung mit dem Rückgang eigener Verantwortung benannt.

Freundschaften reduzieren sich für erkrankte Personen und ihre Partnerinnen bzw. Partner im Laufe der Zeit. Gründe dafür sind zum einen der als schmerzhaft erlebte Rückzug von Freunden, zum anderen die eigene Tendenz sich aufgrund der erlittenen Einschränkungen zu isolieren. Übrig gebliebene Kontakte, die den Belastungen standgehalten haben, werden als wahre Freundschaften bewertet, die nach der Erkrankung teilweise intensiver werden.

Die ehemals eher schwachen Beziehungen zu Nachbarn intensivieren sich durch praktische Hilfen, die gerade in den ersten Wochen nach Entlassung aus Rehabilitationskliniken geleistet werden. Dazu gehören gelegentliche Aufsicht und Kontrollen, wenn die erkrankte Person alleine ist oder auch das Fahren und Begleiten zu Terminen, wenn die Angehörigen verhindert sind. Die nachbarschaftliche Hilfe wird aber aufgrund des eigenen Strebens nach Autonomie der Schlaganfallbetroffenen und der Angehörigen nur in begrenztem Umfang angenommen.

Erfahrungen mit Arbeitskolleginnen bzw. -kollegen und weiteren Bekannten sind auch geprägt durch Diskriminierungen, da die erkennbaren Symptome zu negativen Reaktionen gegenüber den Betroffenen oder sogar aktivem schädlichem Verhalten wie Mobbing führen können. Die Einschränkungen in den Bereichen Mobilität bzw. Kommunikation führen aus Sicht von Schlaganfallpatientinnen und -patienten zu Fehlinterpretationen des Gesundheitszustandes aus dem sozialen Netzwerk.

7.5.2   Interpretation sozialer Teilhabe

Soziale Teilhabe wird von Schlaganfallbetroffenen wie auch Angehörigen in vielfältiger Weise in Verbindung gebracht. Negativ bewertet werden von den erkrankten Personen der Kontrollverlust über die Gestaltung des eigenen Lebens, eigene Persönlichkeitsveränderungen, die neue Dominanz der Ehe- und Lebenspartnerinnen und -partner verbunden mit eigenem Autoritätsverlust. Die grundsätzlich ungünstige Prognoseerstellung von Ärztinnen und Ärzten wird deutlich kritisiert, da sie Einfluss auf die eigene Motivation hat. Aber auch die subjektiv erlebte Willkür von Kostenträgern ist ein wichtiger Aspekt eingeschränkter Teilhabe.

Für Angehörige sind es in der Hauptsache die reduzierten Fähigkeiten der Partnerinnen bzw. Partner, unterschiedliche Alltagsbedürfnisse und die Nichtbeachtung der Umwelt hinsichtlich ihrer eigenen gesundheitlichen Situation. Deckungsgleich sind die Einschätzungen zu ärztlichen Aussagen und Leistungsbereitschaft von Kostenträgern.

Der Verlust der eigenen sozialen Bedeutung als aktiver Mensch im egozentrierten sozialen Netzwerk wird von Schlaganfallbetroffenen sehr bedauert. Die gemeinsame Lebensplanung wird durch die Erkrankung massiv verändert, insbesondere durch zusätzliche finanzielle Einschränkungen. Behandlungskosten und Zahlung von weiteren Hilfen sowie reduzierten Einnahmen werden insbesondere von Angehörigen als Grund für die begrenzten Teilhabemöglichkeiten benannt. Von schlaganfallerkrankten Personen werden die gewonnenen Zeitfenster, die dann im Kontakt zu den Angehörigen und weiteren Netzwerkmitgliedern zur Verfügung stehen, positiv bewertet. Angehörige erwerben neue Kompetenzen, um die Fähigkeitseinbußen der Partnerinnen und Partner zu kompensieren und erleben dies trotz der schwierigen Herausforderungen als Gewinn.

Die Erfahrungen mit Institutionen und Organisationen sind geprägt durch Auseinandersetzungen über Leistungsansprüche. Hier findet sich die o.g., häufig subjektiv erlebte Willkür. Insbesondere Angehörige arbeiten sich thematisch in die sozialrechtlichen Voraussetzungen ein, um argumentativ besser gerüstet zu sein. Das Verhältnis zu Krankenkassen, zuständigen Behörden und insbesondere zum Sozialhilfeträger wird überwiegend als problematisch bezeichnet, Betroffene fühlen sich oft alleine gelassen. Mit Beratungsstellen von freien Trägern haben die interviewten Personen positivere Erfahrungen hinsichtlich informationeller Unterstützung gemacht, die zur besseren Teilhabe beitragen kann. Selbsthilfegruppen werden nicht nur hilfreich erlebt, sondern können aufgrund des Abgleichs eigener Fähigkeiten mit anderen Personen als belastend erlebt werden. Die überwiegende Anzahl von Schlaganfallbetroffenen und Angehörigen ist dort nicht organisiert.

Soziale Teilhabe ist eng verbunden mit subjektiven Handlungsstrategien und Krankheitsbewertungen. Die Optimierung sozialer Teilhabe ist verbunden mit drei Faktoren: der Selbstwirksamkeit von Schlaganfallbetroffenen mit Ausrichtung des Verhaltens und der Motivation an der gesundheitlichen Verbesserung, soziale Unterstützung aus der Kernfamilie und therapeutische Hilfe durch alle beteiligten Berufsgruppen.

Die subjektive Krankheitsbewertung wird beeinflusst durch den Schweregrad der Erkrankung und eigene positive oder negative Grundeinstellungen. Humor und Optimismus werden von erkrankten Personen und Angehörigen als wichtige Voraussetzungen zur besseren Bewältigung der schweren Erkrankung gesehen. Pessimistische Grundeinstellungen mit dauerhafter Thematisierung eigener Schwächen haben negativen Einfluss auf die Interaktion mit der Umwelt.

Als wesentliche Einflussgröße auf die Reduzierung sozialer Teilhabe benennen insbesondere Schlaganfallbetroffene den Verlust von Autonomie und damit verbundene erhöhte Abhängigkeit von ihren Angehörigen sowie Fremdbestimmung. Als sehr positiv erleben beide Partnerinnen bzw. Partner, wenn es gelingt, die erkrankte Person aktiv in die Tagesgestaltung einzubinden und zur Mitarbeit im Haushalt zu motivieren. Der eingeschränkte Bewegungsradius hat negative Konsequenzen für die soziale Teilhabe, da sich Betroffene hauptsächlich in der eigenen Wohnung aufhalten. Aber auch der Verlust der Erwerbsarbeit mit dem Wegfall sozialer Kontakte zu Arbeitskolleginnen und -kollegen wie die sprachlichen Einschränkungen sind für erkrankte Personen eine Einschränkung sozialer Teilhabe. Dadurch ändern sich tägliche Routinen, die bestimmt sind durch Unterforderung und ambulante Therapien. Einschränkungen der Körperfunktionen sind für Schlaganfallbetroffene wichtigste Gründe für die geringere soziale Teilhabe. Dazu gehören negativ empfundene kognitive und emotionale Veränderungen, auch Selbstbildverzerrungen. Die Selbstversorgung ist aus Sicht von Betroffenen und ihren Angehörigen häufig eingeschränkt. So werden bei Schwierigkeiten wie Inkontinenz oder eingeschränktem Pflegezustand Besuche von öffentlichen Veranstaltungen gemieden. Zur Teilhabeverbesserung sind technische Hilfsmittel wie Umbauten im Haushalt oder Mobilisationshilfen für die Betroffenen unerlässlich. Schlaganfallerkrankte Personen bewerten den Verlust ihrer Hobbys und Freizeitaktivitäten wie Konzertbesuche, Sport oder Reisen als elementar. Angehörige erleben das aufgrund ihrer Unabkömmlichkeit in der Versorgung ähnlich.

7.5.3 Unterstützung und potentielle Ressourcen

Ein wichtiger Beitrag zur gelebten sozialen Teilhabe ist die soziale Unterstützung durch nächste Angehörige. Die hauptsächliche Unterstützung wird über die Partnerinnen bzw. Partner geleistet, die nächsten Generationen der Kinder und Enkelkinder sind im alltäglichen Versorgungskontext kaum aktiviert. Die Unterstützung beinhaltet hauptsächlich emotionale und instrumentelle Unterstützung wie permanente Motivation und praktische Hilfen im Alltag. Informationelle Unterstützung kommt eher über Institutionen und Organisationen im Gesundheitssystem zustande. Für die Partnerinnen und Partner gibt es einerseits deutlich weniger Unterstützung aus ihrer Familie bzw. dem weiteren Freundes- und Bekanntenkreis. Andererseits werden Hilfen auch nur in begrenztem Umfang angenommen, da sie eher professionelle Angebote fokussieren.

Die Unterstützungsleistungen der beteiligten Professionen in Akut- und Rehabilitationsbehandlung werden weniger anhand der therapeutischen Wirkungsentfaltung, sondern vielmehr an dem kommunikativen und wertschätzenden Umgang mit den Schlaganfallbetroffenen und Angehörigen bewertet. Grundsätzlich lässt sich festhalten, dass die Expertise der Berufsgruppen hoch, die Kommunikationsfähigkeit und Empathie als eher gering eingeschätzt werden. Die schwierigen Arbeitsbedingungen gerade in vollstationären Settings werden dabei durchaus zur Kenntnis genommen. Die ungünstige und epidemiologisch abgeleitete Prognosestellung empfinden Schlaganfallbetroffene und Angehörige als hohe demotivierende Bürde. Die Pflegeprofession wird als zentrale Berufsgruppe in der ersten Zeit zur Unterstützung bei Aktivitäten des täglichen Lebens gewürdigt, allerdings werden knappe Zeitfenster und mangelnde persönliche Zuwendung bis hin zu Versorgungsfehlern von Pflegekräften kritisiert. Große Hoffnungen und Erwartungen zur Verbesserung der Mobilität und Sprache werden mit den therapeutischen Berufen Physiotherapie, Logopädie und Ergotherapie verbunden. Umgangsstil und Kommunikationskompetenzen haben auch hier großen Einfluss auf die Bewertung der therapeutischen Leistung. Schlaganfallbetroffene und Angehörige haben hauptsächlich während der Akutphase im Entlassungsmanagement und später in der Rehabilitation zur Vorbereitung auf das häusliche Leben Berührungspunkte mit Sozialer Arbeit. Die Organisation der Überleitungen durch Sozialarbeiterinnen und Sozialarbeiter wird überwiegend positiv bewertet. Kritisiert wird der Zeitdruck, in der schwierigen Situation Entscheidungen über grundsätzliche Weiterversorgung treffen zu müssen, die dann Einfluss auf die Gestaltung sozialer Teilhabe nehmen. Schlaganfallbetroffen empfehlen den Akut- und Rehabilitationskliniken eine bessere Personal- und Zeitausstattung, um patientengerechter handeln zu können. Erwartet werden bedürfnisorientierte, ganzheitliche Unterstützungen und psychosoziale Beratungen. Schlaganfallbetroffene wünschen sich die Berücksichtigung ihrer individuellen Alltagsbedingungen und eine bessere Aufklärung über die Erkrankung. Auch Angehörige wünschen ebenso mehr Personal und keine standardisierte Behandlung ohne Einbeziehung der Angehörigeninteressen. Sie möchten besser begleitet und beraten werden, auch hinsichtlich von lösungsorientierter Optimierung sozialer Teilhabe.

7.5.4 Soziale Teilhabe und ICF

Schlaganfallpatientinnen und -patienten sowie ihre Partnerinnen und Partner geben auf unterschiedlichen Ebenen Aspekte an, die sich fast komplett (außer der Kategorie Autonomie) mit dem umfassenden Langzeit Core Set für Schlaganfall der ICF verbinden lassen. In den folgenden Grafiken werden diese Verknüpfungspunkte zur Übersicht grafisch dargestellt. Die gelben Kästchen geben die jeweiligen ICF Codes an, die mit den ermittelten andersfarbigen Kategorien verknüpft werden konnten. Die konkreten Zuordnungen und Interpretationen erfolgten bereits in Kapitel 7.4.1 bis 7.4.6.

Abbildung 24: Soziales Netzwerk und ICF (eigene Darstellung)

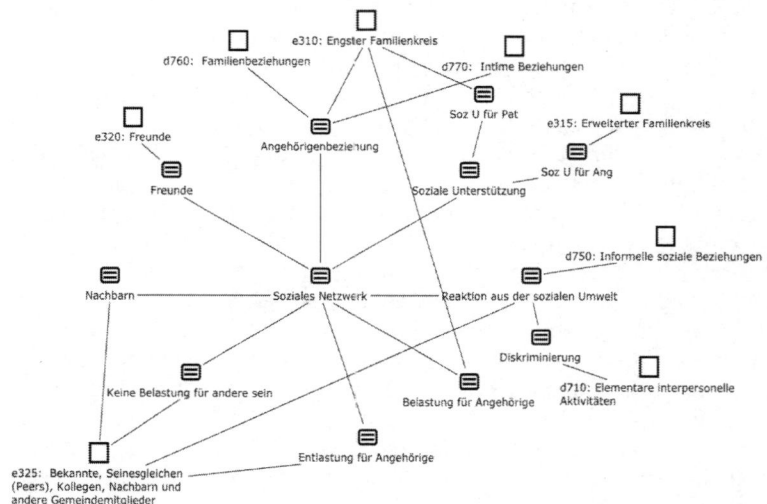

Abbildung 25: Schlaganfallfolgen und ICF (eigene Darstellung)

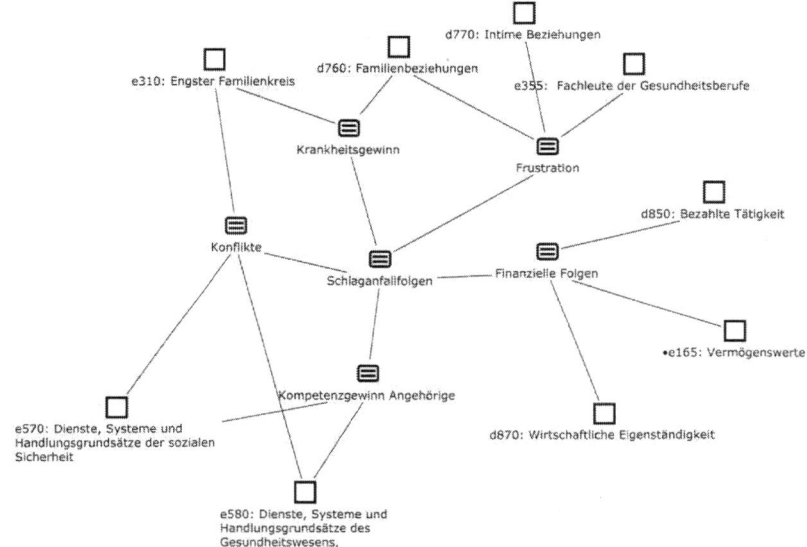

Abbildung 26: Institutionen und Organisationen und ICF (eigene Darstellung)

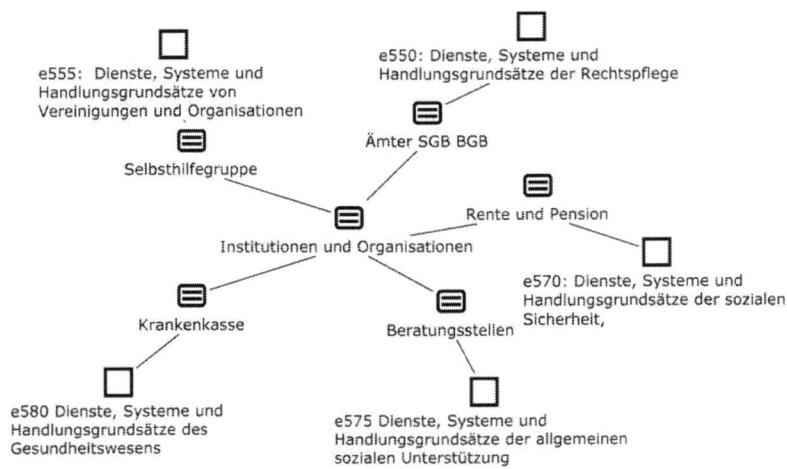

Abbildung 27: Partizipation und ICF (eigene Darstellung)

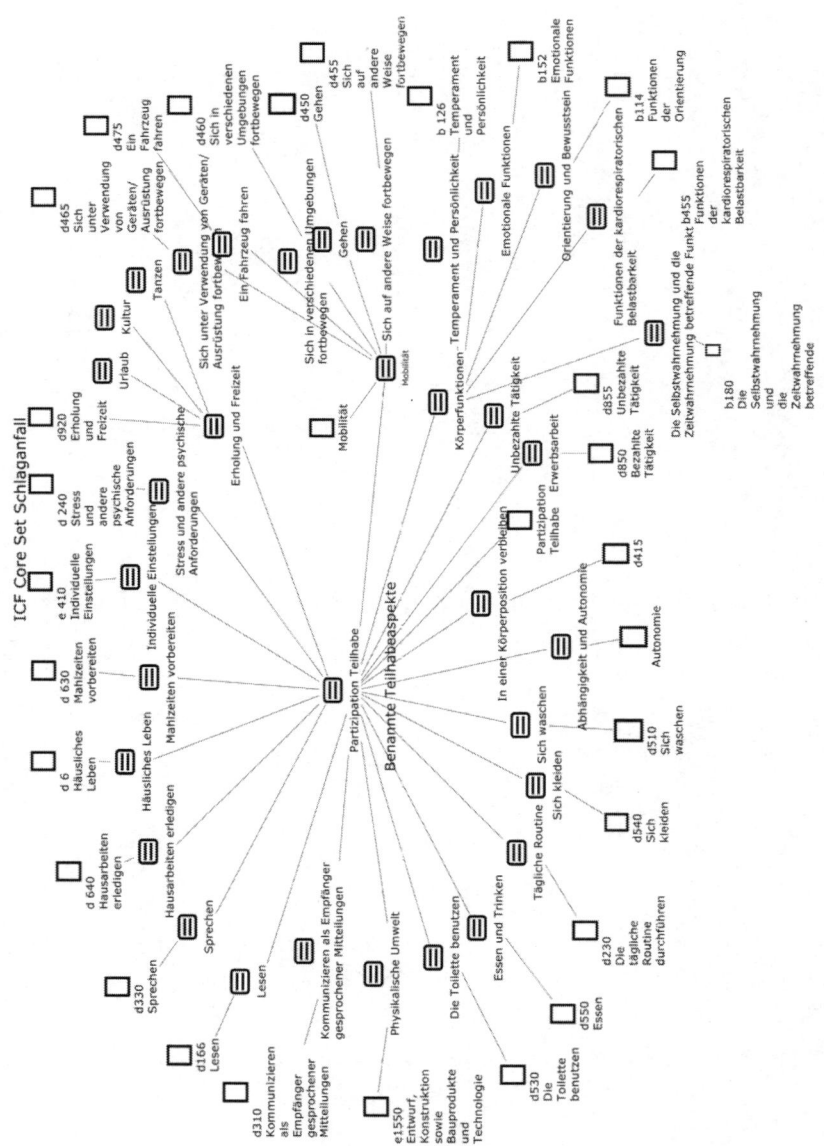

8 Diskussion

Zunächst werden limitierende Faktoren, das Forschungsdesign, das Erklärungspotential sozialer Teilhabe und Verbindungsmöglichkeiten zur ICF ausgeführt, um dann den Erkenntnisgewinn zur Optimierung der professionellen Unterstützung von Schlaganfallbetroffenen und ihren Angehörigen zu diskutieren.

8.1 Limitierende Faktoren und Erhebungsinstrumente

Der explorative Zugang dieser empirischen Studie durch ein Krankenhaus, eine Rehabilitationsklinik, Selbsthilfegruppen und einen Zeitungsartikel berücksichtigt zusammenlebende Schlaganfallbetroffene und ihre Lebenspartnerinnen bzw. -partner. Kein Zugang über die genannten Wege erfolgte zu erkrankten Menschen bzw. Familien mit Migrationshintergrund oder gleichgeschlechtlichen Lebensgemeinschaften. Hier erscheinen die gewählten Kontaktmöglichkeiten nicht ausreichend kultursensibel und erfordern für künftige Studien eine erweiterte Akquise über die jeweiligen Communities. Soziale Teilhabeveränderungen bei Schlaganfallbetroffenen, die vollstationär leben, sind hinsichtlich ihrer Einschränkungen auch nicht erfasst, obwohl hier durchaus erhebliche Konsequenzen bei der autonomen Gestaltung des Alltags zu erwarten sind. Die Erfassung subjektiver Einschränkungen bei Menschen, die an einer globalen Aphasie leiden (vgl. Tabelle 2), waren mit dem gewählten Instrumentarium nicht möglich, allerdings könnten differenziertere Visualisierungstools in Zusammenarbeit mit der Logopädie zu verwertbaren Aussagen führen. Auch sind Aussagen über alleinstehende Schlaganfallbetroffene mit größeren gesundheitlichen Einschränkungen nicht berücksichtigt. Insofern können Rückschlüsse anhand der hier vorliegenden Ergebnisse nur für heterosexuelle Paare ohne Migrationsstatus im Alter ab 45 Jahren gezogen werden.

Die Kombination der Erhebungsinstrumente Eco Maps mit leitfadengestützten problemzentrierten Interviews (vgl. Kapitel 6.2) hat sich aufgrund des explorativen Zugangs bewährt. Fast alle persönlichen Interviews fanden in der häuslichen Umgebung statt. Damit wurden zum einen die häuslichen und regionalen Lebensbedingungen für den Forscher nachvollziehbar und zum anderen konnte der Mobilitätsaufwand für die erkrankten Personen und ihre Angehörigen klein gehalten werden. Die Visualisierung der Netzwerke zur besseren Reflexion der jeweiligen Lebenssituation wurde von allen befragten Personen positiv bewertet und zudem ließen sich damit unabhängig zu den gesprochen Informationen plausible Interpretationen über die jeweilige soziale Netzwerksituation entwickeln. Das qualitative Design führte zu einer erheblichen Breite bzw. Differenzierung von Ergebnissen und gab Raum für neue Aspekte. Die Kategorienbildung zur Darstellung sozialer Teilhabeeinschränkungen und -ressourcen unter Berücksichtigung der ICF Core Sets für Schlaganfall ist über das qualitative Forschungsdesign sehr gut möglich. Über eine Fragebogenkonstruktion im Rahmen quantitativer Sozialforschung wäre es nicht möglich gewesen, diese Vielfalt abzubilden. Allerdings sind mit dem gewählten Forschungsdesign auch verallgemeinerbare Aussagen schwerer zu postulieren.

8.2   Soziale Teilhabe

Das zentrale Interesse der Studie umfasst die subjektive Einschätzung von Schlaganfallbetroffenen und ihren Angehörigen zu ihrer sozialen Teilhabe, einschließlich der vorhandenen sozialen Netzwerke und Unterstützungsleistungen. Es hat sich in der empirischen Studie gezeigt, dass soziale Teilhabe als abstrakter Begriff über theoretische Kontexte operationalisiert werden musste. Die daraus entstandene Differenzierung in soziale Netzwerke, soziale Unterstützung, soziales Kapital, soziale Probleme und ökosoziale Transitionskonzepte bietet die Möglichkeit, die Forschungsergebnisse mit den genannten Theorien (vgl. Kapitel 4.4) zu koppeln und somit neben der hermeneutischen Perspektive des Verstehens auch Erklärungsansätze zu generieren. Die Ergebnisse zeigen mit Blick auf den Integrationsstatus (vgl. Kapitel 4.5.1.2) deutlich, dass die Gestaltung des Alltags für Schlaganfallbetroffene und ihre Angehörigen im Kontext der Kernfamilien stattfindet, schon die eigenen Kinder und Enkelkinder sind als Unterstützungspersonen deutlich weniger präsent. Von den jeweiligen Geschwistern der erkrankten Personen und Lebenspartnerinnen bzw. Partner sind nur eingeschränkt Unterstützungsleistungen zu erwarten. Die genannten psychosozialen Beratungs- und Informationsbedürfnisse werden durch die Berufsgruppen im Gesundheitssystem, insbesondere in der Nachsorge, kaum erfüllt. Aufgrund der räumlichen Nähe kommen unverbindlichere Unterstützungsstrukturen wie Nachbarschaften zum Tragen. Die Hauptlast der Folgen trägt die erkrankte Person und die Partnerin bzw. der Partner. Für Schlaganfallbetroffene besteht das Risiko zunehmender Desintegration, das auch durch die starken Beziehungen zu den Partnerinnen und Partnern nicht ausgeglichen werden kann. Es fehlen im Sinne einer ausreichenden Ausstattung mit Sozialkapital weitere schwache Verbindungen zu Bekannten, etc. für zusätzliche Informationen, Inspiration und Beziehungserfahrungen (vgl. Kapitel 4.3). Schlaganfallbetroffene erleben eine Reduzierung sozialer Beziehungen und durch die Autonomie-, Mobilitäts- und Spracheinschränkungen steigt das Risiko zur Entwicklung sozialer Probleme. Durch die erhebliche zeitliche und emotionale Einbindung reduzieren sich auch die sozialen Netzwerke für Angehörige. Insofern bestätigt diese Studie Erkenntnisse aus vorherigen internationalen Forschungsbeiträgen (vgl. Kapitel 0) zum Thema Soziale Unterstützung und erweitert diese um die genannten Erklärungsmodelle und die mögliche Differenzierungen sozialer Teilhabe im Kontext der deutschen Versorgungsstruktur.

Alle befragten Personen hatten einen Versicherungsstatus in den Bereichen Krankenversicherung, Pflegeversicherung und Rentenversicherung (vgl. Kapitel 3) und erhielten die gesetzlich vorgeschriebenen Leistungen, auch wenn der subjektive Bedarf in einigen Fällen strittig war. Grundsätzlich ist aber die Subsidiarität von Leistungen nach SGB XII mit der Folge von erheblichem Vermögensverlust von Schlaganfallbetroffenen und Angehörigen verfassungsgemäß. Somit kann prinzipiell von einer Inklusion in die gesundheitsbezogenen Funktionssysteme gesprochen werden. Exklusionsgefahr besteht hier weniger, obwohl die jeweiligen Anspruchsvoraussetzungen und notwendigen Handlungsschritte gegenüber den Kosten- und Leistungsträgern Betroffenen und Angehörigen nicht ausreichend bekannt sind. Zusammenfassend lässt sich überwiegend die Kombination Inklusion und Desintegration für die hier ausgewählten Schlaganfallbetroffenen typisieren (vgl. Abbildung 13). Hier sind Ansatzpunkte für professionelle Interventionen zu sehen.

Mögliche Unterstützungspotentiale finden sich bei den eigenen Kindern und Geschwistern und über einschlägige Beratungsstellen, die allerdings durch ihre nicht aufsuchende Funktion und der hohen Auslastung kaum Einblick in die konkrete Lebenswelt der Betroffenen und ihren Familien erhalten. Auch sind die Selbsthilfegruppen für viele betroffene Menschen nicht relevant, was zum einen an einer gewissen Mitwirkungspflicht liegen könnte, zum anderen an den Funktionseinschränkungen in den Bereichen Mobilität und Sprache. Die fehlende Inanspruchnahme von weiteren Hilfen aus der eigenen Familie zur Verbesserung der eigenen sozialen Teilhabe ist offensichtlich verbunden mit Scham als soziales Gefühl (vgl. Schuhrke 1999, 60). Scham wird hier als Gefühl des Verlustes von Selbstachtung in einer subjektiv zugewiesenen Realität bewertet und als schmerzlich empfunden. Um das zu vermeiden, wird in den betroffenen Familien eher defensiv mit den erlittenen Einschränkungen und Folgen der Schlaganfallerkrankung umgegangen.

Die Nichtinanspruchnahme von Unterstützung von außen hat auch mit den moralischen Verpflichtungen von Partnerinnen und Partnern zu interner gegenseitiger Unterstützung zu tun (vgl. Otto 2003, 2). Gerade bei den befragten Personen finden sich langjährige Beziehungen und Ehen, die eine Trennung aufgrund der Erkrankung sehr kompliziert gestalten würde und mit weiterem sozialen Rückzug von den Netzwerkmitgliedern verbunden sein könnte. Außerdem fällt auf, dass professionelle Unterstützung für die Schlaganfallbetroffenen und ihre Angehörigen mit Kosten verbunden sind (vgl. Kapitel 7.4.2.1).

Die finanziellen Einschränkungen durch die chronische Erkrankung sind in dieser Studie deutlich geworden, die Umwandlung von Pflegegeld SGB XI in Sachleistungen würde für Angehörige eine weitere materielle Einbuße bedeuten. Dadurch ist zu erklären, warum Sachleistungen von professionellen Pflegediensten kaum genutzt werden. Mit zunehmendem Alter und nach einem Schlaganfall wächst das Risiko, pflegebedürftig zu sein. Auch der vierte Armuts- und Reichtumsbericht des Bundesministeriums für Arbeit und Gesundheit (BMAS 2013, 290) zeigt auf, dass überwiegend (weibliche) Angehörige die pflegebedürftigen Familienmitglieder betreuen. Es werden ca. 70% im häuslichen Rahmen mit Unterstützung von Pflegegeld versorgt. Gravierende chronische Erkrankungen führen häufig zu einer Verschlechterung des sozioökonomischen Status und zu vermehrter Isolation, zwangsläufig auch für die Angehörigen (vgl. BMAS 2013, 294). Somit fehlen Mittel zur Gestaltung und Finanzierung des täglichen Lebens und zur aktiven sozialen Teilhabe.

Die Veränderungen von ehemals reziproken partnerschaftlichen Kommunikation- und Interaktionsformen hin zu einer eher einseitig wahrgenommenen Unterstützung der erkrankten Person ist für viele Angehörige nur schwer zu bewältigen. Sie erleben Autonomieverlust und müssen gleichzeitig neue Lebensplanungen entwickeln. Die ausführlichen Beschreibungen der Angehörigen nehmen Bezug auf erlittene Verluste und Einschränkungen aufgrund der Erkrankung des Partners. Es werden nicht nur materielle Einbußen deutlich. Es ist bei allen Paarbeziehungen erkennbar, dass sich partnerschaftlich orientierte Beziehungen zu einem tendenziell asymmetrischen Versorgungsverhältnis verändern. Somit wandeln sich im Verlauf der Erkrankung die Rollenzuschreibungen und die Aufgabenverteilungen für die Schlaganfallbetroffenen und Angehörigen beträchtlich. Diese Modifizierungen finden ohne unterstützende Begleitung in der weiteren Familie bzw. von außen stehenden Personen statt. Daraus resultieren für Schlaganfallbetroffene und Angehörige unterschiedliche Belastungsfaktoren (vgl. Kapitel 4.2.5). In teilweiser Anlehnung an Laireiter und Lettner (1993, 106–107) lassen sich in dieser Studie folgende Problembereiche identifizieren, die in ihrer Gesamtheit Einfluss auf die Aufrechterhaltung sozialer Teilhabe haben:

• Selbstwertverletzung von Schlaganfallbetroffenen, aber auch Angehörigen,
• Autonomieverlust für Schlaganfallbetroffene,
• potentielle Abwertung der erkrankten Person durch Angehörige,
• übermäßige Kompensation durch Angehörige aufgrund der Funktionseinschränkungen,
• Kontrolle durch Angehörige,
• Entstehung von interpersonalen Spannungen und Konflikten in den Beziehungen,
• potentielle Eskalation und Gewalttätigkeiten,
• Misstrauen von Angehörigen gegenüber außen stehenden Personen, Professionen und Organisationen: Konflikte und Kommunikationsstörungen,
• „Interpersonale Abhängigkeit" mit einer problematischen Regulierung von Nähe und Distanz
• Veränderung von ehemals reziproken Beziehungsstrukturen,

- diskriminierende und stigmatisierende Erlebnisse von Schlaganfallbetroffenen und Angehörigen,
- Reduzierung des sozialen Netzwerkes von Schlaganfallbetroffenen und Angehörigen,
- finanzielle Einbußen,
- Verlust von positiven Emotionen und Sexualität,
- Reduzierung von sozialer Teilhabe bei kulturellen und öffentlichen Veranstaltungen.
- kaum soziale Unterstützung und Entlastung für die Lebenspartnerinnen und -partner,
- wenig koordinierte multiprofessionelle Unterstützung neben der reinen medizinischen Behandlung.

Trotz aller Teilhabeveränderungen ist bei Schlaganfallbetroffenen und Angehörigen auch ein Zuwachs an Kompetenzen zu berücksichtigen, denn die neuen Aufgaben und Rollen erfordern Flexibilität, Wissenszuwachs und Adaption an die veränderten Lebensbedingungen. Diese Anforderungen sind mit Bewältigungsstrategien verbunden, die die Bereitschaft erfordern, sich aktiv mit der Erkrankung auseinander zu setzen. Die meisten Angehörigen arbeiten sich über Literatur, Internet und persönliche Gespräche mit den Gesundheitsfachberufen in die Thematik Schlaganfall ein und sorgen für die wirtschaftliche Sicherung. Die salutogenetische Betrachtung (vgl. Kapitel 0) der komplexen Situation führt zur Fragestellung, warum es einigen Angehörigen gelingt, trotz der chronischen Belastungen und Risikofaktoren gesundheitlich stabil zu bleiben und die Versorgungsleistung aufrechtzuerhalten (Ansen et al. 2004, 17). Als Erklärung bietet sich das von Antonowsky entwickelte „Kohärenzgefühl" an, denn die „konstruktive Verarbeitung" des Schlaganfalls kann dann besonders gut funktionieren, wenn sie nicht nur als schicksalsgegeben verstanden wird, sondern auch beeinflussbar und „handhabbar bleibt" (ebd.). Die aktive Gestaltung des eigenen Alltags unter Berücksichtigung der neuen zeitlichen Ressourcen und intrafamiliären Unterstützungsqualitäten ist als wichtiger Baustein für ein gelingendes Leben zu sehen. Dadurch wird deutlich, dass die professionelle Hilfe bei der Aktivierung von Unterstützungspotentialen zur Entlastung einen erheblichen Beitrag leisten könnte.

8.3 Klassifikation durch ICF

Die ICF mit dem umfassenden Schlaganfall Core Set im Kontext der Langzeitversorgung hat sich als Klassifikationsmodell zur Darstellung von Veränderungen in den Bereichen Körperstrukturen, -funktionen, Aktivitäten und sozialer Teilhabe in dieser Studie bewährt. Fast alle entwickelten Kategorien über die problemzentrierten Interviews lassen sich mit einzelnen ICF Codes koppeln (vgl. Tabelle 11). Während es für die Darstellung der körperlichen und psychischen Aspekte schon eine Reihe von sozialmedizinisch und psychologisch standardisierten Erhebungsinstrumenten[41] gibt, ist die Messung sozialer Teilhabe insbesondere durch die Entwicklung des Index zur Messung von Einschränkungen der Teilhabe (IMET) mit neun verschiedenen Items möglich (Deck et al. 2007, 113ff.). Die Gesamtskala hat eine gute interne Konsistenz von .90 (Cronbach's Alpha) hinsichtlich der Reliabilität und wird von den Autorinnen und Autoren als sehr praktikabel beschrieben (ebd.). Damit wird allerdings die subjektive Interpretation der Betroffenen nicht erfasst und man bekommt keinen Überblick über konkrete Netzwerksituationen. Die ICF eignet sich insofern als Klassifikationsinstrument zur codierten Darstellung von Teilhabeeinschränkungen, die jeweilige Bedeutung der Funktionseinschränkungen für Schlaganfallbetroffene und Angehörige lässt sich damit hingegen nur schwerlich abbilden, da diese sehr unterschiedlich interpretiert werden können.

Für die multiprofessionelle Zusammenarbeit kann allerdings die Komplexität der entstandenen Problemlagen sowie Ressourcen sehr gut dargestellt werden. Insofern sind netzwerkanalytische Instrumente wie die Eco Map gut geeignet, vorhandene morphologische Netzwerkstrukturen und subjektive Interpretationen zu erfassen. Es kann unter deren reflexiver Verwendung die Qualität der jeweiligen Beziehungen über weitere Interviews generiert werden. Für die valide Erfassung der jeweiligen Items des umfassenden Schlaganfall Core Set sind somit noch Fragebögen zu konstruieren und mit narrativen qualitativen Erhebungsinstrumenten zu kombinieren, da die üblichen sozialanamnestischen Daten keine Hinweise auf Einschränkungen sozialer Teilhabe ergeben.

Die prioritäre therapeutische Ausrichtung im Gesundheitssystem auf die körperliche und psychische Symptomatik wird den beschriebenen sozialen Einschränkungen somit noch nicht gerecht. Die Möglichkeit, Ressourcen in der ICF zu beschreiben, öffnet salutogenetische Perspektiven zur Verbesserung sozialer Teilhabe für Schlaganfallbetroffene.

---

41 Ein umfassenden Überblick findet sich dazu unter: www.dimdi.de/static/de/klassi/icf/icf-projekte.html.

9 Praxisimplikationen

Die Ergebnisse dieser empirischen Forschung sprechen dafür, praxisrelevante Erkenntnisse zur Förderung sozialer Teilhabe von Schlaganfallbetroffenen und Angehörigen in die Gesamtbehandlung einfließen zu lassen. Trotz der ausdifferenzierten Angebote im Gesundheitssystem (vgl. Kapitel 3) scheinen professionelle Unterstützungsleistungen hinsichtlich der subjektiven Bedürfnisse und fachlich begründeten Bedarfe nicht ausreichend bei Schlaganfallbetroffenen und ihren Familien, insbesondere den Lebenspartnerinnen und -partnern, anzukommen. Die Vielfalt der Angebote ohne eine übergreifende Koordination ist neben der komplexen Sektorisierung in ambulante, teilstationäre und stationäre Bereiche dafür verantwortlich. Allgemein führt aber die zunehmende betriebswirtschaftlich fokussierte „Ökonomisierung des Gesundheitswesens" und der „Kostensenkungsdruck auf Krankenhäuser" dazu, die Personalausstattung zu reduzieren und insbesondere Leistungen fern der medizinischen Behandlungslogik in vollstationären Settings auszudünnen (Franzkowiak, Homfeld und Mühlum 2011, 142). Die Folgen haben die befragten Personen in dieser Untersuchung deutlich beschrieben (vgl. Kapitel 7.4.5). Angesichts der psychosozialen Problemlagen von Schlaganfallbetroffenen und Angehörigen erscheint dieser Weg kontraproduktiv, da wahrscheinlich gerade die häusliche und selbstorganisierte Unterstützung und Pflege durch Familienangehörige im Gesundheitssystem am häufigsten zu finden ist. Die Erkenntnisse aus der Studie lassen Konsequenzen für eine bessere Unterstützung von Schlaganfallpatientinnen, -patienten und Angehörigen ableiten. Dazu sollte auch die gemeinsame Nutzung der ICF als Kommunikationsplattform intensiviert werden und durch die Sozialleistungsträger nach SGB V, VI und XI aktiver eingefordert werden. Die Einschätzungen von Schlaganfallbetroffenen und Angehörigen decken sich zu großen Teilen mit Aussagen in mehreren Gutachten des Sachverständigenrats zur Begutachtung der Entwicklung im Gesundheitswesen. Er fordert eine engere und bessere Zusammenarbeit der Berufsgruppen hinsichtlich „Verteilung von Tätigkeiten" und „interprofessionelle[r] Standardisierung". Die jeweiligen Ausbildungen beinhalten kaum Strategien zur besseren Kooperation (SVR 2007, 17). Schon in der *Helsingborg Deklaration* der WHO aus dem Jahre 2006 wird die multiprofessionelle Zusammenarbeit unter Einbeziehung Sozialer Arbeit gefordert (Kjellström, Norrving, Shatchkute 2006, 18). Die Fallführung nach Schlaganfällen könnte in ambulanten multiprofessionellen Teams durch Einführung von „transsektorale[m] Case Management" erfolgen (SVR 2007, 20). Aufgrund der transdisziplinären Ausrichtung könnte hier Klinische Sozialarbeit[42] als Fachsozialarbeit Koordinationsaufgaben übernehmen und gleichzeitig fachlich in Zusammenarbeit mit den anderen beteiligten Be-

---

42 Klinische Sozialarbeit als Fachsozialarbeit im Gesundheitswesen (vgl. Franzkowiak et al. 2011, 175; Pauls 2011, 17; Mjelde-Mossey 2006, 57ff.).

rufsgruppen soziale Teilhabe aktiv fördern (vgl. SVR 2012, 74–75; SVR 2009, 164; SVR 2005, 54). Konkrete Praxisimplikationen könnten sein:

a) Krankenhäuser und Rehabilitationskliniken sollten perspektivisch bei der Entlassungsvorbereitung schon die häusliche Versorgung oder alternative Lebensformen berücksichtigen. Dazu gehören neben dem Entlassungsmanagement in die folgenden medizinischen Rehabilitationsbehandlungen und pflegerischen Versorgungsstrukturen auch die aktive Auseinandersetzung mit Bedürfnissen von Schlaganfallbetroffenen und Angehörigen sowie die Begleitung bei den bevorstehenden Transitionen (vgl. Kapitel 3.1). Da Schlaganfälle je nach Schweregrad langfristige Behandlungen notwendig machen und Re-Infarkte ein großes Risiko darstellen, sollten auch Kliniken ein Interesse an der kontinuierlich guten Versorgung haben. Die eigentlichen therapeutischen Leistungen werden positiv bewertet, es könnten aber die Kommunikationswege und -kompetenzen von beteiligten Professionen verbessert werden. Ärztliche Prognosen sollten vorsichtiger formuliert werden. Angehörige brauchen verlässliche Beratungszeiten. Dazu ist erforderlich, vermehrt auch sozialdiagnostisch notwendige Informationen über Soziale Arbeit in Verbindung mit geeigneten Instrumenten unter Verwendung der ICF zu nutzen und im Krankenhaus zu berücksichtigen. Ziel sollte neben der Verbesserung bzw. Stabilisierung der gesundheitlichen Situation die Stärkung sozialer Teilhabe sein. Hier könnte das Inventar Klinischer Sozialarbeit vermehrt genutzt werden, um potentielle Unterstützungspersonen schon während der Klinikaufenthalte für die Folgeproblematik zu sensibilisieren und mögliche Ressourcen zu aktivieren. So wären hier auch gezielte Fallkonferenzen mit dem Ziel dauerhafter gesundheitlicher Förderung ein probates Mittel zur Verbesserung der Kommunikation und Partizipation der Betroffenen. Zumeist beschränkt sich die Information für folgende Leistungsanbieter auf ärztliche Entlassungsbriefe und der Informationsaustausch bedarf der Optimierung.

b) In der ambulanten Versorgung ist die hausärztliche Präsenz zu optimieren, denn gerade die Hausärztinnen und Hausärzte sind durch ihre regionale Einbindung und Vernetzung besonders relevant zur Verordnung von medizinischen und pflegerischen Leistungen. Allerdings stehen sie für Aspekte psychosozialer Problemlagen und sozialer Teilhabeeinschränkungen zeitlich und fachlich nur bedingt zur Verfügung. Die stärkere Berücksichtigung der Lebenssituation von Schlaganfallbetroffenen und den unterstützenden Angehörigen könnte über Fortbildungsangebote durch zuständige Ärztekammern thematisiert werden. Damit könnten vermehrt über die haus- und fachärztliche Praxis weiterführende professionelle Unterstützungen und Beratungen initiiert werden.

c) Ambulante Pflegedienste können aufgrund ihrer Hausbesuche einen Einblick in die häusliche Versorgungsqualität bekommen. Der in der professionellen Pflege weit verbreitete Index zur Berücksichtigung von Aktivitäten des täglichen Lebens[43] zum Assessment von körperlichen und psychischen Einschränkungen berücksichtigt allerdings eher pflegerelevante Aspekte und weniger die sozialen Netzwerksituationen von Schlaganfallbetroffenen und ihren Angehörigen. Über Pflegekurse nach §45 SGB XI könnten für Angehörige neben pflegerelevanten Themen auch Versorgungsaspekte zur Verbesserung sozialer Teilhabe thematisiert werden.

d) Die therapeutische Unterstützung, insbesondere durch Physiotherapie, Ergotherapie und Logopädie, erfolgt in allen Sektoren und ist für Schlaganfallbetroffene aufgrund ihrer hauptsächlichen Einschränkungen in den Bereichen Mobilität und Sprache besonders wichtig. Es wird gerade mit diesen Berufsgruppen die Hoffnung auf gesundheitliche Verbesserung verbunden und damit lässt sich auch die gute Reputation bei den erkrankten Personen erklären. Die therapeutischen Leistungen fokussieren allerdings eher Körperfunktionen und Aktivitäten im Sinne der ICF. Gleichwohl kommen auch die genannten Professionen in die Wohnungen und können die Versorgungsqualität und gesundheitliche Entwicklung beurteilen. Da sie auch am längsten den professionellen Kontakt zu den Schlaganfallbetroffenen halten, sind die therapeutischen Berufsgruppen besonders relevant für die Förderung sozialer Teilhabe. Die Zielsetzung, möglichst eigenständig und zum Teil mit Hilfsmittel mobiler zu werden bzw. auch die Sprache zu optimieren, ist ein wichtiger Faktor für die Kommunikation und Kontaktaufnahme mit anderen Menschen. Angehörige könnten bei der Entwicklung von therapeutischen Zielen aktiver eingebunden werden.

Die Komm-Struktur von ambulanten Beratungsstellen und Pflegestützpunkten lässt eine Einschätzung zur Lebenssituation nur bedingt zu. Es sind aufsuchende Settings erforderlich, um vor Ort die Bedingungen auch zur Förderung sozialer Teilhabe zu ermitteln. Damit ist neben dem aktuellen sozialen Netzwerk auch die physikalische Umwelt bedeutsam. Die Beratungen beziehen sich schwerpunktmäßig auf die Weitergabe von Informationen über mögliche sozialrechtliche Ansprüche und weitere Unterstützungsmöglichkeiten, soziale Diagnostik und netzwerkorientierte Interventionen finden sich kaum. Die Pflegeberatung im Sinne des §7a SGB XI ist als Fall- bzw. Case-Management angelegt, das über die allgemeinen Aufklärungs- und Beratungspflichten der Pflegekassen nach §7 SGB XI hinausgeht, Pflegestützpunkte organisieren sich nach §92c SGB XI und haben die integrierte pflegerische Versorgung zum Ziel. Auch an dieser Stelle ist Klinische Sozialarbeit als geeignete Profession vermehrt zu berücksichtigen (vgl. Gill 1992, 61–62). Multiprofessionelle Fallkonferenzen mit Schlaganfallbetroffenen, Angehörigen und den genannten Berufsgruppen wären somit einmalig zur gemeinsamen Zieldefinition auch

---

43 Weiterführende Informationen in: KATZ, S.; FORD, A. B.; MOSKOWITZ, R. W.; JACKSON, B. A., JAFFE, M.W. (1963): Studies of Illness in the Aged. The Index of ADL. A Standardized Measure of Biological and Psychosocial Function. In: Journal of the American Medical Association 185, S. 914–919.

in der häuslichen Umgebung sinnvoll. Dazu ist allerdings eine fallsteuernde Funktion wie das o.g. Case Management notwendig, das sektorenübergreifend über Mitarbeiterinnen und Mitarbeiter von einschlägigen und „neutralen" Beratungsstellen erfolgen könnte.

Literatur

Ansen, Harald (1998): Soziale Arbeit in der Psychiatrie. In: Blätter der Wohlfahrtspflege (1998), Heft 9/10, S. 193–195.

Ansen, Harald (2002): Theoretisch-systematische Grundlagen der Klinischen Sozialarbeit im Gesundheitswesen. In: Norbert Gödecker-Geenen (Hg.): Klinische Sozialarbeit. Eine Positionsbestimmung. Münster, Hamburg: Lit (Management und Humanität im Gesundheitswesen, 4), S. 83–125.

Ansen, Harald (2010): Krankenhaus-Sozialarbeit. In: Hans-Wolfgang Hoefert (Hg.): Patientenorientierung im Krankenhaus. Göttingen, Bern, Wien, Paris, Oxford, Prag, Toronto, Cambridge, MA, Amsterdam, Kopenhagen, Stockholm: Hogrefe, S. 81–96.

Ansen, Harald; Gödecker-Geenen, Norbert; Nau, Hans (2004): Soziale Arbeit im Krankenhaus. 3 Tabellen. München [u.a.]: Reinhardt.

Atteslander, Peter (2010): Methoden der empirischen Sozialforschung. 13. Aufl. Berlin: Schmidt.

Avenarius, Christine B. (2010): Starke und schwache Beziehungen. In: Christian Stegbauer und Roger Häußling (Hg.): Handbuch Netzwerkforschung. 1. Aufl. Wiesbaden: VS Verlag für Sozialwissenschaften, S. 99–111.

Badura, Bernhard (1981): Soziale Unterstützung und chronische Krankheit. Zum Stand sozialepidemiologischer Forschung. Erstausg. Frankfurt am Main: Suhrkamp.

Badura, Bernhard; Greiner, Wolfgang; Rixgens, Petra; Ueberle, Max; Behr, Martina (2008): Sozialkapital. Grundlagen von Gesundheit und Unternehmenserfolg. Berlin: Springer.

Bango, Jenö (2001): Sozialarbeitswissenschaft heute. Wissen, Bezugswissenschaften und Grundbegriffe. Stuttgart: Lucius und Lucius.

Barclay-Goddard, Ruth; Ripat, Jacquie; Mayo, Nancy E. (2011): Developing a model of participation post-stroke: a mixed-methods approach. In: Qual Life Res.

Bauer, Claudia; Fischer, Sonja; Seiler; Sigrid, Wolfgang (2007): Erkrankungsfolgen wahrnehmen und akzeptieren. In: Wolfgang Fries und Claudia Bauer (Hg.): Teilhaben! Neue Konzepte der NeuroRehabilitation; für eine erfolgreiche Rückkehr in Alltag und Beruf. Stuttgart: Thieme, S. 29–44.

Berlit, Peter (2006): Schlaganfall - Differenzialdiagnostische Übersicht. In: Peter Berlit (Hg.): Klinische Neurologie. 2. Aufl. Berlin, Heidelberg: Springer Medizin Verlag Heidelberg, S. 941–950.

Berlit, Peter (2006): Klinische Neurologie. In: Schlaganfall – Differenzialdiagnostische Übersicht. Hg.: Peter Berlit, Heidelberg: Springer Medizin Verlag. S. 941–950.

Bickenbach, Jerome; Cieza, Alarcos; Rauch, Alexandrea; Stucki, Gerold (Hg.) (2012): Die ICF Core Sets. Manual für die klinische Anwendung. 1. Aufl. Bern: Huber.

Bierhoff, Hans-Werner (2007): Prosoziales Verhalten. In: Klaus Jonas, Wolfgang Stroebe und Miles Hewstone (Hg.): Sozialpsychologie. Eine Einführung. 5. Aufl. Heidelberg: Springer, S. 296–327.

Bluvol, Anna; Ford-Gilboe, Marilyn (2004): Hope, health work and quality of life in families of stroke survivors. In: J Adv Nurs 48 (4), S. 322–332.

Bogner, Jennifer A.; Whiteneck, Gale G.; Corrigan, John D.; Lai, Jin-Shei; Dijkers, Marcel P.; Heinemann, Allen W. (2011): Comparison of scoring methods for the participation assessment with recombined tools-objective. In: Arch Phys Med Rehabil 92 (4), S. 552–563.

Bohnsack, Ralf; Marotzki, Winfried; Meuser, Michael (2003): Hauptbegriffe qualitative Sozialforschung. Ein Wörterbuch. Opladen: Leske + Budrich.

Borgetto Bernhard (2002): Gesundheitsbezogene Selbsthilfe – ein Beitrag zur Versorgung chronisch Kranker und Behinderter im deutschen Gesundheitswesen. In: Arbeitsmed. Sozialmed.Umweltmed. 37 (8), S. 382–387.

Borgetto, Bernhard; Karl Kälble (2007): Medizinsoziologie. Sozialer Wandel, Krankheit, Gesundheit und das Gesundheitssystem. Juventa Verlag.

Bortz, Jürgen und Nicola Döring (2006): Forschungsmethoden und Evaluation. Für Human- und Sozialwissenschaftler. Heidelberg: Springer.

Bouffioulx; Édouard; Arnould, Carlyne; Thonnard, Jean-Louis (2008): Satis Stroke: a astisfaction measure of activities and participation in the actual environment experienced by patients with chronic stroke. In: J Rehabil Med (40), S. 836–843.

Bourdieu, Pierre (1983): Ökonomisches Kapital, kulturelles Kapital, soziales Kapital. In: Reinhard Kreckel (Hg.). Soziale Ungleichheiten. Göttingen: Schwartz, S. 183–198.

Brill K.E. (1998): Psychisch Kranke im Recht; ein Wegweiser. Bonn: Psychiatrie Verlag.

Brüggemann, Silke; Irle, Hanno; Mai, Helga (2007): Pschyrembel Sozialmedizin. Gesundheitssystem, Public Health, Sozialrecht, Rehabilitation, Prävention, Gesundheitsökonomie. Berlin: de Gruyter.

Brühl, Albert (2004): Fallgruppen der Sozialarbeit FdS(c) als Antwort auf die Einführung der Diagnosis Related Groups in Akut-Krankenhäusern. Univ., Dissertation. Osnabrück, 2003. 1. Aufl. Baden-Baden: Nomos.

Bundesarbeitsgemeinschaft für Rehabilitation. BAR (1998): Arbeitshilfe für die Rehabilitation von Schlaganfallpatienten. Heft 4. Frankfurt a. M.: Eigenverlag BAR.

Bundesarbeitsgemeinschaft für Rehabilitation. BAR (1999): Empfehlungen zur neurologischen Rehabilitation für Patienten mit schweren und schwersten Hirnschädigungen in den Phasen B und C. Frankfurt a. M.: Eigenverlag BAR.

Bundesarbeitsgemeinschaft für Rehabilitation. BAR (2006): Wegweiser. Rehabilitation und Teilhabe behinderter Menschen. Frankfurt a. M.: Eigenverlag BAR.

Bundesministerium für Arbeit und Soziales. BMAS (2013): Der vierte Armuts- und Reichtumsbericht der Bundesregierung. Bonn: Eigenverlag BMAS

Bundesministerium für Bildung und Forschung – BMBF (2012): Der Schlaganfall. Forschung – Diagnose – Therapie. Online verfügbar unter http://www.gesundheitsforschung-bmbf.de/_media/Schlaganfall.pdf, zuletzt aktualisiert am 09.05.2012, zuletzt geprüft am 12.05.2013.

Bundesministerium für Gesundheit. BMG (2012): Ratgeber zur Pflege. Online verfügbar unter www.bgm-bund.de, zuletzt aktualisiert am 25.08.2012.

Bundesministerium für Justiz. BMJ (2013): Gesetze im Internet. Online verfügbar unter http://www.gesetze-im-internet.de/impressum.html, zuletzt aktualisiert am 10.05.2013, zuletzt geprüft am 29.06.2013.

Bundesministeriun für Justiz. BMJ (2012): Betreuungsverfahren 1992 bis 2011 – Verfahren_Betreuungsgesetz.pdf. Online verfügbar unter https://www.bundesjustizamt.de/DE/SharedDocs/Publikationen/Justizstatistik/Verfahren_Betreuungsgesetz.pdf?__blob=publicationFile&v=1, zuletzt aktualisiert am 19.02.2013, zuletzt geprüft am 14.04.2013.

Busch, M.A; Schienkiewitz, A.; Nowossadeck, E.; Gößwald, A. (2013): Prävalenz des Schlaganfalls bei Erwachsenen im Alter von 40 bis 79 Jahren in Deutschland. Bundesgesundheitsblatt (Gesundheitsforschung-Gesundheitsschutz, 5/6). Online verfügbar unter http://edoc.rki.de/oa/articles/rebn4RY6HaHvI/PDF/25wmgiFNs WBCw.pdf, zuletzt aktualisiert am 23.05.2013, zuletzt geprüft am 28.05.2013.

Buunk, Abraham P. Dijkstra Pieternel (2007): Affilition, zwischenmenschliche Anziehung und enge Beziehung. In: Klaus Jonas, Wolfgang Stroebe und Miles Hewstone (Hg.): Sozialpsychologie. Eine Einführung; mit 17 Tabellen. 5. Aufl. Heidelberg: Springer, S. 330–358.

Calix, Alexandra (2006): Is the ecomap a valid and reliable social work tool to measure social support? Online verfügbar unter http://etd.lsu.edu/docs/available/etd-04072 004-180134/unrestricted/Calix_thesis.pdf, zuletzt aktualisiert am 19.05.2006, zuletzt geprüft am 07.03.2012.

Carpiano, Richard M. (2008): Actual or Potential Neighborhood Resources for Health Actual or Potential N Resources for Health. In: Ichirō Kawachi, S. V. Subramanian und Daniel Kim (Hg.): Social capital and health. New York: Springer, S. 83–94

Coleman, James Samuel (1990): Foundations of social theory. Cambridge, Mass: Belknap Press of Harvard Univ. Press.

Cott, Cheryl A.; Wiles, Rose; Devitt, Rachel (2007): Continuity, transition and participation: Preparing clients for life in the community post-stroke. In: Disabil Rehabil 29 (20-21), S. 1566–1574.

Daniel, K.; Wolfe, C. D.A; Busch, M. A.; McKevitt, C. (2009): What Are the Social Consequences of Stroke for Working-Aged Adults? A Systematic Review. In: Stroke 40 (6), S. e431.

Deck, R., Mittag; O., Hüppe A.; Muche-Borowski, C. & Raspe, H. (2007): Index zur Messung von Einschränkungen der Teilhabe (IMET). Erste Ergebnisse eines ICF orientierten Assessmentinstrumentes. In: Klinische Verhaltensmedizin und Rehabilitation, 20, S. 113–120.

Dehmel, Stefanie (2008): Klinische Sozialarbeit als professionelle soziale Unterstützung. In: Karlheinz Ortmann und Dieter Röh (Hg.): Klinische Sozialarbeit. Konzepte – Praxis – Perspektiven. Freiburg im Breisgau: Lambertus, S. 17–33.

Dehmel, Stefanie und Karlheinz Ortmann (2006): Soziale Unterstützung (Social Support). Ein Verstehens- und Handlungskonzept für die gesundheitsbezogene Sozialarbeit. Studientext. Berlin. Katholische Hochschule für Sozialwesen.

Desrosiers, Johanne; Rochette, Annie; Noreau, Luc; Bourbonnais, Daniel; Bravo, Gina; Bourget, Annick (2006): Long-Term Changes in Participation After Stroke. In: Topics in Stroke Rehabilitation 13 (4), S. 86–96.

Dettmers, Stephan (2009): Eco-Maps als Forschungsinstrument in Klinischer Sozialarbeit. In: Peter Pantuček (Hg.): Perspektiven sozialer Diagnostik. Über den Stand der Entwicklung von Verfahren und Standards. Wien, Berlin, Münster: Lit, S. 233–242.

Dettmers, Stephan (2010): Case Management im Akutkrankenhaus – gegenwärtige Konsequenzen für die soziale Arbeit und Pflegeprofession. In: Volker Brinkmann (Hg.): Case Management. Organisationsentwicklung und Change Management in Gesundheits- und Sozialunternehmen. 2. Aufl. Wiesbaden: Gabler, S. 277–285.

Deuschl, Günther (2007): Mit großer Dynamik zu neuen Therapiekonzepten. Interview. In: Deutsches Ärzteblatt 104 (37), S. 2481–2484, zuletzt geprüft am 04.06.2012.

Deutsche Gesellschaft für Neurologie – DGN (2012): Leitlinie für Diagnostik und Therapie in der Neurologie. Akuttherapie des ischämischen Schlaganfalls. Hg. v.
Deutsche Gesellschaft für Neurologie. Online verfügbar unter http://www.dgn.org/
leitlinien-online-2012/, zuletzt aktualisiert am 21.03.2013, zuletzt geprüft am
17.04.2013.
Deutscher Berufsverband für Soziale Arbeit e.V. (DBSH) (2000): Definition Soziale
Arbeit IFSW. Online verfügbar unter http://www.dbsh.de/beruf.html, zuletzt ge-
prüft am 12.05.2013.
Deutsches Institut für Medizinische Dokumentation und Information. DIMDI (2005):
ICF – Internationale Klassifikation der Funktionsfähigkeit, Behinderung und Ge-
sundheit. Unveränd. Nachdr. Köln. Eigenverlag.
DFG GEPRIS (2013): Online verfügbar unter http://gepris.dfg.de/gepris/. zuletzt ge-
prüft am 07.05.2013.
Diaz-Bone, Rainer (1997): Ego-zentrierte Netzwerkanalyse und familiale Beziehungs-
systeme, Wiesbaden: Deutscher Universitätsverlag.
Diekmann, Andreas (2007): Empirische Sozialforschung. Grundlagen, Methoden, An-
wendungen. 17. Aufl. Reinbek bei Hamburg: Rowohlt-Taschenbuch-Verlag
Diewald, Martin (1990): Soziale Beziehungen: Verlust oder Liberalisierung? Soziale
Unterstützung in informellen Netzwerken. Berlin: Edition Sigma.
Diewald, Martin; Sattler, Sebastian (2010): Soziale Unterstützungsnetzwerke. In:
Christian Stegbauer und Roger Häußling (Hg.): Handbuch Netzwerkforschung.
1. Aufl. Wiesbaden: VS Verlag für Sozialwissenschaften, S. 689–699.
Diller, Christian (2002): Zwischen Netzwerk und Institution. Eine Bilanz regionaler
Kooperationen in Deutschland. Leverkusen: Leske + Budrich.
Dorfman, Rachelle A. (1996): Clinical Social Work. Definition, Practice, and Vision.
New York: Brunner/Mazel.
Dörner, Klaus (1999): Gegen die Schutzhaft der Nächstenliebe – Umgang mit Kranken
und Behinderten. Publik-Forum. Oberursel (15). Online verfügbar unter http://bi-
dok.uibk.ac.at/library/doerner-schutzhaft.html, zuletzt geprüft am 02.06.2012.
Doyle, Andrea (2011): History of Research on Process Relevant to Clinical Social Work
(1).Online verfügbar unter: http://www.springerlink.com/content/r2541465312x
08m2/ fulltext.pdf, zuletzt geprüft am 24.05.2012.
Eikelmann, Bernd; Reker, Thomas; Richter, Dirk (2005): Zur sozialen Exklusion psychisch Kranker. Kritische Bilanz und Ausblick der Gemeindepsychiatrie zu Be-
ginn des 21. Jahrhunderts. In: Fortschritte der Neurologie Psychiatrie 73,
S. 664–673.
Engelke, Ernst; Borrmann, Stefan; Spatscheck, Christian (2008): Theorien der sozialen
Arbeit. Eine Einführung. 4. Aufl. Freiburg, Br: Lambertus.
Ertelt, Denis (2008): Bewegungsbeobachtung: Eine neue Methode der Neurorehabilita-
tion. Bad Honnef: Hippocampus.
Euler, Marc (2006): Soziales Kapital. Ein Brückenschlag zwischen Individuum und
Gesellschaft. Oldenburg: BIS-Verlag.
EuroFamCare (2005): What are the Policy Challenges and How to Address Them: Fam-
ily Care of Older People in Europe. Online verfügbar unter http://www.
uke.de/extern/eurofamcare-de/presentation.php?abs=3, zuletzt aktualisiert am
16.04.2013.
Ewert, T.; Freudenstein, R.; Stucki, G. (2008): Die ICF in der Sozialmedizin. In: Gesundheitswesen 70 (10), S. 600–12; quiz 613–6.

Fens, M.; Vluggen, T.; Haastregt, J.; Verbunt, J.; Beusmans, G.; Heugten, C. (2013): Multidisciplinary care for stroke patients living in the community: A systematic review (4), zuletzt geprüft am 04.05.2013.

Feuerstein, Thomas J. (2010a): Computerunterstützte Netzwerkanalyse und Netzwerkarbeit. In: Karin Bock, Ingrid Miethe und Bettina Ritter (Hg.): Handbuch qualitative Methoden in der sozialen Arbeit. Opladen: Budrich, S. 448–454.

Flick, Uwe (2010a): Design und Prozess qualitativer Forschung. In: Uwe Flick, Ernst von Kardorff und Ines Steinke (Hg.): Qualitative Forschung. Ein Handbuch. 8. Aufl. Reinbek bei Hamburg: Rowohlt-Taschenbuch-Verlag (Rowohlts Enzyklopädie), S. 252–264.

Flick, Uwe (2010b): Triangulation in der qualitativen Forschung. In: Uwe Flick, Ernst von Kardorff und Ines Steinke (Hg.): Qualitative Forschung. Ein Handbuch. 8. Aufl. Reinbek bei Hamburg: Rowohlt-Taschenbuch-Verlag (Rowohlts Enzyklopädie), S. 309–318.

Flick, Uwe (2011): Triangulation. In: Gertrud Oelerich und Otto Hans Uwe (Hg.): Empirische Forschung und Soziale Arbeit. Ein Studienbuch. 1. Aufl. Wiesbaden: VS Verlag für Sozialwissenschaften, S. 323–328.

Flick, Uwe; von Kardorff, Ernst; Steinke, Ines (2010): Was ist qualitative Forschung. In: Uwe Flick, Ernst von Kardorff und Ines Steinke (Hg.): Qualitative Forschung. Ein Handbuch. 8. Aufl. Reinbek bei Hamburg: Rowohlt-Taschenbuch-Verlag (Rowohlts Enzyklopädie), S. 13–29.

Forsberg-Warleby, Gunilla; Möller, Anders; Blomstrand, Christian (2002): Spouses of first-ever stroke victims: sense of coherence in the first phase after stroke. In: Journal of Rehabilitation Medicine 34 (3), S. 128–133.

Franzen Axel; Pointner, Sonja (2007): Sozialkapital, Konzeptionalisierungen und Messungen. In: Axel Franzen und Markus Freitag (Hg.): Sozialkapital. Grundlagen und Anwendungen. Wiesbaden: VS Verlag für Sozialwissenschaften (Kölner Zeitschrift für Soziologie und Sozialpsychologie Sonderheft, 47), S. 66–90.

Franzen, Axel; Freitag, Markus (2007): Aktuelle Themen und Diskussionen der Sozialkapitalforschung. In: Axel Franzen und Markus Freitag (Hg.): Sozialkapital. Grundlagen und Anwendungen. Wiesbaden: VS Verlag für Sozialwissenschaften (Kölner Zeitschrift für Soziologie und Sozialpsychologie Sonderheft, 47), S. 7–22.

Franzkowiak, Peter; Homfeldt, Hans Günther; Mühlum, Albert (2011): Lehrbuch Gesundheit. Weinheim: Beltz Juventa (Studienmodule Soziale Arbeit).

Fries, Wolfgang; Fischer, Sonja (2008): Beeinträchtigungen der Teilhabe nach erworbenen Hirnschädigungen: Zum Verhältnis von Funktionsstörungen, personbezogenen und umweltbezogenen Kontextfaktoren. Eine Pilotstudie. In: Rehabilitation 47 (05), S. 265–274.

Fries, Wolfgang (2007a): Rehabilitation zur Teilhabe. Eine Standortbestimmung. In: Wolfgang Fries und Claudia Bauer (Hg.): Teilhaben! Neue Konzepte der NeuroRehabilitation; für eine erfolgreiche Rückkehr in Alltag und Beruf. Stuttgart: Thieme, S. 1–5.

Fries, Wolfgang (2007b): Das soziale Netz I: Angehörige informieren und unterstützen. In: Wolfgang Fries und Claudia Bauer (Hg.): Teilhaben! Neue Konzepte der NeuroRehabilitation; für eine erfolgreiche Rückkehr in Alltag und Beruf. Stuttgart: Thieme, S. 135–143.

Frietsch, Robert, und Peter Löcherbach (1995). Soziale Unterstützung als Handlungs-ansatz in der Sozialen Arbeit. In: Soziale Netze in der Praxis. Hg. Rainer Ningel, Wilma Funke. Göttingen. Verlag für Angewandte Psychologie, S. 40–53.

Frommelt, Peter (2010): Rehabilitation von Personen mit einem Schlaganfall. In: Peter Frommelt (Hg.): NeuroRehabilitation. Ein Praxisbuch für interdisziplinäre Teams; mit 92 Tabellen. Berlin, Heidelberg: Springer, S. 633–672.

Früchtel, Frank; Cyprian Gudrun; Budde, Wolfgang (2007): Sozialer Raum und Sozia-le Arbeit. 1. Aufl. Wiesbaden: VS Verlag für Sozialwissenschaften.

Gahleitner, Silke Birgitta (2005a): Ethik in der sozialwissenschaftlichen Forschung. In: Silke-Birgitta Gahleitner, Susanne Gerull, Begona Petuya Schambach-Hardtke, Lydia Iutarte und Claudia Streblow (Hg.): Einführung in das Methodenspektrum sozialwissenschaftlicher Forschung. Uckerland: Schibri-Verlag, S. 109–116.

Gahleitner, Silke Birgitta (2005b): Halbstrukturierte Erhebungsmethoden am Beispiel Problemzentrierter Interviews im Bereich Klinischer Sozialarbeit. In: Silke-Birgit-ta Gahleitner, Susanne Gerull, Begona Petuya Schambach-Hardtke, Lydia Iutarte und Claudia Streblow (Hg.):Einführung in das Methodenspektrum sozialwissen-schaftlicher Forschung. Uckerland: Schibri-Verlag, S. 42–52.

Gahleitner, Silke Birgitta; Mühlum, Albert (2010): Klinische Sozialarbeit. In: Karin Bock, Ingrid Miethe und Bettina Ritter (Hg.): Handbuch qualitative Methoden in der sozialen Arbeit. Opladen: Budrich, S. 490–499.

Galuske, Michael (2007): Methoden der Sozialen Arbeit. Eine Einführung. 7. Aufl. Weinheim ;, München: Juventa-Verlag

Geißler-Piltz, Brigitte; Mühlum, Albert; Pauls, Helmut (2005): Klinische Sozialarbeit. München [u.a.]: Reinhardt.

Germain, Carel B.; Gitterman, Alex (1999): Praktische Sozialarbeit. Das „life model" der sozialen Arbeit. 2. Aufl. Stuttgart: Enke.

Geyh, Szilvia; Cieza, Alarcos; Schouten, Jan; Dickson, Hugh; Frommelt, Peter; Omar, Zaliha et al. (2004): ICF Core Sets for stroke. In: Journal of Rehabilitation Medi-cine 36 (0), S. 135–141.

Gill, G. M. (1992): Social work intervention with stroke patients and their families. In: Home Health Care Management & Practice 4 (1), S. 57–62. Online verfügbar unter http://hhc.sagepub.com/content/4/1/57.full.pdf, zuletzt geprüft am 06.03.2012.

GKV Spitzenverband (2013): GKV Kennzahlen. Online verfügbar unter http://www. gkv-spitzenverband.de/, zuletzt geprüft am 15.04.2013.

Gläser, Jochen; Laudel, Grit (2004): Experteninterviews und qualitative Inhaltsanalyse als Instrumente rekonstruierender Untersuchungen. 1. Aufl. Wiesbaden: VS Verlag für Sozialwissenschaften.

Granovetter, Mark S. (1973): The Stength of Weak Ties. In: American Journal of Socio-logy (78), S. 1360–1380.Online verfügbar unter http://sociology.stanford.edu/ people/mgranovetter/documents/granstrengthweakties.pdf, zuletzt geprüft am 07.05.2012.

Green, D.; McDermott, F. (2010): Social Work from Inside and Between Complex Sys-tems: Perspectives on Person-in-Environment for Today's Social Work. In: British Journal of Social Work 40 (8), S. 2414–2430.

Grube, Anke (2009): Gesund werden im Krankenhaus. Eine Frage der Passung zwi-schen subjektiven Erwartungen und angebotenen Widerstandsressourcen. Frei-burg, Br: Centaurus.

Habermas, Jürgen (1981): Theorie des kommunikativen Handelns. Frankfurt am Main: Suhrkamp.

Hackl, M.; Holzner, B.; Günther, V.; Saltuari, L. (1997): Pflege von Schlaganfallpatienten durch Angehörige – soziale Unterstützung und Bewältigungsstrategien. In: Dtsch. Med. Wochenschr 122 (21), S. 669–675.

Hartje, Wolfgang Poeck Klaus (Hg.) (2006): Klinische Neuropsychologie. 29 Tabellen. 6. Aufl. Stuttgart [u.a.]: Thieme.

Haß, Wolfgang (2002): Soziale Unterstützungsnetzwerke von Menschen mit chronischer Polyarthriti Soziale Unterstützungsnetzwerke von Menschen mit chronischer Polyarthritis. Eine explorative, netzwerkanalytische Studie. Dissertation. Universität Köln.

Häußling, Roger (2010b): Relationale Soziologie. In: Christian Stegbauer und Roger Häußling (Hg.): Handbuch Netzwerkforschung. 1. Aufl. Wiesbaden: VS Verlag für Sozialwissenschaften, S. 63–87.

Hawkins, R. L.; Maurer, K. (2011): Unravelling Social Capital: Disentangling a Concept for Social Work. In: British Journal of Social Work, S. 1–18.

Hegeler, Hildegard (2008): Klinische Sozialarbeit im Krankenhaus. In: Karlheinz Ortmann und Dieter Röh (Hg.): Klinische Sozialarbeit. Konzepte – Praxis – Perspektiven. Freiburg im Breisgau: Lambertus, S. 121–137.

Helfferich, Cornelia (2011): Die Qualität qualitativer Daten. Manual für die Durchführung qualitativer Interviews. 4. Aufl. Wiesbaden: VS Verlag für Sozialwissenschaften (Lehrbuch).

Helgeson, Vicki S. (2003): Social support and quality of life. In: Quality of Life Research 12 (1suppl), S. 25–31. Online verfügbar unter http://www.springerlink.com/content/k64740pu83r37l4w/fulltext.pdf. zuletzt aktualisiert am 30.01.2007, zuletzt geprüft am 09.06.2012.

Helmert, Uwe; Voges, Wolfgang (2005): Familiale Situation, soziale Unterstützung und subjektive Gesundheit. In: Karla Gärtner, Evelyn Grünheid und Marc Luy (Hg.): Lebensstile, Lebensphasen, Lebensqualität. Interdisziplinäre Analysen von Gesundheit und Sterblichkeit aus dem Lebenserwartungssurvey des BiB. Wiesbaden: VS Verlag für Sozialwissenschaften, S. 189–203.

Hennig, Marina (2010): Soziales Kapital und seine Funktionsweise. In: Christian Stegbauer und Roger Häußling (Hg.): Handbuch Netzwerkforschung. 1. Aufl. Wiesbaden: VS Verlag für Sozialwissenschaften, S. 177–189.

Hermanns, Harry (2010): Interviewen als Tätigkeit. In: Qualitative Forschung. Ein Handbuch. Hg. Uwe Flick, Ernst von Kardorff und Ines Steinke. Reinbek bei Hamburg: Rowohlt Taschenbuch Verlag, S. 360–368.

Hermes, Gisela (2007): Von der Segregation über die Integration zur Inklusion. Zedis. Hamburg. Online verfügbar unter http://www.zedis.uni-hamburg.de/wp-content/uploads/2007/01/segregation_integration_inklusion_gisela_hermes.pdf, zuletzt aktualisiert am 30.01.2007, zuletzt geprüft am 02.06.2012.

Herriger, N. (2009): Empowerment: Potenziale nutzen. Online verfügbar unterhttp://www.empowerment.de/grundlagentext.html, zuletzt aktualisiert am 07.01.2009, zuletzt geprüft am 18.08.2012.

Hertlein, Stefanie (2008): Soziale Netzwerke als Beitrag zur Überlebenssicherung: Land-Stadt-Migranten im globalisierten Bangalore. Magisterarbeit. Online verfügbar unter http://www.freidok.uni-freiburg.de/volltexte/6798/pdf/Hertlein_Soziale_Netzwerke_Ueberlebenssicherung.pdf, zuletzt geprüft am 21.05.2012.

Heuschmann, P.; Busse, O.; Wagner, M.; Endres, M.; Villringer, A.; Röther, J. et al. (2010): Schlaganfallhäufigkeit und Versorgung von Schlaganfallpatienten in Deutschland. In: Akt Neurol 37 (07), S. 333–340.

Heusinger, Josefine und Monika Klünder (2005): Ich lass mir nicht die Butter vom Brot nehmen! Aushandlungsprozesse in häuslichen Pflegearrangements. Dissertation. Fachbereich Sozialwissenschaften und Philosophie. 2005, Freie Universität Berlin. Abrufbar über: http://www.diss.fu-berlin.de/diss/receive/FUDISS_thesis_000000001876 [Zugriff: 23.03.2013]

Hillebrandt, Frank (2004): Soziale Ungleichheit oder Exklusion? In: Roland Merten und Albert Scherr (Hg.): Inklusion und Exklusion in der sozialen Arbeit. 1. Aufl. Wiesbaden: VS, Verlag für Sozialwissenschaften, S. 119–142.

Hollstein, Betina (2005): Partnerverlust im Alter. Netzwerkveränderungen und Unterstützungsmöglichkeiten nach der Verwitwung. In: Ulrich Otto und Petra Bauer (Hg.): Mit Netzwerken professionell zusammenarbeiten. Tübingen: DGVT-Verl. Dt. Ges. für Verhaltenstherapie (FGG), S. 553–574.

Hollstein, Betina (2010): Qualitative Methoden und Mixed-Method-Designs. In: Christian Stegbauer und Roger Häußling (Hg.): Handbuch Netzwerkforschung. 1. Aufl. Wiesbaden: VS Verlag für Sozialwissenschaften, S. 459–470.

Homfeldt, Hans Günther (2010): Gesundheit. In: Karin Bock, Ingrid Miethe und Bettina Ritter (Hg.): Handbuch qualitative Methoden in der sozialen Arbeit. Opladen: Budrich, S. 124–131.

Hopf, Christel (2010): Qualitative Interviews. Ein Überblick. In: Uwe Flick, Ernst von Kardorff und Ines Steinke (Hg.): Qualitative Forschung. Ein Handbuch. 8. Aufl. Reinbek bei Hamburg: Rowohlt-Taschenbuch-Verlag (Rowohlts Enzyklopädie), S. 349–360.

Huber, Walter (2006): Dysarthrie. In: Wolfgang Poeck Klaus Hartje (Hg.): Klinische Neuropsychologie. 29 Tabellen. 6. Aufl. Stuttgart [u.a.]: Thieme, S. 174–202.

Huber, Walter; Poeck, Klaus; Weniger, Dorothea (2006): Klinisch neuropsychologische Syndrome und Störungen. In: Wolfgang Poeck und Klaus Hartje (Hg.): Klinische Neuropsychologie. 29 Tabellen. 6. Aufl. Stuttgart [u.a.]: Thieme.

Hug, Theo; Poscheschnik, Gerald (2010): Empirisch forschen. Die Planung und Umsetzung von Projekten im Studium. Konstanz: UVK-Verl.-Ges.

Hurrelmann, Klaus (2000): Gesundheitssoziologie Eine Einführung in sozialwissenschaftliche Theorien von Krankheitsprävention und Gesundheitsförderung. Weinheim, Juventa Verlag.

IDW (2013): Schlaganfälle kosten jährlich sechs Milliarden Euro. Online verfügbar unter http://idw-online.de/pages/de/news308430, zuletzt geprüft am 07.05.2013.

Interdisziplinäres Zentrum für Public Health – IZPH (2005): Schlaganfall in Deutschland. Anhaltszahlen zum Schlaganfall aus dem bevölkerungs-basierten Erlanger Schlaganfall Register.Online verfügbar unter http://www.kompetenznetz-schlaganfall.de/fileadmin/download/hintergrundinfos/02-06-2005_KNS_Anhaltszahlen-Schlaganfall2.pdf, zuletzt aktualisiert am 10.06.2005, zuletzt geprüft am 04.06.2012.

Jansen, Dorothea (2006): Einführung in die Netzwerkanalyse. Grundlagen, Methoden, Forschungsbeispiele ; [Lehrbuch]. 3. Aufl. Wiesbaden: VS Verlag für Sozialwissenschaften.

Jansen, H. E.; Schepers, V. P.; Visser-Meily, J. M.; Post, M. W. (2012): Social activity one and three years post-stroke (1), zuletzt geprüft am 04.05.2013.

Jungbauer, J.; Cramon, D. Y. von; Wilz, G. (2003): Langfristige Lebensveranderungen und Belastungsfolgen bei Ehepartnern von Schlaganfallpatienten. In: Der Nervenarzt 74 (12), S. 1110–1117.

Jungbauer-Gans, Monika (2002): Ungleichheit, soziale Beziehungen und Gesundheit. Univ., Habil.-Schrift. München: 2001. 1. Aufl. Wiesbaden: Westdt. Verlag.

Jungbauer-Gans, Monika; Gross, Christiane (2007): Verteilung des sozialen Kapitals. Eine makrosoziologische Analyse des European Social Survey 2002 und 2004. In: Axel Franzen und Markus Freitag (Hg.): Sozialkapital. Grundlagen und Anwendungen. Wiesbaden: VS Verlag für Sozialwissenschaften (Kölner Zeitschrift für Soziologie und Sozialpsychologie Sonderheft, 47), S. 211–240.

Kardorff, Ernst von (2010): Soziale Netzwerke in der Rehabilitation und im Gesundheitswesen. In: Christian Stegbauer und Roger Häußling (Hg.): Handbuch Netzwerkforschung. 1. Aufl. Wiesbaden: VS Verlag für Sozialwissenschaften, S. 715–724.

Kawachi, Ichero; Subramanian, S. V.; Kim, Daniel (2008): Social Capital and Health. A Decade of Progress and Beyond. In: Ichirō Kawachi, S. V. Subramanian und Daniel Kim (Hg.): Social capital and health. New York: Springer, S. 1–26.

Kemp, S. P. (2011): Recentring Environment in Social Work Practice: Necessity, Opportunity, Challenge. In: British Journal of Social Work 41 (6), S. 1198–1210.

Keul, Alexander G. (1993): Soziales Netzwerk. System ohne Theorie. In: Anton Laireiter. (Hg.): Soziales Netzwerk und soziale Unterstützung. Bern, Göttingen, Toronto, Seattle. Huber Verlag. S. 45–54.

Keupp, Heiner (1998): Chancen des Umbruchs. Das soziale Kapital Deutschlands. In: Bernd Röhrle, Gert Sommer und Frank Nestmann (Hg.): Netzwerkintervention. Tübingen: Dgvt-Verl. (Fortschritte der Gemeindepsychologie und Gesundheitsförderung, 2), S. 279–296.

Keupp, Heiner (2009): Welche Ressourcen benötigen Kinder und Jugendliche. In: Silke Birgitta Gahleitner und Gernot Hahn (Hg.): Klinische Sozialarbeit. Forschung aus der Praxis – Forschung für die Praxis. Bonn: Psychiatrie-Verlag (2), S. 92–105.

Kitze, K.; Cramon, D. Y. von; Wilz, G. (2002): Psychische Belastungen bei Angehörigen von Schlaganfallpatienten. In: Rehabilitation (Stuttg) 41 (6), S. 401–406.

Kjellström, T; B. Norrving, B; Shatchkute, A. (2006): Helsingborg Declaration 2006 on European Stroke Strategies. Kopenhagen: WHO.

Klassen, Michael (2009): Sozialarbeitswissenschaft aus der bedürfnistheoretischen Perspektive. In: Albert Mühlum und Günter Rieger (Hg.): Soziale Arbeit in Wissenschaft und Praxis. Festschrift für Wolf Rainer Wendt. Lage: Jacobs, S. 47–58.

Kleining, Gerhard (2007): Der qualitative Forschungsprozess. In: Gabriele Naderer (Hg.): Qualitative Marktforschung in Theorie und Praxis. Grundlagen, Methoden und Anwendungen. 1. Aufl. Wiesbaden: Gabler.

Klemperer, David (2011): Sozialmedizin – Public Health. Lehrbuch für Gesundheits- und Sozialberufe. 1. Aufl. Bern: Huber.

Kleve, Heiko (2004): Die intime Grenze funktionaler Partizipation. In: Roland Merten und Albert Scherr (Hg.): Inklusion und Exklusion in der sozialen Arbeit. 1. Aufl. Wiesbaden: VS Verlag für Sozialwissenschaften, S. 163–187.

Kleve, Heiko (2005): Inklusion und Exklusion. Drei einführende Texte. Fachhochschule Potsdam. Online verfügbar unter http://sozialwesen.fh-potsdam.de/ uploads/ media/Inklusion_und_Exklusion.pdf, zuletzt aktualisiert am 20.08.2005, zuletzt geprüft am 01.06.2012.

Kleve, Heiko (2009): Dreidimensionales Case Management. Zwischen Verfahren, Methoden und Haltung. In: Albert Mühlum und Günter Rieger (Hg.): Soziale Arbeit in Wissenschaft und Praxis. Festschrift für Wolf Rainer Wendt. Lage: Jacobs, S. 280–294.

Klötzsch, C., und O. Popescu (2006). Pathophysiologie, Klassifikation, Epidemiologie und Risikofaktoren der zerebralen Ischämie. In: Klinische Neurologie, von A. Engelhardt, A. Epplen, P. Berlitz et al., Herausgeber: Peter Berlitz, S. 950–974. Heidelberg: Springer Medizin Verlag.

Kolip, Petra; Lademann, Julia (2006): Familie und Gesundheit. In: Klaus Hurrelmann, Ulrich Laaser und Oliver Razum (Hg.): Handbuch Gesundheitswissenschaften. 4. Aufl. Weinheim ;, München: Juventa-Verlag, S. 625–652.

Kolominsky-Rabas, Peter L.; Heuschmann, Peter U.; Marschall, Daniela; Emmert, Martin; Baltzer, Nikoline; Neundörfer, Bernhard et al.: Lifetime Cost of Ischemic Stroke in Germany: Results and National Projections From a Population-Based Stroke Registry. Online verfügbar unter http://stroke.ahajournals.org/content/37/5/1179.full.pdf+html, zuletzt geprüft am 12.05.2013.

Korpelainen, J. T.; Nieminen, P.; Myllyla, V. V. (1999): Sexual functioning among stroke patients and their spouses. In: Stroke 30 (4), S. 715–719.

Kowal, Sabine und Daniel O' Connell (2010): Zur Transkription von Gesprächen. In: Uwe Flick, Ernst von Kardorff und Ines Steinke (Hg,). Qualitative Forschung. Ein Handbuch. Reinbek bei Hamburg: Rowohlt Taschenbuch Verlag, S. 437–447.

Kriesi, Hanspeter (2007): Grundlagen, Konzepte, Modelle. Sozialkapital. Eine Einführung. In: Axel Franzen und Markus Freitag (Hg.): Sozialkapital. Grundlagen und Anwendungen. Wiesbaden: VS Verlag für Sozialwissenschaften (Kölner Zeitschrift für Soziologie und Sozialpsychologie Sonderheft, 47), S. 23–46.

Kromrey, Helmut (2009): Empirische Sozialforschung. Modelle und Methoden der Datenerhebung und Datenauswertung. 12. Aufl. Opladen: Leske + Budrich.

Kronauer, Martin (2010): Inklusion vs. Exklusion. Eine historische und begriffliche Annäherung an die soziale Frage der Gegenwart. In: Martin Kronauer (Hg.): Inklusion und Weiterbildung. Reflexionen zur gesellschaftlichen Teilhabe in der Gegenwart. 1. Aufl. s.l: Bertelsmann W. Verlag, S. 24–58. Online verfügbar unter http://www.pedocs.de/volltexte/2010/2626/pdf/Kronauer_Inklusion_Exklusion_historische_begriffliche_Annaeherung_2010_D_A.pdf, zuletzt geprüft am 28.02.2012.

Krüger, Heinz-Hermann (2000): Stichwort: Qualitative Forschung. In: Zeitschrift für Erziehungswissenschaft 3, H. 3, S. 323–342.

Kuckartz, Udo (2012): Qualitative Inhaltsanalyse. Methoden, Praxis, Computerunterstützung. Weinheim: Beltz Juventa.

Kümpers, Susanne (2012): Partizipation hilfebedürftiger und benachteiligter Älterer. Die Perspektive der Grundbefähigungen nach Martha Nussbaum. In: Rolf Rosenbrock und Susanne Hartung (Hg.): Handbuch Partizipation und Gesundheit. 1. Aufl. Bern: H. Huber, S. 197–211.

Laireiter, Anton (Hg.) (1993): Soziales Netzwerk und soziale Unterstützung. Konzepte, Methoden und Befunde. 1. Aufl. Bern: Huber.

Laireiter, Anton; Lettner, Karin (1993). In: Anton Laireiter (Hg.): Soziales Netzwerk und soziale Unterstützung. Konzepte, Methoden und Befunde. 1. Aufl. Bern: Huber, S. 101–111.

Lambers, Helmut (2013): Theorien der Sozialen Arbeit. Ein Kompendium und Vergleich. Opladen: Verlag Barbara Budrich (UTB).

Lamnek, Siegfried (2005): Qualitative Sozialforschung. Lehrbuch. 4. Aufl. Weinheim [u.a.]: Beltz PVU.

Lampert, Thomas; Mielck, Andreas (2008): Gesundheit und soziale Ungleichheit. Eine Herausforderung für Forschung und Politik. In: GGW 8 (2), S. 7–16.

Lamprecht, Gerlinde (2007): Wege aus der Sprachlosigkeit. In: Wolfgang Fries und Claudia Bauer (Hg.): Teilhaben! Neue Konzepte der NeuroRehabilitation; für eine erfolgreiche Rückkehr in Alltag und Beruf. Stuttgart: Thieme, S. 89–97.

Landolt, Patricia (2004): Eine Abwägung der Grenzen sozialen Kapitals. In: Fabian Kessl und Uwe Otto (Hg.): Soziale Arbeit und soziales Kapital. Zur Kritik lokaler Gemeinschaftlichkeit. 1. Aufl. Wiesbaden: VS Verlag für Sozialwissenschaften, S. 79–93.

Langolt, Patricia (2004): Eine Abwägung der Grenzen sozialen Kapitals. Lehren aus den transnationalen Gemeinde-Initiativen El Salvadors. In: Fabian Kessl und Uwe Otto (Hg.): Soziale Arbeit und soziales Kapital. Zur Kritik lokaler Gemeinschaftlichkeit. 1. Aufl. Wiesbaden: VS Verlag für Sozialwissenschaften, S. 21–43.

Larson, Jenny; Franzen-Dahlin, Asa; Billing, Ewa; Murray, Veronica; Wredling, Regina (2005): Spouse's life situation after partner's stroke event: psychometric testing of a questionnaire. In: J Adv Nurs 52 (3), S. 300–306.

Legewie, Heiner (1994): Globalauswertung von Dokumenten. In: Andreas Boehm (Hg.): Texte verstehen. Konzepte, Methoden, Werkzeuge. Konstanz: UVK, Univ.-Verlag Konstanz (Schriften zur Informationswissenschaft, 14), S. 177–182, zuletzt geprüft am 12.05.2013.

Lenz, Albert (2005): Kinder psychisch kranker Eltern. Göttingen: Hogrefe.

Lippert-Grüner, M.; Terhaag, D. (2001): Selbsthilfegruppen als Bestandteil der ambulanten wohnortnahen Rehabilitation nach erworbener Hirnschädigung. In: Rehabilitation (Stuttg) 40 (1), S. 50–53.

Lomas, Jonathan (1998): Social Capital and Health Implication for Public Health and Epidemiology. In: Soc. Sci. Med 47 (9), S. 1181–1188.

Luthe, Ernst-Wilhelm (2007): Begriff und Gegenstand des Rehabilitationsrechts. In: Die Sozialgerichtsbarkeit 8, S. 454–467.

Lynch, E. B.; Butt, Z.; Heinemann, A.; Victorson, D.; Nowinski, C. J.; Perez, L.; Cella, D. (2008): A qualitative study of quality of life after stroke: The importance of social relationships. In: J Rehabil Med 40 (7), S. 518–523.

Marsden, Peter V. (2009): Recent Developments in Network Measurement. In: Peter J. Carrington, John Scott und Stanley Wasserman (Hg.): Models and methods in social network analysis. Reprinted. Cambridge: Cambridge Univ. Press (Structural analysis in the social sciences, 27 i.e. 28), S. 8–30.

Mattaini, Mark A. (1993): More than thousand words: Graphics for Clinical Practice. Washington, DC: NASW Press.

Mattaini, Mark A. (1997): Clinical practice with individuals. Washington, D.C: National Association of Social Workers.

Matzat, Jürgen (2010): Zusammenarbeit mit Selbsthilfegruppen. In: Hans-Wolfgang Hoefert (Hg.): Patientenorientierung im Krankenhaus. Göttingen, Bern, Wien, Paris, Oxford, Prag, Toronto, Cambridge, MA, Amsterdam, Kopenhagen, Stockholm: Hogrefe, S. 113–123.

May, Michael (2004): Versuch einer Entystifizierung sozialen Kapitals. Zur unterschiedlichen begrifflichen Fassung sozialen Kapitals. In: Fabian Kessl und Uwe

Otto (Hg.): Soziale Arbeit und soziales Kapital. Zur Kritik lokaler Gemeinschaftlichkeit. 1. Aufl. Wiesbaden: VS Verlag für Sozialwissenschaften, S. 79–93.

Mayo, Nancy E.; Wood-Dauphinee, Sharon; Cote, Robert; Durcan, Liam; Carlton, Joseph (2002): Activity, participation, and quality of life 6 months poststroke. In: Archives of Physical Medicine and Rehabilitation 83 (8), S. 1035–1042.

Mayrhofer, Hemma (2009): Soziale Inklusion und Exklusion. Eine (system-) theoretische Unterscheidung als Beobachtungsangebot für die Soziale Arbeit. In: Wissenschaftliches Journal Österreichischer Fachhochschul-Studiengänge Soziale Arbeit, S. 1–12.

Mayring, Philipp (2001): Kombination und Integration qualitativer und quantitativer Analyse. Forum Qualitative Sozialforschung / Forum: Qualitative Social Research [On-line Journal]. Online verfügbar unter http://www.qualitative-research.net/index.php/fqs/article/view/967/2111, zuletzt geprüft am 17.05.2013.

Mayring, Philipp (2010): Qualitative Inhaltsanalyse. Grundlagen und Techniken. 11. Aufl. Weinheim: Beltz.

Mayring, Philipp; Gahleitner, Birgitta (2010): Qualitative Inhaltsanalyse. In: Karin Bock, Ingrid Miethe und Bettina Ritter (Hg.): Handbuch qualitative Methoden in der sozialen Arbeit. Opladen: Budrich, S. 295–304.

McCarthy, Michael J.; Powers, Laurie E.; Lyons, Karen S. (2011): Poststroke depression: social workers' role in addressing an underrecognized psychological problem for couples who have experienced stroke. In: Health Soc Work 36 (2), S. 139–148.

McCullagh, E.; Brigstocke, G.; Donaldson, N.; Kalra, L. (2005): Determinants of Caregiving Burden and Quality of Life in Caregivers of Stroke Patients. In: Stroke 36 (10), S. 2181–2186.

Medin, Jennie; Barajas, Josefin; Ekberg, Kerstin (2006): Stroke patients' experiences of return to work. In: Disabil Rehabil 28 (17), S. 1051–1060.

Merten, Roland: Inklusion/Exklusion in der Sozialen Arbeit. Überlegungen zur aktuellen Theoriedebatte zwischen Bestimmung und Destruktion. In: Merten, Roland; Scherr, Albert (Hg.) (2004): Inklusion und Exklusion in der sozialen Arbeit. 1. Aufl. Wiesbaden: VS Verlag für Sozialwissenschaften, S. 99–118.

Meuser, Andreas, und Ulrike Nagel (2002): Experteninterviews. Vielfach erprobt, wenig bedacht. In: Das Experteninterview. Therorie, Methode, Anwendung. Hg. Alexander Bogner, u.a. Opladen: Leske und Budrich, S. 71–94.

Meyen, Michael; Löblich, Maria; Pfaff-Rüdiger, Senta; Riesmeyer, Claudia (2011): Wie man das „richtige" Lager findet und Qualität sichert: Dimensionen und Gütekriterien qualitativer Forschung. In: Michael Meyen, Maria Löblich, Senta Pfaff-Rüdiger und Claudia Riesmeyer (Hg.): Qualitative Forschung in der Kommunikationswissenschaft. Eine praxisorientierte Einführung. 1. Aufl. Wiesbaden: VS Verlag für Sozialwissenschaften, S. 29–52.

Mielck, Andreas (2005): Soziale Ungleichheit und Gesundheit. Einführung in die aktuelle Diskussion. 1. Aufl. Bern: Huber.

Milne, Derek. Social Therapy: A guide to social support for mental health practitioners. Chichester, New York, Weinheim, Brisbane, Singapore, Toronto: John Wiley & Sons, 1999.

Minnemann, Elisabeth (1994): Die Bedeutung sozialer Beziehungen für Lebenszufriedenheit im Alter. Regensburg: S. Roderer.

Mjelde-Mossey, Lee Ann (2006): Social Work's Partnership in Community-Based Stroke Prevention for Older Adults. In: Social Work in Health Care 42 (2), S. 57–71.

Mühlum, Albert (2009): Sozialarbeitswissenschaft. Science in Progress. In: Albert Mühlum und Günter Rieger (Hg.): Soziale Arbeit in Wissenschaft und Praxis. Festschrift für Wolf Rainer Wendt. Lage: Jacobs, S. 36–46.

Mühlum, Albert (Hg.) (2004): Sozialarbeitswissenschaft – Wissenschaft der sozialen Arbeit. Freiburg im Breisgau: Lambertus.

Münch, Richard (2004): Soziologische Theorie. Band 3: Gesellschaftstheorie. Frankfurt am Main, Campus Verlag.

Nabavi, Darius G., und E. Bernd Ringelstein (2007) Spezielle zerebrovaskuläre Krankheiten Intrakranielle Blutungen, Thrombosen und Ischämien. Herausgeber: Th. Brandt, R. Hohlfeld, J. Noth und H. Reichmann. Stuttgard: Kohlhammer GmbH.

Nestmann, Frank (2005): Netzwerkinterventionen und soziale Unterstützung fördern. Effektivität und Maximen der Nachhaltigkeit. In: Ulrich Otto und Petra Bauer (Hg.): Mit Netzwerken professionell zusammenarbeiten. Tübingen: DGVT-Verl. Dt. Ges. für Verhaltenstherapie (Fortschritte der Gemeindepsychologie und Gesundheitsförderung (FGG)), S. 131–156.

Nestmann, Frank; Wehner, Karin (1998): Soziale Netzwerk- und Unterstützungsbeziehungen von alten Menschen mit psychischen Störungen. In: Bernd Röhrle, Gert Sommer und Frank Nestmann (Hg.): Netzwerkintervention. Tübingen: Dgvt-Verlag (Fortschritte der Gemeindepsychologie und Gesundheitsförderung, 2), S. 169–199.

Nowotny, Monika; Dachenhausen, Alexandra; Stastny, Peter; Zidek, Thomas; Brainin, Michael (2004): Empowerment, Lebensqualität und Partizipation in der neurologischen Rehabilitation. Eine empirische Studie an Schlaganfallpatienten und Angehörigen. In: Wiener Medizinische Wochenschrift 154 (23), S. 577–583, zuletzt geprüft am 01.03.2012.

Nussbaum, Martha C. (1999): Gerechtigkeit oder Das gute Leben. 1. Aufl. Frankfurt am Main: Suhrkamp (Gender studies).

Obrecht, Werner (2001): Das systemtheoretische Paradigma der Disziplin und der Profession der sozialen Arbeit. Eine transzisziplinäre Antwort auf das Problem der Fragmentierung des professionellen Wissens und die unvollständige Professionalisierung des sozialen Arbeit. Zürich: Hochsch. für Soziale Arbeit (Zürcher Beiträge zur Theorie und Praxis sozialer Arbeit, 4).

Otto, Ulrich (2003). Der Stellenwert von Reziprozität. Anmerkungen zu Austauschkalkülen in zwischenmenschlicher Hilfe. Universität Tübingen. Abrufbar über: http://w210.ub.uni-tuebingen.de/dbt/volltexte/2003/689/ zuletzt aktualisiert am 30.07.2008, zuletzt geprüft am 19.05.2013.

Otto, Ulrich; Bauer, Petra (2005): Mit Netzwerken professionell zusammenarbeiten. Tübingen: DGVT-Verl. Dt. Ges. für Verhaltenstherapie.

Pantuček, Peter (2008): Soziales Kapital und Soziale Arbeit. Hg. v. wissenschaftliches journal österreichischer fachhochschul-studiengänge soziale arbeit (1). Online verfügbar unter http://www.soziales-kapital.at/index.php/sozialeskapital/article/view/70, zuletzt aktualisiert am 30.07.2008, zuletzt geprüft am 18.05.2012.

Pauls, Helmut (2011): Klinische Sozialarbeit. Grundlagen und Methoden psycho-sozialer Behandlung. 2. Aufl. Weinheim: Juventa Verlag.

Pearson, Richard E. (1997): Beratung und soziale Netzwerke. Eine Lern- und Praxisanleitung zur Förderung sozialer Unterstützung. Weinheim: Beltz (Edition sozial).

Petermann, Sören (2005): Persönliche Netzwerke. Spezialisierte Unterstützungsbeziehungen oder hilft jeder jedem? In: Ulrich Otto und Petra Bauer (Hg.): Mit Netzwerken professionell zusammenarbeiten. Tübingen: DGVT-Verl. Dt. Ges. für Verhaltenstherapie (Fortschritte der Gemeindepsychologie und Gesundheitsförderung (FGG)), S. 181–206.

Pfefferkorn, Th., und Ö. Yaldizli (2004). Symptomzuordnung nach Gefäßgebieten. In: Schlaganfall, von J. Allenberg, A. Aschhoff et al., Herausgeber: Hans-Christoph Diener, Werner Hacke und Michael Forsting, 42–48. Stuttgart: Thieme Verlag.

Poulin, V.; Desrosiers, J. (2008): Participation after stroke: Comparing proxies' and patients' perceptions. In: Acta Derm Venereol 40 (1), S. 28–35.

Priller, Johann (1999). Netzwerke in der sozialpsychiatrischen Versorgung. In: Beiträge zur Klinischen Sozialarbeit. Hg. Helmut Pauls, Anton Schlittmaier, Johann Priller. Coburg. IPSG, S. 65–94.

Ptyushkin, Pavel; Selb, Melissa; Cieza, Alarcos (2012): Die ICF Core Sets. In: Jerome Bickenbach, Alarcos Cieza, Alexandrea Rauch und Gerold Stucki (Hg.): Die ICF Core Sets. Manual für die klinische Anwendung. 1. Aufl. Bern: Huber, S. 21–29.

Putnam, Robert D. (2001): Bowling alone. The collapse and revival of American community. 1. Aufl. New York, NY: Simon & Schuster.

Quednau, Kirsten (1999): Soziale Rehabilitation. Das Beispiel von Schlaganfallpatienten oder der lange Weg zurück ins Leben. Dissertation. Sozialwissenschaften, Friedrich-Alexander-Universität Erlangen-Nürnberg.

Quester, Ralf (2008): Prävention, Rehabilitation, Integration im Fokus von Neurologie, Humanwissenschaften und Recht. Neuroanatomie, Hirnfunktionen, Krankheitsbilder, Therapie, Förderung und Integration, Sozialrecht, Ethik. Bad Honnef: Hippocampus-Verlag (Neurowissenschaft aktuell).

Raab, Jörg (2010): Der „Harvard Breakthrough". In: Christian Stegbauer und Roger Häußling (Hg.): Handbuch Netzwerkforschung. 1. Aufl. Wiesbaden: VS Verlag für Sozialwissenschaften, S. 29–37.

Rajabi, Birgit (2010): Soziale Kontakthäufigkeit und Lebenszufriedenheit im Alter. Studie über die Voraussetzungen und den Einfluss sozialer Kontakte auf das Wohlbefinden alter Menschen. Saarbrücken: VDM Verlag Dr. Müller.

Ray, R. A. &. Street A. F. (2005): Ecomapping: An innovative research tool for nurses. In: Journal of Advanced Nursing 50 (5), S. 545–552.

Reinders, Heinz; Ditton, Hartmut (2011): Überblick Forschungsmethoden. In: Heinz Reinders, Hartmut Gräsel Cornilia Ditton und Burkhard Gniewosz (Hg.): Empirische Bildungsforschung. 1. Aufl. Wiesbaden: VS Verlag für Sozialwissenschaften, S. 45–50.

Reithmayr, Karin (2008): Soziale Unterstützung. Ein Erfolgsfaktor für den beruflichen Wiedereinstieg nach einer beruflichen Rehabilitation? Dissertation. Universität, Köln, zuletzt geprüft am 26.02.2012.

Riesenkampff, Isabelle Caroline (2005): Ethik und Politik: Aristoteles und Martha C. Nussbaum. antike Elemente in einem zeitgenössischen, ethischen Ansatz der Entwicklungspolitik. Dissertation. Justus-Liebig-Universität, Gießen, zuletzt geprüft am 12.05.2013.

Ringelstein, E. B.; Busse, O. (2010): Das Stroke-Unit-Konzept in Deutschland und Europa. In: Nervenheilkunde. (12), S. 836–841.

Ringelstein, E. Bernd; Nabavi, Darius G. (2007): Der ischämische Schlaganfall. Eine praxisorientierte Darstellung von Pathophysiologie, Diagnostik und Therapie. 1. Aufl. Stuttgart: Kohlhammer.

Ringelstein, E.; Nabavi, D. (2004): Der akute Schlaganfall. In: H.C Diener, W. Hacke und M. Forsting (Hg.): Schlaganfall. Stuttgart: Thieme.

Robert Koch Institut RKI (2006): Gesundheit in Deutschland. Gesundheitsberichterstattung. Online verfügbar unter http://www.rki.de/DE/Content/Gesundheits monitoring/Gesundheitsberichterstattung/GesInDtld/gesundheitsbericht.pdf?__ blob=publicationFile, zuletzt aktualisiert am 04.07.2006, zuletzt geprüft am 21.05.2012.

Rochette, Annie; Korner-Bitensky, Nicol; Levasseur, Melanie (2006): ‚Optimal‘ participation: A reflective look. In: Disabil Rehabil 28 (19), S. 1231–1235.

Rollnik, J. D. (2009): Der Barthel-Index als Verweildauer-Prädiktor in der neurologischen Rehabilitation. In: Rehabilitation 48 (02), S. 91–94.

Rosenthal, Gabriele (2005): Interpretative Sozialforschung. Eine Einführung. Weinheim [u.a.]: Juventa (Grundlagentexte Soziologie).

Sachverständigenrat zur Begutachtung der Entwicklung im Gesundheitswesen – SVR (2005): Gutachten. Koordination und Qualität im Gesundheitswesen. Bonn: Eigenverlag.

Sachverständigenrat zur Begutachtung der Entwicklung im Gesundheitswesen – SVR (2007): Gutachten. Kooperation und Verantwortung. Voraussetzungen einer zielorientierten Gesundheitsversorgung. Bonn: Eigenverlag.

Sachverständigenrat zur Begutachtung der Entwicklung im Gesundheitswesen – SVR (2009): Sondergutachten. Koordination und Integration. Gesundheitsversorgung in einer Gesellschaft des längeren Lebens. Bonn: Eigenverlag.

Sachverständigenrat zur Begutachtung der Entwicklung im Gesundheitswesen – SVR (2012): Sondergutachten. Wettbewerb an der Schnittstelle zwischen ambulanter und stationärer Gesundheitsversorgung. Bonn: Eigenverlag.

Sahle, Rita (2004): Paradigmen der Sozialen Arbeit. Ein Vergleich. In: Albert Mühlum (Hg.): Sozialarbeitswissenschaft – Wissenschaft der sozialen Arbeit. Freiburg im Breisgau: Lambertus, S. 295–334.

Salomon, Alice (1926): Frauenemanzipation und soziale Verantwortung. Ausgewählte Schriften; Veröffentlichung des Forschungsschwerpunktes „Theoriegeschichte Sozialer Arbeit", Alice-Salomon-Fachhochschule für Sozialarbeit und Sozialpädagogik Berlin 2004. Unter Mitarbeit von Adriane Feustel. Neuwied: Luchterhand.

Salomon, Tina; Rothgang, Heinz (2010): Interdisziplinäre Kooperation der Gesundheitsberufe am Beispiel der Schlaganfallversorgung. Ergebnisse einer systematischen Übersichtsarbeit. Robert Bosch Stiftung.

Schaeffer, Doris; Ewers, Michael (2004): Ambulantisierung. Konsequenzen für die Pflege. Online verfügbar unter www.wido.de/fileadmin/wido/downloads/pdf_ ggw/GGW_1-01_13-20.pdf, zuletzt geprüft am 14.04.2013.

Schambach-Hardtke, Lydia (2005): Theoretische Hintergründe sozialwissenschaftlicher Forschungsmethoden. In: Silke-Birgitta Gahleitner, Gerull Susanne, Begona Petuya Schambach-Hardtke Lydia Iutarte und Claudia Streblow (Hg.): Einführung in das Methodenspektrum sozialwissenschaftlicher Forschung. Uckerland: Schibri-Verlag, S. 12–24.

Schellinger, Peter; Forsting, Michael; Busse, Otto (2004): Elektive diagnostische Maßnahmen nach akuten Schlaganfall. In: Hans-Christoph Diener und Jens-Rainer Allenberg (Hg.): Schlaganfall. 90 Tabellen. Stuttgart: Thieme, S. 23–27.

Schellinger, Peter; Hacke, Werner (2004): Thrombolyse. In: Hans-Christoph Diener und Jens-Rainer Allenberg (Hg.): Schlaganfall. 90 Tabellen. Stuttgart: Thieme, S. 51–61.

Scherr, Albert (2004): Exklusionsindividualität, Lebensführung und Soziale Arbeit. In: Roland Merten und Albert Scherr (Hg.): Inklusion und Exklusion in der sozialen Arbeit. 1. Aufl. Wiesbaden: VS Verlag für Sozialwissenschaften, S. 55–74.

Schlittmaier, Anton (1999): Konzepte der sozialen Unterstützung. In: Beiträge zur Klinischen Sozialarbeit. Hg. Helmut Pauls, Anton Schlittmaier und Johann Priller. Coburg. IPSG Eigenverlag, S. 30–64.

Schlote, A.; Poppendick, U.; Möller, C.; Wessel, K.; Wunderlich, M.; Wallesch, C.-W. (2008): Kenntnis von Unterstützungsangeboten nach erstem Schlaganfall. In: Rehabilitation 47 (3), S. 136–144.

Schlote, A.; Richter, M.; Wunderlich, M.; Poppendick, U.; Möller, C.; Wallesch, C. (2008): Der WHODAS II in der Anwendung bei Schlaganfallpatienten und ihren Angehörigen: Reliabilität und Inter-Rater-Reliabilität. In: Rehabilitation 47 (1), S. 31–38.

Schlote, Andreas; Richter, Monique (2007): Angehörige von Schlaganfallpatienten Akt Neurol (34), S. 230–239.

Schmidt, Christiane (2010): Analyse von Leitfadeninterviews. In: Uwe Flick, Ernst von Kardorff und Ines Steinke (Hg.): Qualitative Forschung. Ein Handbuch. 8. Aufl. Reinbek bei Hamburg: Rowohlt-Taschenbuch-Verlag (Rowohlts Enzyklopädie), S. 447–456.

Schmidt-Grunert, Marianne (2004): Sozialarbeitsforschung konkret. Problemzentrierte Interviews als qualitative Erhebungsmethode. 2. Aufl. Freiburg im Breisgau: Lambertus.

Schnegg, Michael (2010). Die Wurzeln der Netzwerkforschung. In: Christian Stegbauer und Roger Häußling (Hg.): Handbuch Netzwerkforschung. 1. Aufl. Wiesbaden: VS Verlag für Sozialwissenschaften, S. 21–29.

Schnurr, Simone; Theisen, Catharina (2009): Soziale Netzwerke und Familie. In: Rudolf Tippelt Tippelt, Bernhard Schmidt, Simone Schnurr, Simone Sinner und Catharina Theisen (Hg.): Bildung Älterer. Chancen im demografischen Wandel. Bielefeld: Bertelsmann, S. 105–112.

Schuhrke, Stefanie (1999): Scham, körperliche Identität und Familie. In: Zeitschrift für Familienforschung (11), S. 59–83.

Schuntermann, Michael (2003): Grundsatzpapier der Rentenversicherung zur Internationalen Klassifikation der Funktionsfähigkeit, Behinderung und Gesundheit (ICF) der Weltgesundheitsorganisation (WHO). Deutsche Rentenversicherung 1–2, S. 52–59.

Scott, Clare; Phillips, Louise H.; Johnston, Marie; Whyte, Maggie M.; MacLeod, Mary (2012): Emotion processing and social participation following stroke: study protocol. In: BMC Neurology 12 (56), S. 1–7, zuletzt geprüft am 04.05.2013.

Seipel, Christian, und Peter Rieker (2003): Integrative Sozialforschung. Konzepte und Methoden der qualitativen und quantitativen empirischen Forschung. Weinheim und München: Juventa Verlag.

Shumaker, Sally A.; Brownell Arlene (1984): Toward a Theory of Social Support: Closing Conceptual Gaps. Journal of Social Issues,Vol. 40, No. 4, S. 11–36.

Sommer, Gert; Fydrich, Thomas (1989): Soziale Unterstützung. Diagnostik, Konzepte, F-SOZU. Tübingen: Deutsche Gesellschaft für Verhaltenstherapie.

Staub-Bernasconi, Silvia (2004). Wissen und Können – Handlungstheorien und Handlungskompetenz in der Sozialen Arbeit. In: Albert Mühlum (Hg.): Sozialarbeitswissenschaft –Wissenschaft der sozialen Arbeit. Freiburg im Breisgau: Lambertus, S. 27–62.

Staub-Bernasconi, Silvia (2011): Soziale Arbeit und soziale Probleme. Eine disziplin- und professionsbezogene Bestimmung. In: Werner Thole (Hg.): Grundriss Soziale Arbeit. Wiesbaden: VS Verlag für Sozialwissenschaften, S. 267–282.

Stegbauer, Christian (2010a): Netzwerkanalyse und Netzwerktheorie. Einige Anmerkungen zu einem neuen Paradigma. In: Christian Stegbauer (Hg.): Netzwerkanalyse und Netzwerktheorie. Ein neues Paradigma in den Sozialwissenschaften. 2. Aufl. Wiesbaden: VS Verlag für Sozialwissenschaften, S. 10–19.

Stegbauer, Christian (2010b): Weak und Strong Ties. Freundschaft auf netzwerktheoretischer Perspektive. In: Christian Stegbauer (Hg.): Netzwerkanalyse und Netzwerktheorie. Ein neues Paradigma in den Sozialwissenschaften. 2. Aufl. Wiesbaden: VS Verlag für Sozialwissenschaften, S. 107–119.

Stegbauer, Christian (2010c): Reziprozität. In: Christian Stegbauer und Roger Häußling (Hg.): Handbuch Netzwerkforschung. 1. Aufl. Wiesbaden: VS Verlag für Sozialwissenschaften, S. 113–122.

Stein, Anne-Dore (2005): Be-Hinderung und Sozialer Ausschluss. In: Roland Anhorn und Frank Bettinger (Hg.): Sozialer Ausschluss und Soziale Arbeit: Positionsbestimmungen einer kritischen Theorie und Praxis Sozialer Arbeit. 2005. Aufl.: VS Verlag für Sozialwissenschaften, S. 307–318.

Steinke, Ines (2010): Gütekriterien qualitativer Forschung. In: Uwe Flick, Ernst von Kardorff und Ines Steinke (Hg.): Qualitative Forschung. Ein Handbuch. 8. Aufl. Reinbek bei Hamburg: Rowohlt-Taschenbuch-Verlag (Rowohlts Enzyklopädie), S. 319–331.

Stichweh, Rudolf (2005): Inklusion/Exklusion, funktionale Differenzierung und die Theorie der Weltgesellschaft. Universität Bielefeld. Online verfügbar unter http://www.uni-bielefeld.de/%28de%29/soz/iw/pdf/stichweh_6.pdf, zuletzt geprüft am 01.06.2012.

Storr, Peter (2011): Gesetze für Sozialwesen. Regensburg. Bonn, Walhalla.

Straus, Florian (2002): Netzwerkanalysen. Gemeindepsychologische Perspektiven für Forschung und Praxis. Wiesbaden: Deutscher Universitäts-Verlag.

Straus, Florian; Höfer, Renate (1998): Die Netzwerkperspektive in der Praxis. In: Bernd Röhrle, Gert Sommer und Frank Nestmann (Hg.): Netzwerkintervention. Tübingen: Dgvt-Verl. (Fortschritte der Gemeindepsychologie und Gesundheitsförderung, 2), S. 77–95.

Theunissen, Georg (2002): Behindertenarbeit im Zeichen einer Umorientierung: Inclusion, Partizipation und Empowerment. Hg. v. Soziale Arbeit. Online verfügbar unter http://w.assista.org/files/georg_theunissen.pdf, zuletzt aktualisiert am 05.04.2004, zuletzt geprüft am 31.05.2012.

Thiersch, Hans (1993): Strukturierte Offenheit. Zur Methodenfrage einer lebensweltorientierten Sozialen Arbeit. In: Thomas Rauschenbach (Hg.): Der sozialpädagogische Blick. Lebensweltorientierte Methoden in der sozialen Arbeit. Weinheim, München: Juventa-Verlag, S. 11–28.

Töns, Nele (2009): Teilhabe an Freizeit, sozialen Kontakten und Beziehungen bei Patienten nach Schlaganfall oder Schädelhirntrauma. Dissertation. Universität, Freiburg im Breisgau. Online verfügbar unter http://www.freidok.uni-freiburg.de/volltexte/6576/pdf/Dissertation_Toens.pdf, zuletzt geprüft am 19.09.2012.

Trabert, Gerhard; Waller, Heiko (2013): Sozialmedizin. Grundlagen und Praxis. 7. Aufl. Stuttgart: Verlag W. Kohlhammer.

Trost, Michael; Marquart, Peter (2005): Lörracher Qualitätskonzept für die Krankenhaussozialarbeit. Essen: DBSH Eigenverlag.

Visser-Meily, A.; Post, M.; van de Port, I.; Maas, C.; Forstberg-Warleby, G.; Lindeman, E. (2009): Psychosocial Functioning of Spouses of Patients With Stroke From Initial Inpatient Rehabilitation to 3 Years Poststroke: Course and Relations With Coping Strategies. In: Stroke 40 (4), S. 1399–1404.

Voß, Werner (200): Praktische Statistik mit SPSS. München, Wien: Hanser Verlag.

Wagner, M. (2006): Anforderungen an eine patientenorientierte Ergebnisforschung beim Schlaganfall. In: Dtsch med Wochenschr 131 (S 1), S. 35.

Wald, Andreas (2011): Sozialkapital als theoretische Fundierung relationaler Forschungsansätze. In: Z Betriebswirtsch 81 (1), S. 99–126.

Wasserman, Stanley; Faust, Katherine (1994): Social network analysis. Methods and applications. Cambridge: Cambridge Univ. Press (Structural analysis in the social sciences, 8).

Weis, Ilse (2004): Gemeinsame Sprache für Behandlungsteam, Kostenträger und Medizinischen Dienst . Die ICF-Codierung (International Classification of Functioning) in der Praxis Sozialer Arbeit. in. Forum Sozialarbeit + Gesundheit Nr. 02, S. 14 – 17.

Wendt, Wolf Rainer (1990): Ökosozial denken und handeln. Grundlagen und Anwendungen in der Sozialarbeit. Freiburg im Breisgau: Lambertus.

Wensierski, Hans-Jürgen von (2010): Rekonstruktive Sozialpädagogik. In: Karin Bock, Ingrid Miethe und Bettina Ritter (Hg.): Handbuch qualitative Methoden in der sozialen Arbeit. Opladen: Budrich, S. 174–182.

Westle, Bettina; Gabriel, Oscar W. (2008): Sozialkapital. Eine Einführung. 1. Aufl. Baden-Baden: Nomos-Verl.-Ges. (Studienkurs Politikwissenschaft).

WHO: Commission on Social Determinants of Health (2008): Online verfügbar unter http://whqlibdoc.who.int/publications/2008/9789241563703_eng.pdf, zuletzt aktualisiert am 22.08.2008, zuletzt geprüft am 18.09.2012.

Wingenfeld, Klaus (2005): Die Entlassung aus dem Krankenhaus. Institutionelle Übergänge und gesundheitlich bedingte Transitionen. 1. Aufl. Bern: Huber (Programmbereich Gesundheit).

Witt, Harald (2001): Forschungsstrategien bei quantitativer und qualitativer Sozialforschung. Forum Qualitative Sozialforschung / Forum: Qualitative Social Research [On-line Journal]. Online verfügbar unter http://www.qualitative-research.net/index.php/fqs/article/view/969/2114. zuletzt geprüft am 23.05.2012.

Witzel, Andreas (2000): Das problemzentrierte Interview. Forum: Qualitative Social Research (Volume 1, Nr. 1. Art. 22). Online verfügbar unter http://www.qualitative-research.net/index.php/fqs/article/view/1132/2519, zuletzt geprüft am 01.06.2013.

Wolf, Christof (2010): Egozentrierte Netzwerke. Datenerhebung und Datenanalyse. In: Christian Stegbauer und Roger Häußling (Hg.): Handbuch Netzwerkforschung. 1. Aufl. Wiesbaden: VS Verlag für Sozialwissenschaften, S. 471–483.

Ziegler, Rolf (2010): Deutschsprachige Netzwerkforschung. In: Christian Stegbauer und Roger Häußling (Hg.): Handbuch Netzwerkforschung. 1. Aufl. Wiesbaden: VS Verlag für Sozialwissenschaften, S. 39–53.

Zmerli, Sonja (2008): Inklusives und exklusives Sozialkapital in Deutschland. Grundlagen, Erscheinungsformen und Erklärungspotential eines alternativen theoretischen Konzepts. 1. Aufl. Baden-Baden: Nomos.

Anhang A: Soziodemografische Daten zur Person

Soziodemografische Daten zur Person

Problemzentriertes Interview mit Schlaganfallpatienten (A)

Aus: ( ) SHG, ( ) Rehabilitationsklinik, ( ) Akutklinik, ( ) KN Artikel

Datum...................

Ort: ....

Gespräch mit   **CODE:** ☐☐☐☐

1.Teil: Sozialdemographische Daten, berufliche Daten
   (kurze standardisierte Fragen)

* Alter.....................

* Geschlecht:
( ) männlich ( ) weiblich

* Nationalität:
( ) deutsch   ( ) andere   welche Nationalität? ....

* Verbindung zur / zum Angehörigen
( ) Ehefrau ( ) Ehemann ( ) Lebensgefährtin/Freundin
( ) Lebensgefährte/Freund
( ) Tochter ( ) Sohn ( ) Schwiegertochter ( ) Schwiegersohn ( )....................

* Kinder: Anzahl mit Altersangabe..

* Enkelkinder: Anzahl mit Altersangabe..

* Berufstätigkeit

Höchster erreichter Schulabschluss:
( ) Abitur ( ) Fachabitur ( ) Realschule ( ) Hauptschule
( ) Volksschule ( ) kein Schulabschluss

Erlernter Beruf...................................
jetzt: ( ) Vollzeit ( ) Teilzeit ( ) nicht erwerbstätig
vor der Erkrankung: ( ) Vollzeit ( ) Teilzeit ( ) nicht erwerbstätig

* Pflegestufe SGB XI: (I) (II) (III) (0)

* SGB IX:..................... BGB:.......... Jahr
* Erstdiagnose:.............. letzter Klinikaufenthalt:....................

Sozialdemografische Daten Angehörige (B)

Aus:　( ) SHG, ( ) Rehabilitationsklinik, ( ) Akutklinik, ( ) KN Artikel

Datum...................

Ort: ....

Gespräch mit　　　**CODE:** ☐☐☐☐

Leitfaden

1.Teil: Sozialdemographische Daten, berufliche Daten
　　(kurze standardisierte Fragen)

• Alter des/r Angehörigen: ....

• Geschlecht:
( ) männlich　( ) weiblich

• Nationalität:
( ) deutsch　( ) andere　　welche Nationalität? ....

• Verbindung zur/zum PatientIn:
( ) Ehefrau　( ) Ehemann　　( ) Lebensgefährtin/Freundin　( ) Lebensgefährte/Freund
( ) Tochter　( ) Sohn　( ) Schwiegertochter　( ) Schwiegersohn　( ).....

• Kinder: Anzahl mit Altersangabe...

• Enkelkinder: Anzahl mit Altersangabe....................................

• Berufstätigkeit des/r Angehörigen

Höchster erreichter Schulabschluss:
( ) Abitur ( )　Fachabitur ( ) Realschule ( ) Hauptschule
( ) Volksschule ( ) kein Schulabschluss

Erlernter Beruf...................................
jetzt:　　　　　　( ) Vollzeit ( ) Teilzeit ( ) nicht erwerbstätig
vor der Erkrankung:　( ) Vollzeit ( ) Teilzeit ( ) nicht erwerbstätig

Tätigkeit beendet aufgrund der Erkrankung des Angehörigen

( ) ja　( ) nein　　　　　　　BGB BetreuerIn:..............................

Anhang B: Leitfäden für problemzentrierte Interviews

Interviewleitfaden **A Schlaganfallpatienten**   Datum: Gespräch mit   CODE: ☐☐☐

a. Eröffnung	Begrüßung Vorstellung der eigenen Person Kurze Erläuterung des Themas Kurze Erläuterung der Methoden Eco Map und PZI Zusicherung von Datenschutz und Anonymisierung	
b. Daten zur Person	Soziodemografische Daten	Siehe Fragebogen : Alter, Geschlecht, Familienstatus, Nationalität, Anzahl Kinder, höchster Schulabschluss, erlernter Beruf, jetziger beruflicher Status, EU / Altersrente SGB VI, Pflegestufe SGB XI, Jahr der Erstdiagnose, ICD X Diagnose, Rehabilitation: Phase B, C, oder D
c. Thematischer Einstieg Visualisierung 15–30 min	Eco Map: DIN A2 Blätter plus Filzstifte in 3 Farben Zeichnung durch Interviewer mit Verzeichnung des Codes, Interviewer und ProbandIn sitzen nebeneinander in bequemer Haltung	Namensgenerator in Anlehnung an Fischer (1978): Familienmitglieder: Partner, Kinder, Enkelkinder, weitere Verwandtschaft, Freunde, Bekannte, ArbeitskollegInnen, med. Infrastruktur (Hausarzt/-ärztin, Physiotherapie, Pflege, Logopädie), Institutionen (SGB V, SGB VI, SGB IX, SGB XII), Haustiere
d. Beginn Problemzentriertes Interview bis i: 45-60 min	Eco Map als Reflektionshilfe, Start des MP3- Aufnahmegerätes Zoom H2 zur Aufnahme	Ersatzbatterien, vorheriger Test im Raum
e. Fragen zu Veränderungen sozialer Teilhabe	Bitte beschreiben Sie Ihren Alltag nach dem Schlaganfall. (Änderung 10.11.12) Was hat sich für Sie durch den Schlaganfall in Ihrem Leben (sozialen Netzwerk) verändert? (Retrospektive)	1. Was fällt Ihnen besonders auf? [beruflich, Freundeskreis, Hobbies, Familie, etc] 2. Woran liegt es aus Ihrer Sicht, dass die o.g. Veränderungen eingetreten sind? 3. Was wäre anders, wenn Sie nicht erkrankt wären? 4. Was fehlt Ihnen?
f. Soziale Unterstützung Ist-Zustand	Wie fühlen Sie sich unterstützt und welche möglichen Hilfen können sie in der gezeichneten Karte finden?	5. von der anderen interviewten Person: ( )Ehefrau ( ) Ehemann ( ) Lebensgefährtin/Freundin ( ) Lebensgefährte/Freund ( )Tochter ( ) Sohn ( ) Schwiegertochter ( ) Schwiegersohn 6. von Ihrer eigenen Familie 7. von Freunden, Bekannten oder Verwandten 8. von Ärzten, Pflegekräften und therapeutischen Berufen 9. von den Kostenträger wie Krankenkassen,etc. 10. Welche Personen in EM sind Ihnen heute wichtig? 11. Gibt es dabei Personen, die Ihnen früher nicht so wichtig waren? 12. Was tun diese Menschen / Institutionen für Sie konkret?
g. Soziale Teilhabe	Welche Formen von Unterstützung wünschen Sie sich konkret, um möglichst viel selbständig machen zu können?	13. Was könnten Familienmitglieder tun? 14. Was könnten Freunde, Bekannte und Verwandte tun? 15. Was könnte die Ärzte, Pflegekräfte und therapeutischen Berufe tun? 16. Was könnte das Krankenhaus und die Rehaklinik tun? 17. Was müsste sich in Ihrem Wohnort und darüber hinaus verändern?
h. Abschlussfrage	Aspekte aus Sicht der/des Probanden	18. Haben Sie noch selber etwas, was Sie ansprechen möchten oder habe ich etwas vergessen, was Ihnen wichtig ist?
i. Ende	Abschluss Interviews, Stop Taste Zoom H2,	Bedanken bei/m ProbandIn Erklärung über das weitere Procedere mit den Daten und Vorbereitung auf das Gespräch mit der/dem Angehörigen

Interviewleitfaden **B Angehörige**   Datum: Gespräch mit   CODE: ☐☐☐

a. Eröffnung	Begrüßung Vorstellung der eigenen Person Kurze Erläuterung des Themas Kurze Erläuterung der Methoden Eco Map und PZI Zusicherung von Datenschutz und Anonymisierung	
b. Daten zur Person	Soziodemografische Daten	Siehe Fragebogen : Alter, Geschlecht, Familienstatus, Verbindung zur / zum PatientIn: Ehefrau / Ehemann / Lebensgefährtin/Freundin /Lebensgefährte/Freund / Tochter / Schwiegertochter /Schwiegersohn/ Andere Nationalität, Anzahl Kinder, höchster Schulabschluss, erlernter Beruf, jetziger beruflicher Status, EU / Altersrente SGB VI,
c. Thematischer Einstieg Visualisierung 15–30 min	Eco Map: DIN A2 Blätter plus Filzstifte in 3 Farben Zeichnung durch Interviewer mit Verzeichnung des Codes, Interviewer und ProbandIn sitzen nebeneinander in bequemer Haltung	Namensgenerator in Anlehnung an Fischer: Familienmitglieder: Partner, Kinder, Enkelkinder, weitere Verwandschaft, Freunde, Bekannte, ArbeitskollegInnen, med. Infrastruktur (Hausarzt/-ärztin, Physiotherapie, Pflege, Logopädie), Institutionen (SGB V, SGB VI, SGB IX, SGB XII), Haustiere
d. Beginn Problemzentriertes Interview bis i: 45-60 min	Eco Map als Reflektionshilfe, Start des MP3- Aufnahmegerätes Zoom H2 zur Aufnahme	Ersatzbatterien, vorheriger Test im Raum
e. Fragen zu Veränderungen sozialer Teilhabe	Was hat sich für Ihren erkrankten Angehörigen durch den Schlaganfall im Alltag* (sozialen Netzwerk) verändert? (Retrospektive) Änderung 10.11.12	1. Was fällt Ihnen besonders auf? [beruflich, Freundeskreis, Hobbies, Familie, etc] 2. Woran liegt es aus Ihrer Sicht, dass die o.g. Veränderungen eingetreten sind? 3 Was wäre anders, wenn Ihr/e Angehörige/r nicht erkrankt wäre? 4. Was fehlt Ihrem erkrankten Angehörigen heute?
f. Soziale Unterstützung als und für Angehörige/n Ist-Zustand	Wie fühlen Sie sich als Angehörige/r unterstützt und welche möglichen Hi fen können Sie in der Eco Map finden?	5. Wer außer Ihnen ist für Ihre/ Ihren Angehörige / Angehörigen da? 6. Wie sieht diese Unterstützung aus? 7. Von welcher der in EM aufgeführten Personen wünschen Sie sich vermehrte Unterstützung für Ihre / Ihren Angehörige/n? 8. Wie könnte man Ihrer / Ihrem Angehörigen außer medizinischer Behandlung helfen? 9. Von welcher der in EM aufgeführten Personen wünschen Sie sich vermehrte Unterstützung für sich selbst? (Familie, Freund, Bekannte, Verwandte, professionelle Personen, Kostenträger)
g. Soziale Teilhabe	Welche Formen von Unterstützung wünschen Sie sich konkret, damit Ihr erkrankter Angehöriger möglichst vie selbständig unternehmen kann?	10. Was könnten andere Familienmitglieder tun? 11. Was könnten Freunde, Bekannte und Verwandte tun? 12. Was könnte die Ärzte, Pflegekräfte und therapeutischen Berufe tun? 13. Was könnte das Krankenhaus und die Rehaklinik tun? 14. Was müsste sich in Ihrem Wohnort und darüber hinaus verändern?
h. Abschlussfrage	Aspekte aus Sicht der/des Probanden	15. Haben Sie noch selber etwas, was Sie ansprechen möchten oder habe ich etwas vergessen, was Ihnen wichtig ist?
i. Ende	Abschluss Interviews, Stop Taste Zoom H2,	Bedanken bei/m ProbandIn Erklärung über das weitere Procedere mit den Daten und Vorbereitung auf das Gespräch mit der/dem Angehörigen